基礎から学ぶ

産婦人科超音波診断

Ultrasound in Obstetrics and Gynecology

編集 馬場 一憲
埼玉医科大学総合医療センター

東京医学社

執筆者一覧 (五十音順)

● **市塚 清健** (Kiyotake Ichizuka)
昭和大学医学部産婦人科学教室・講師
Assistant Professor, Department of Obstetrics and Gynecology, School of Medicine, Showa University
〒142-8666　東京都品川区旗の台 1-5-8

● **岡井 崇** (Takashi Okai)
昭和大学医学部産婦人科学教室・教授，昭和大学病院 総合周産期母子医療センター長
Professor, Department of Obstetrics & Gynecology, Showa University School of Medicine
〒142-8666　東京都品川区旗の台 1-5-8

● **亀井 良政** (Yoshimasa Kamei)
東京大学医学部附属病院周産母子診療部・副部長
Assistant Professor, Division director of Obstetrics, Division of maternal, fetal, and neonatal medicine, The University of Tokyo Hospital
〒113-8655　東京都文京区本郷 7-3-1

● **川瀧 元良** (Motoyoshi Kawataki)
神奈川県立こども医療センター新生児科・医長
Department of Neonatology, Kanagawa Children's Medical Center
〒232-8555　神奈川県横浜市南区六ツ川 2-138-4

● **上妻 志郎** (Shiro Kozuma)
東京大学産婦人科・教授
Professor, Department of Obstetrics and Gynecology, University of Tokyo
〒113-8655　東京都文京区本郷 7-3-1

● **左合 治彦** (Haruhiko Sago)
国立成育医療センター周産期診療部・部長
Director, Department of Perinatal Medicine, National Center for Child Health and Development
〒157-8535　東京都世田谷区大蔵 2-10-1

● **佐藤 昌司** (Shoji Satoh)
大分県立病院総合周産期母子医療センター・所長
Head of Maternal and Perinatal Care Center, Oita Prefectural Hospital
〒870-8511　大分県大分市大字豊饒 476

序　文

　超音波診断装置の出現は，産婦人科に革命的な変化をもたらした．さらに，電子工学を中心とした工学の驚異的な進歩のおかげで装置は格段の進歩を遂げ，今や超音波診断装置なしの診療は考えられないくらいに浸透しており，誰でも当たり前のように使用している．

　しかし，大学病院に紹介されてくる患者さんが持参する超音波画像の写真を見ると，装置の設定がおかしかったり，首をひねるような断面を捉えて「何々の疑い」と診断されていたりと，いくら高価で最新の診断装置を使っていても正しく使いこなしていないという印象を受けることが少なくない．そのことは，種々の学会において，教育機関である大学病院からの発表スライドを見ても感じることがあり，装置というハードの進歩に比べ，使い方，見方，診断のポイントといったソフト面の教育がうやむやのまま，なんとなく誰でも手軽に使える装置として急速に普及してしまったためと考えられる．

　このような状況を見るにつけ，産婦人科超音波診断を行うために必要最低限の知識を集中的に学べる機会が必要であると感じていたが，幸い，2008年11月に第10回日本イアン・ドナルド超音波講座，2009年6月に日本産婦人科超音波研究会の産婦人科超音波セミナーをオーガナイズする機会が与えられ，それぞれ2日間にわたり，トップクラスの先生方を講師に招いて，診断装置の使い方・調整方法の基礎から臨床応用に至るまでを集中して学ぶセミナーを開催することができ，改めて，この種の教育の必要性を強く感じることとなった．

　本書は，このような状況から生まれたもので，産婦人科超音波診断を行う上で必要な基礎知識を一冊で学べるようにコンパクトにまとめられた書である．著者の先生方は，第一線で活躍されている第一級の先生方であり，基礎からきちんと学べる書としては最高のものができたと自負している．特に，産婦人科を志した後期研修医（専修医）の方々には，ぜひとも一読していただきたい．

　本書がより正確な超音波診断のために，ひいては，より良い産婦人科診療のために役立てば幸いである．

2010年1月

馬　場　一　憲

埼玉医科大学総合医療センター
総合周産期母子医療センター　教授

● **関谷 隆夫**（Takao Sekiya）
藤田保健衛生大学医学部産科婦人科学・准教授
Associate Professor, Department of Obstetrics and Gynecology, School of Medicine, Fujita Health University
〒470-1192　愛知県豊明市沓掛町田楽ヶ窪1-98

● **田中 守**（Tanaka Mamoru）
慶應義塾大学医学部産婦人科・講師
Assistant Professor, Department of Obstetrics and Gynecology, Keio University, School of Medicine
〒160-8582　東京都新宿区信濃町35

● **馬場 一憲**（Kazunori Baba）
埼玉医科大学総合医療センター総合周産期母子医療センター・教授
Professor, Center for Maternal, Fetal and Neonatal Medicine, Saitama Medical Center, Saitama Medical University
〒350-8550　埼玉県川越市鴨田1981

● **夫 律子**（Ritsuko K. Pooh）
クリフム夫律子マタニティクリニック臨床胎児医学研究所・院長
Director, CRIFM Clinical Research Center of Fetal Medicine PMC
〒543-0001　大阪府大阪市天王寺区上本町7-3-7

● **増﨑 英明**（Hideaki Masuzaki）
長崎大学大学院医歯薬学総合研究科 展開医療科学講座産科婦人科学分野・教授
Professor, Department of Obstetrics and Gynecology Graduate School of Biomedical Sciences, Nagasaki University
〒852-8501　長崎県長崎市坂本1-7-1

● **村越 毅**（Takeshi Murakoshi）
聖隷浜松病院総合周産期母子医療センター周産期科・部長
Director, Division of Perinatology, Fetal Diagnosis and Therapy, Maternal and Perinatal Care Center, Seirei Hamamatsu General Hospital
〒430-8558　静岡県浜松市中区住吉2-12-12

● **吉田 幸洋**（Koyo Yoshida）
順天堂大学医学部附属浦安病院・教授
Professor, Department of Obstetrics and Gynecology, Juntendo University Urayasu Hospital
〒279-0021　千葉県浦安市富岡2-1-1

contents

序　文 ....馬場 一憲　3

診断装置・基礎
   1　超音波診断装置の基礎と使い方のコツ ....馬場 一憲　10
   2　超音波ドプラ法の基礎と使い方のコツ ....馬場 一憲　19
   3　3次元超音波の基礎と使い方のコツ ....馬場 一憲　27

産　科
  Ⅰ．妊娠初期
    4　妊娠初期に超音波でチェックすべきこと ....上妻 志郎　40
    5　妊娠初期の正常胎児像と妊娠初期にわかる胎児異常.........増﨑 英明　48
  Ⅱ．染色体異常関連
    6　NTの意義とNTを認めた場合の対応...........................亀井 良政　58
    7　妊娠中期における胎児染色体異常の
    　　ソフトマーカーとカウンセリング..................................岡井　崇　66
  Ⅲ．妊娠中後期（胎児）
    8　妊娠20週前後の簡易胎児スクリーニング.....................馬場 一憲　74
    9　胎児発育の評価法と胎児発育異常................................左合 治彦　81
    10　胎児中枢神経系の見方と異常......................................夫　律子　88
    11　胎児の顔，頸部および腋下の異常................................増﨑 英明　101
    12　胎児心臓の見方..川瀧 元良　111
    13　胎児胸腹部の異常..村越　毅　122
    14　胎児骨格・四肢の異常..田中　守　138

Ⅳ. 胎児付属物・子宮頸管

　　15　羊水・臍帯・胎盤の超音波診断 .... 市塚 清健　143
　　16　早産予防における超音波検査の意義 .... 岡井　崇　153

Ⅴ. 3次元超音波・超音波ドプラ法

　　17　胎児診断における3次元超音波の意義 .... 夫　律子　162
　　18　産科領域における超音波ドプラ法の意義 .... 佐藤 昌司　174

Ⅵ. その他

　　19　多胎妊娠における超音波診断 .... 左合 治彦　182
　　20　胎児治療と超音波 .... 左合 治彦　189

婦人科

　　21　子宮・卵巣の検査法の基礎─経腹法・経腟法 .... 関谷 隆夫　196
　　22　不妊治療における超音波検査の意義 .... 関谷 隆夫　206
　　23　子宮腫瘍の超音波診断 .... 吉田 幸洋　217
　　24　卵巣腫瘍の超音波診断 .... 吉田 幸洋　226
　　25　婦人科領域以外の下腹部腫瘍 .... 馬場 一憲　234
　　26　婦人科領域における3次元超音波の意義 .... 馬場 一憲　240
　　27　婦人科救急疾患における超音波診断 .... 馬場 一憲　252

index 262

診断装置・基礎

1 診断装置・基礎

超音波診断装置の基礎と使い方のコツ

1 はじめに

　超音波検査は誰にでも簡単に画像が得られる簡便な方法であるが，超音波の性質や超音波診断装置の基本的な原理やつまみなどの意味を知っておくことで，より一層，明瞭な画像を描出でき，診断精度を上げることができる．

2 超音波診断装置の基礎

　人間の耳に聞こえない高い周波数の音を超音波と呼ぶが，産婦人科領域の超音波診断装置では2～10 MHz（メガヘルツ．Mは100万，Hzは周波数の単位）の超音波，すなわち毎秒200万～1,000万回の振動の音が使われる．このくらい高い周波数の超音波は可聴音と異なり，周囲に広がらずに，一方向だけに進行する性質を持つ．超音波診断装置は，超音波のこの性質を利用して断層像を作っている．

1. 超音波断層法（Bモード）の原理

　図1に示すように，プローブの端から超音波パルス（極短時間の超音波）を発生させ，体内から反射して戻ってきた超音波の強さに応じて，画面上の対応する点を光らせる．これをプ

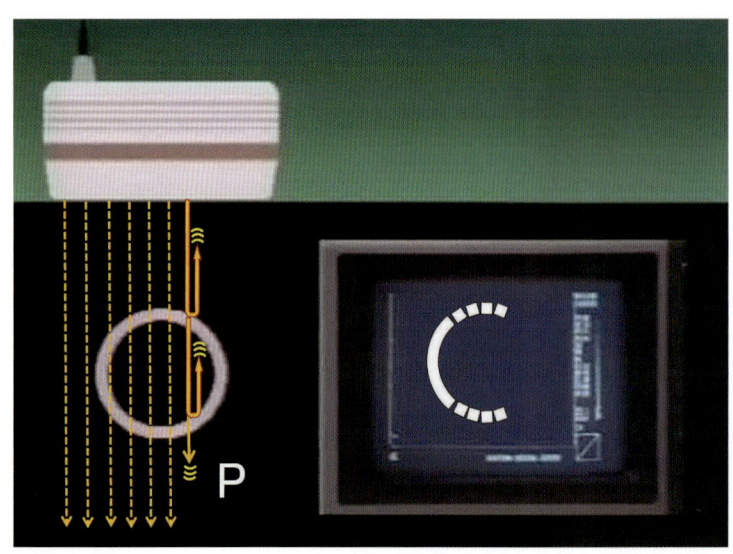

図1　超音波断層法の原理
（参考ビデオ[1]より改変）
極短時間の超音波パルス（P）を送信し，体内から反射してきた超音波パルスを受け，その強さに応じて，対応する画面上の点を光らせる．これをプローブの端から端まで行うと，1つの断層像が描かれる．

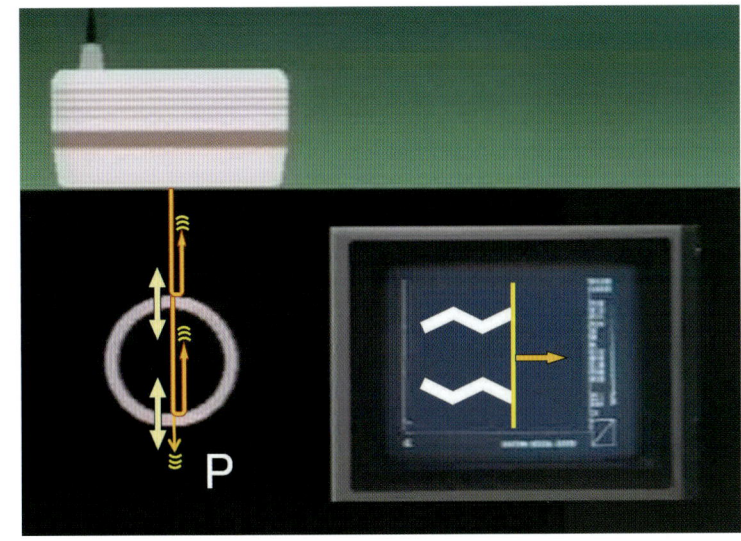

図2 Mモードの原理（参考ビデオ[1]より改変）
超音波パルスの送受信の場所を動かさずに，画面上の光らせる位置を右にずらしていくと，上下方向の動きを描出することができる。

ローブの端から端まで繰り返すと，1枚の断層像が得られる[1,2]。この動作を毎秒15回（15 frame/s）以上繰り返すことにより，動画として観察できる。1秒間に書き換えられる断層像の数は，フレームレート（frame rate）と呼ばれ，数が多ければ多いほど速い動きを明瞭にとらえることができる。

強く反射する部分は明るく（白く），反射のないところは暗く（黒く）表示するため，超音波断層法のことをBモード（Bは，明るさbrightnessの頭文字）と呼ぶこともある。

2. Mモードの原理

図2に示すように，超音波パルスの位置を移動させずに画面上で光らす点を左から右に移動させると，上下方向の動きを記録することができる[1,2]。これをMモード（Mは，動きmotionの頭文字）と呼び，胎児不整脈の診断などに使用される。

3. 取り扱いに慣れる必要のあるスイッチ・つまみ類

図3に超音波診断装置の操作パネルの一例を示すが，たくさんのスイッチやつまみ類がある。ほとんど使用しなくてもよいものもあるが，超音波診断を上手に行うためには，最低限，下記のスイッチやつまみ類の意味を知って常に調整が必要かどうかを考えながら検査を行う必要がある。スイッチやつまみの位置や形状は診断装置によって異なるが，一般的な診断装置にはこれらはすべて備わっている。

1）ブライトネスとコントラスト

家庭にあるテレビと同様に，表示画面全体の明るさ（ブライトネス：brightness）と明暗の差（コントラスト：contrast）を調整することができる。図4のように，ブラウン管や液晶ディスプレイなど表示装置の横や下についていることが多い。画面を見ながら見やすいように調整する。環境の明るさが一定であれば，再調整が必要になることは少ない。

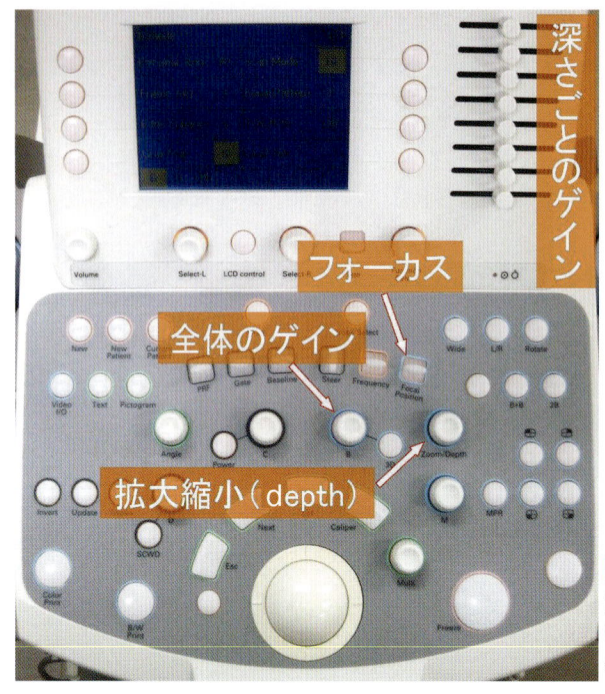

図3　超音波診断装置の操作パネルの例
たくさんのスイッチやつまみがあるが，ここに書かれたつまみやスイッチは習得しておく必要がある（図5〜9参照）。

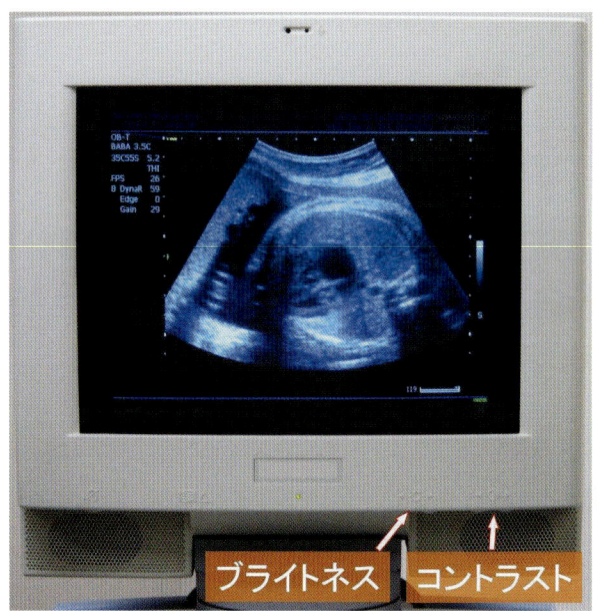

図4　ブライトネスとコントラスト
表示画面全体の明るさやコントラストを調整するつまみかスイッチは，表示装置についている。

2) 拡大・縮小

図5に示すように観察する対象に合わせて画面を拡大縮小し，画面全体を有効活用する。表示される深さを変化させるという意味でdepthと表示されていることもある。画面の一部分だけを拡大する部分拡大機能を備えている装置もある。

3) 全体のゲイン

断層像全体が明るすぎたり暗すぎたりすると，組織間の微妙な濃淡の差が描出されずに正

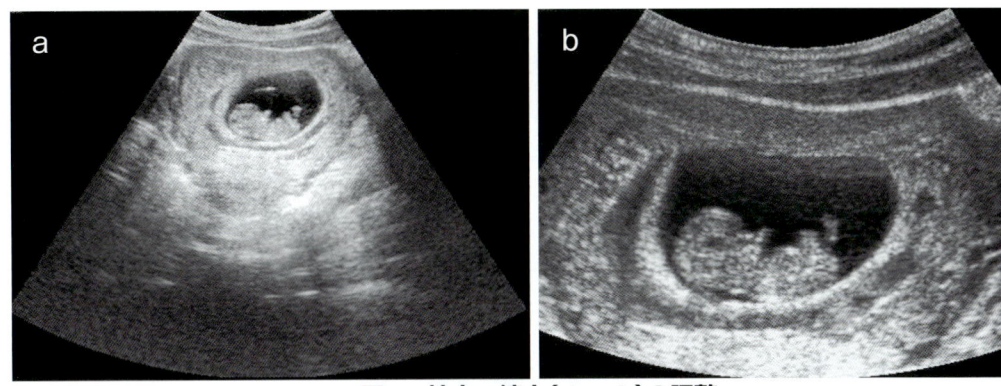

図5　拡大・縮小(depth)の調整
妊娠10週の胎児の経腹法による超音波断層像。胎児を観察する場合，aでは画面下半分が無駄であり，拡大・縮小つまみを調整して，bのように胎児部分が十分大きく表示されるように拡大して観察する。

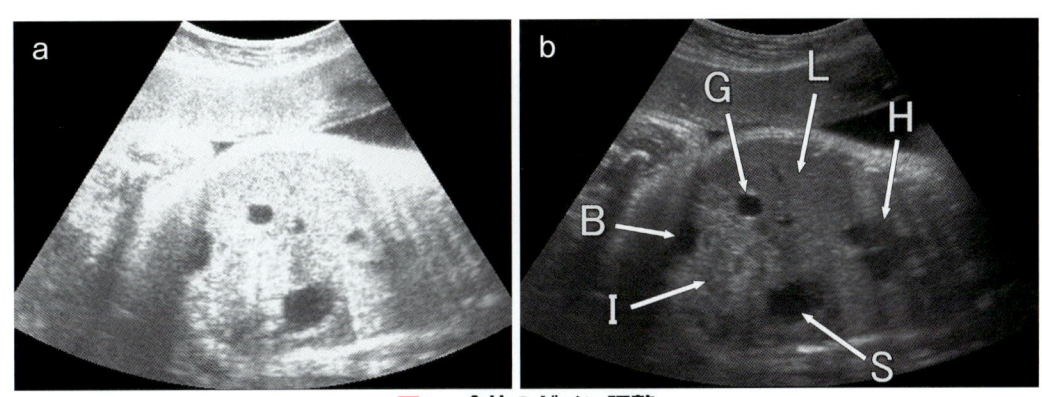

図6　全体のゲイン調整
妊娠33週の胎児の胸腹部超音波断層像。aはゲインが高すぎるために断層像全体が白っぽく描出され，体内の細かい構造が分かりづらい。全体のゲイン(図3参照)を調整することによってbのように体内の構造が明瞭に描出される。
H：心臓，L：肝臓，S：胃，G：胆嚢，I：小腸，B：膀胱

しい診断ができない。ゲイン(gain)つまみによって断層像全体の明るさを調整することで，体内の構造が明瞭になる(図6)。

4) 深さごとのゲイン

　超音波は深部にいくほど反射してくる超音波が弱まり，暗く描出されてしまう。そのため，超音波診断装置では深部にいくほど受信感度を上げて，浅いところから深いところまで一様な明るさで表示される仕組みになっているが，症例によっては手動で調整する必要のある場合がある(図7)。

5) フォーカス

　超音波は，理想的には広がらずに一方向だけに進行するが，現実にはわずかながら周囲に広がりながら進行するため，深い部分では横方向に像がぼやけてしまう(分解能が悪くなる)。そこで，超音波診断装置では超音波をある深さに焦点(フォーカス：focus)が合うように絞

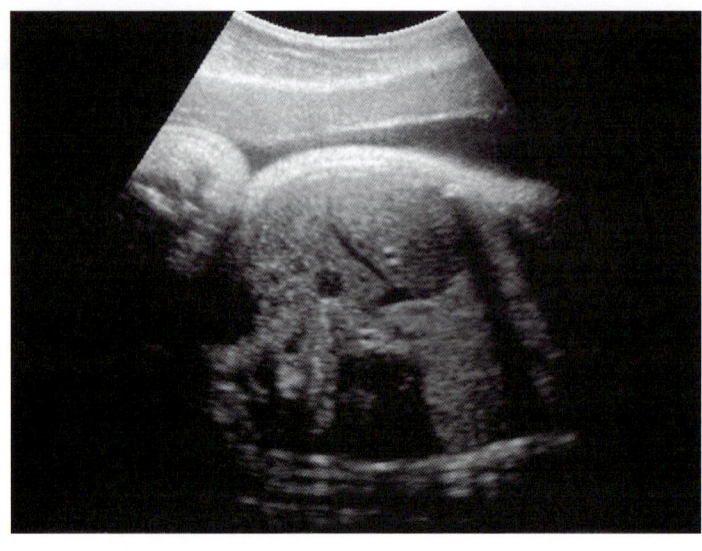

図7　深さごとのゲイン調整
図6と同じ妊娠33週の胎児の胸腹部超音波断層像。断層像の上と下(プローブに近い部分と遠い部分)で明るさが違いすぎる。深さごとのゲイン(図3参照)を調整すると,図6bのように断層像全体を一様な明るさにできる。

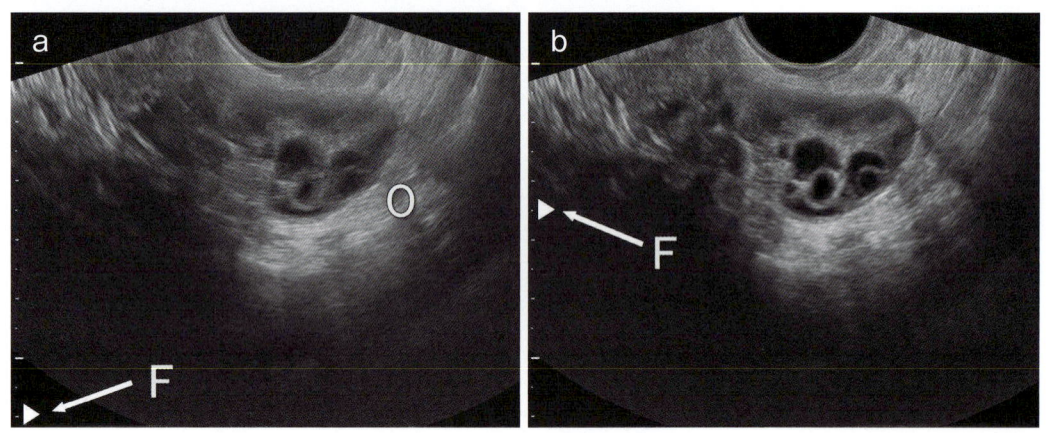

図8　フォーカス位置の調整
経腟法による多数の小嚢胞を含む卵巣(O)の超音波断層像。焦点(フォーカス)の深さは,断層像の左側に表示されている(F)。図では分かりやすいようにフォーカスを示すマークを拡大して表示している。
aでは,フォーカスの深さが卵巣の位置より深いところに設定されているため,卵巣や内部の小嚢胞の壁がぼやけている。bのようにフォーカスの深さを卵巣の深さに近づけると卵巣や内部の小嚢胞の壁が明瞭に描出される。

り込んで,その深さでの分解能を上げる工夫がなされている[1]。このフォーカスを常に観察したい部分(深さ)に合わせるよう心掛ける必要がある(図8)。ただし,メカニカルセクタ[1,2]と呼ばれる方式の経腟プローブでは,フォーカスは固定であり変更はできない。

　断層像の広い範囲で分解能を上げるために複数の深さでフォーカスを合わせるようにすることもできるが,それぞれのフォーカスで断層像を作ってフォーカスの合った部分の画像を組み合わせて1枚の断層像とするために[1],例えばフォーカスが4つになると単純にはフレームレートが1/4になってしまう。そのため,心臓のように動きの速い対象物では動きが不自然になったり,フリーズ(画像を静止)して観察した場合に像がぼやけてしまったりする(図

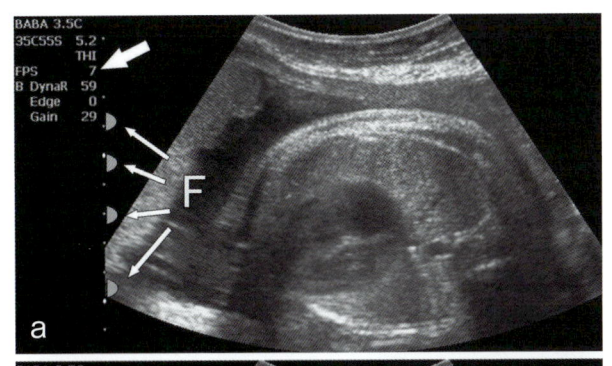

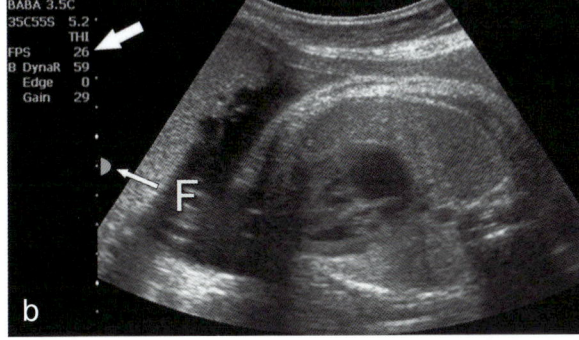

図9 フォーカス数の調整
妊娠33週の胎児の胸部横断像。aでは，フォーカス(F)の数が4つでフレームレート（画面左上の矢印）が7（毎秒7枚の断層像）しかないため，動きの激しい心臓の壁がぼけてしまっている。bのようにフォーカスの数を1つにすれば，フレームレートは26に上がり，心臓の壁も明確に描出される。

9)。したがって，妊娠初期の胎児心拍動確認や中期以降に胎児心臓を観察するときは，フォーカスは1つにする。

3 経腟法のコツ（周波数と画質の関係）

一般的に経腟法は経腹法よりも高い周波数の超音波を使用しているため明瞭な画像が得られるといわれるが，超音波の周波数と画質の関係を知っていないと期待したほどの画像が得られないことがある。

1. プローブから離れた部分は低い周波数を用いる

使用する超音波の周波数が高いほど断層像の分解能が良い（細かい部分も明瞭に描出される）が，周波数が高くなるほど遠くに届きにくいという性質がある。

図10に経腟法で卵巣を観察した場合の例を示す。経腟プローブの先端から卵巣までが遠い場合，7.5 MHzの周波数では，超音波が十分に届かないため，卵巣全体が黒く描出されるだけで不明瞭である。低い周波数(5 MHz)では，卵巣が描出され中に卵胞があることもわかる。

2. プローブを対象物に近づけ，高い周波数で観察する

図11に経腟プローブで腟円蓋を押して，プローブ先端を卵巣に近づけた例を示す。卵巣がプローブ先端から遠い場合（図11a）は，7.5 MHzの高い周波数では卵巣をほとんど確認できないが，プローブ先端を卵巣に近づけた場合（図11b）は，卵巣が明瞭に描出される。

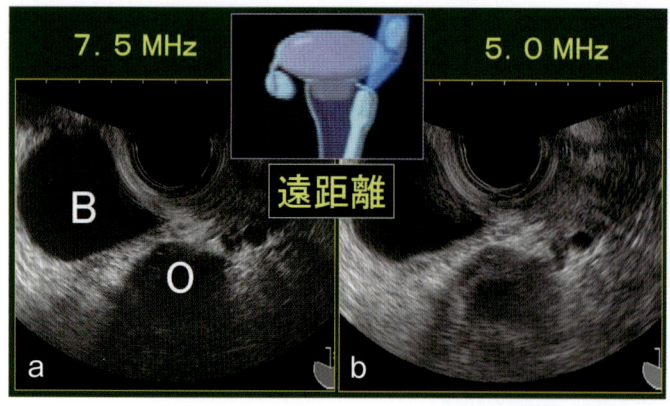

図10 経腟超音波検査法のコツ 1（参考ビデオ[3]より改変）
プローブから離れた位置の観察には低い周波数を用いる。
経腟プローブ先端が卵巣から離れた位置にある場合，aのように高い周波数を用いると，卵巣(O)は黒く描出され，卵巣かどうかも不明瞭である(Bは膀胱)。bのように低い周波数を用いると，卵胞を含む卵巣が確認できる。

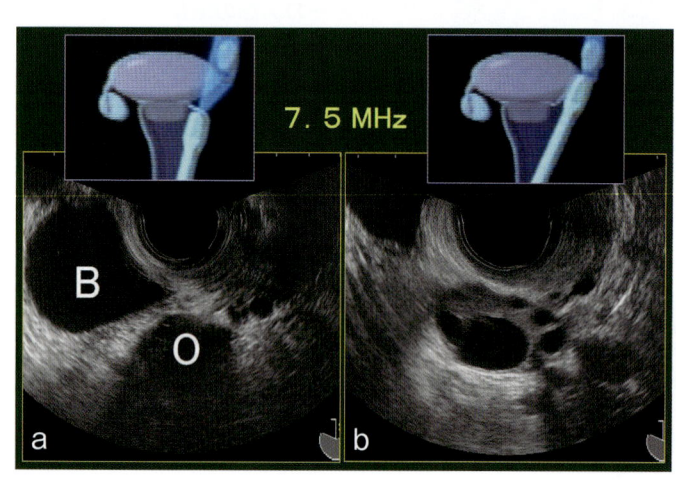

図11 経腟超音波検査法のコツ 2（参考ビデオ[3]より改変）
プローブ先端を対象物に近づけて高い周波数に変える。
aは，図10aと同じものである。プローブを腟円蓋に押し込むようにしてプローブ先端を卵巣に近づけると，卵巣が明瞭に描出されて小さな多数の卵胞も確認できるようになる。

3．子宮内腔の観察は排尿後に行う

膀胱に尿が溜まりすぎた状態では，子宮体部が腟円蓋から離れてしまい，子宮内腔が見えにくくなって小さな胎嚢を見逃してしまうことがある。経腟超音波検査は，排尿後に行うとよい。

4 アーチファクト

超音波断層像には偽の像，すなわちアーチファクト(artifact)[1,2]が現れることがあり，真の像と間違えないように注意が必要である。

1．音響陰影

骨や皮様嚢腫のヘアボール(髪の毛の塊)のように反射が非常に強く起こる物があると，その下に超音波がいかないため，強い反射体の下に黒い帯状の像が出現する(**図12**)。これを音響陰影と呼ぶ。

2．腹壁の多重反射によるアーチファクト

超音波断層法では，プローブから発せられた超音波は体内で反射されプローブに戻ってく

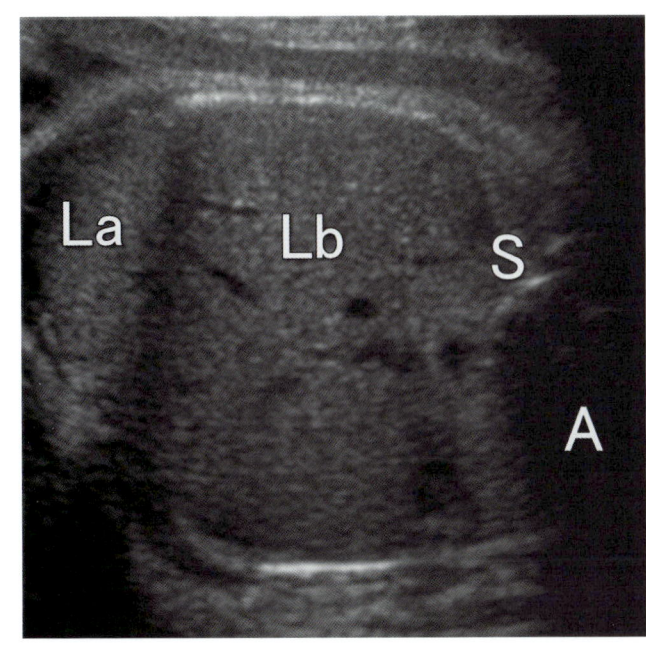

図12　音響陰影
妊娠37週の胎児の肝臓部分の横断像。椎骨（S）の下側に音響陰影（A）が帯状に伸びる。肝臓に輝度の高い腫瘍（La）があるように見えるが，肝臓のLb部分が肋骨の音響陰影によって若干暗く描出されてしまっているためで，音響陰影がなければ，La部分とLb部分は同じ輝度に描出される。

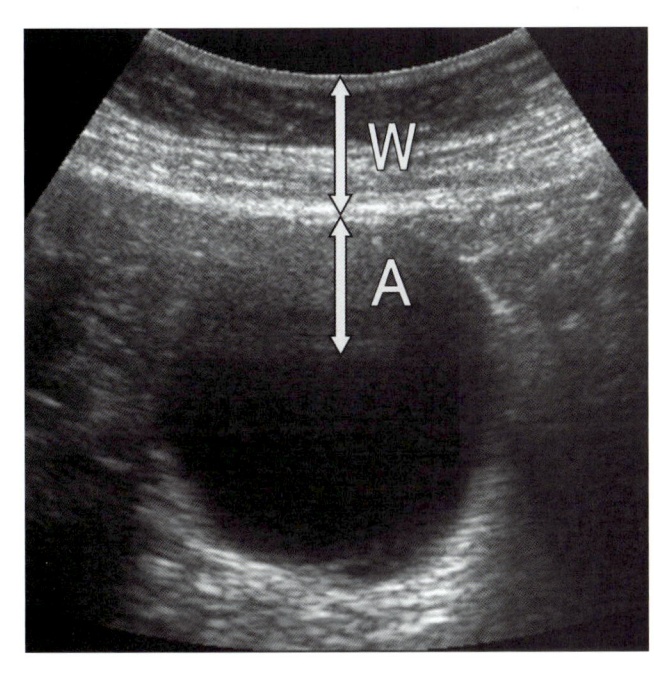

図13　腹壁の多重反射によるアーチファクト
腹壁（W）直下にある漿液性卵巣嚢腫の超音波断層像。腹壁と同じ厚みのアーチファクト（A）が腹壁直下に現れ，卵巣嚢腫の一部を覆い隠してしまっている。

るが，通常，戻ってくる超音波は十分に減弱しているためプローブで消滅する（超音波は1往復する）に等しい。しかし，経腹法では，プローブ直下の腹壁内から反射してくる超音波は距離が短いため十分な強さを保っており，プローブ表面で反射して再び体内に向かい，2往復して戻ってきた超音波によって，腹壁直下に白い帯状の像が出現する（図13）。これを腹壁の多重反射によるアーチファクトと呼び，腹壁直下にある嚢腫などでは，充実部分が隠されてしまうことがある。

1 ● 超音波診断装置の基礎と使い方のコツ　17

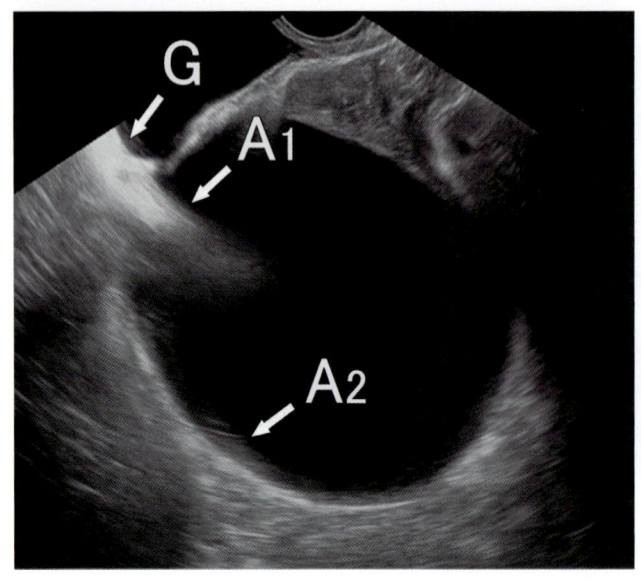

図14 グレーティングローブ/サイドローブによるアーチファクト

経腟法によるルテイン嚢胞の超音波断層像。嚢胞内は完全に黒く描出されなければならないが，嚢胞近くの腸管内ガス（G）による強い反射のため，A₁のようにアーチファクトが嚢胞内に現れている。嚢胞の下側の壁の内側に弱い反射像（A₂）が見えるのもグレーティングローブ/サイドローブによるアーチファクトである。

腹壁直下の異常の有無は，必要に応じて経腟法で確認する。

3．グレーティングローブ/サイドローブによるアーチファクト

　超音波は理想的には単一方向に発せられるが，現実には，グレーティングローブ（grating lobe）やサイドローブ（side lobe）によって脇方向にも超音波が発せられる。これら脇方向に発せられる超音波は弱いため，通常は断層像に影響が出ることは少ないが，強い反射体があると，その両脇に髭のようなアーチファクトを生じることがある（図14）。

　メカニカルセクタ方式のプローブでは，グレーティングローブがないため図14のようなアーチファクトは出にくい。

（埼玉医科大学総合医療センター　馬場一憲）

●文　献

1) 馬場一憲，木下勝之：（ビデオ）正しい超音波診断のために－基礎装置篇－，メジカルビュー社，東京，1990
2) 馬場一憲：超音波像による産婦人科の飛躍，永井書店，大阪，1992
3) 馬場一憲，木下勝之：（ビデオ）正しい超音波診断のために─経腟プローブ篇─，メジカルビュー社，東京，1990

2 診断装置・基礎
超音波ドプラ法の基礎と使い方のコツ

1 はじめに

　超音波ドプラ法には，主としてカラードプラ法，パワードプラ法，パルスドプラ法の3つの方法があり，血流に関する情報を得ることができる。しかし，情報を正しく読み取るためには，パルス繰り返し周波数（pulse repetition frequency：PRF）などの基礎知識が必要である。

2 カラードプラ法/パワードプラ法の基礎

　カラードプラ法を用いると，プローブに近づく血流が赤系統の色で，プローブから遠ざかる血流は青系統の色で表示される（図1）。しかし，プローブ表面と平行な血流，すなわち超音波の進行方向に対して垂直な方向の血流には色がつかない。

　パワードプラ法（図2）を用いると，プローブ表面と平行な血流もカラー表示することができるが血流方向はわからない。カラードプラ法とパワードプラ法は，血流の存在を知りたいのか，連続性を知りたいのか，流れの方向を知りたいのかによって使い分けされる。

　血流部分をカラー表示する方法については，いくつかの方法が実用化されているが，一般

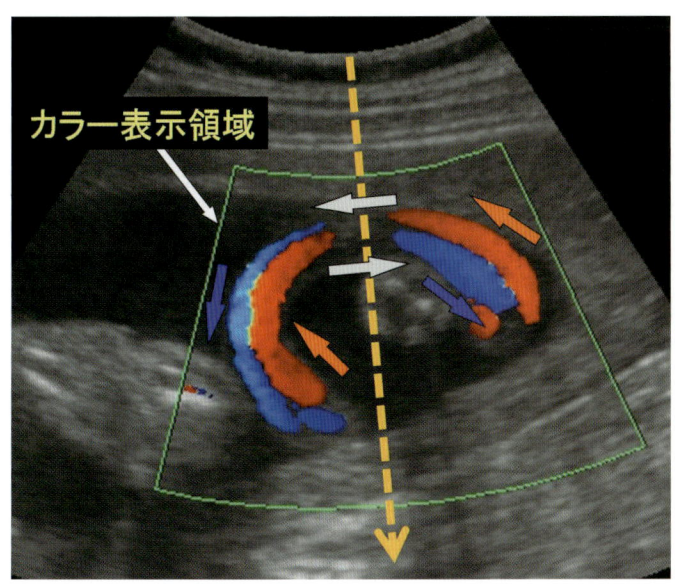

図1　カラードプラ法による臍帯血流
プローブに近づく血流が赤系統，遠ざかる血流が青系統の色でカラー表示されるため，臍帯血管内の血流が矢印の方向に流れていることが読み取れる。ただし，黄色の点線で示された超音波の進行方向に対して垂直に流れる部分（プローブ表面と平行になる部分）はカラー表示されない。

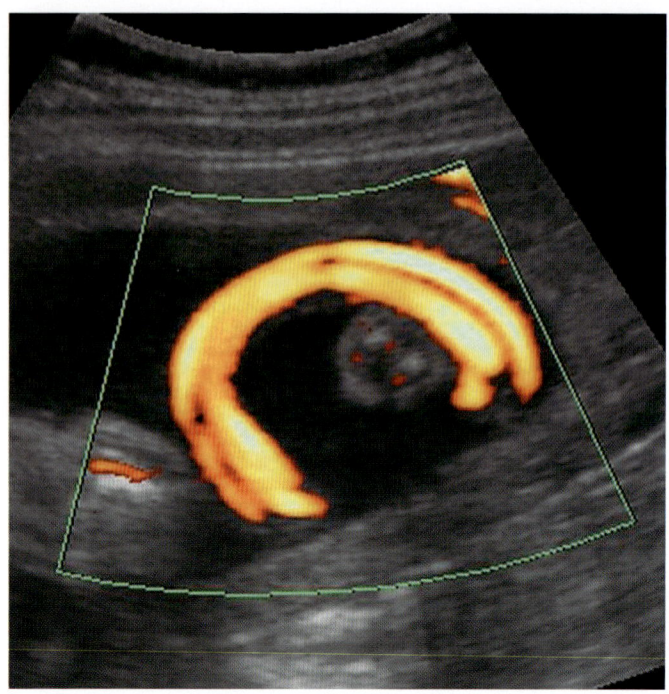

図2　パワードプラ法による臍帯血流

パワードプラ法では，流れの方向にかかわらず血流のあるところがカラー表示される。ただし，血流の方向を読み取ることはできない。

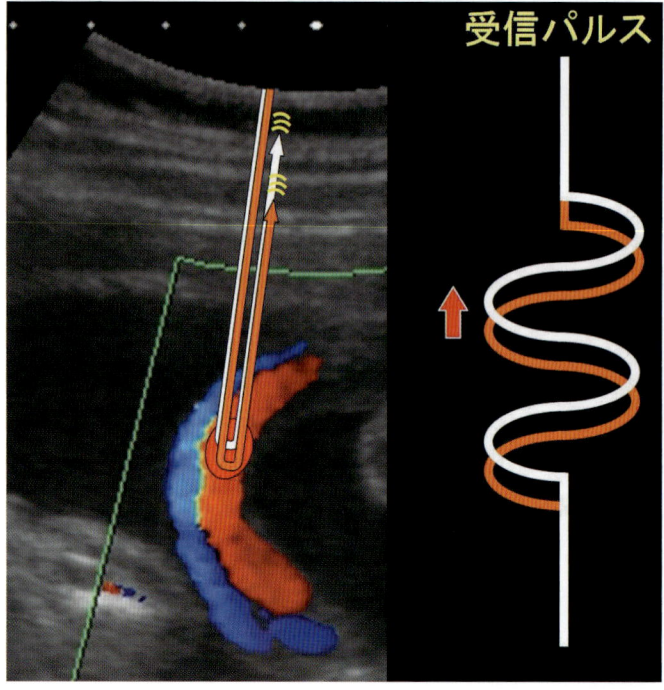

図3　カラードプラ法の原理

プローブの同じ位置で複数回の超音波パルスを送受信する。例えば，臍帯血管内の赤く表示されている部分の血球で反射してプローブに戻ってくる受信パルスは，1回目（オレンジ色）と比べ，2回目（白色）は，血球が近づいている分だけ早く戻ってくることになる。逆に早く戻ってくることから血球が近づく方向で流れていることがわかり，赤く表示する。逆に2回目が1回目よりも遅く戻ってくれば，血球が遠ざかっていることになり，青色に表示する。ノイズを軽減するために，実際には同じ位置で10回程度送受信を繰り返しており，この繰り返しの周波数をパルス繰り返し周波数（PRF）と呼ぶ。

的には図3に示すような原理が用いられている。すなわち，超音波断層法（Bモード）では，超音波パルスを送受信する位置を1回ごとに隣へ移動させていくが（第1章「超音波診断装置の基礎と使い方のコツ」参照），カラードプラ法では，同じ位置で複数回送受信を繰り返してから隣に移動させている。1カ所で複数回の送受信を行い，同じ場所から反射してくる超音

波パルスを比較することで血液の動きを検出することができる[1]。この同じ位置で送受信を繰り返す周波数をPRF（パルス繰り返し周波数）と呼ぶ。

パワードプラ法でプローブ表面と平行な血流もカラー表示できるのは，実際の超音波パルスには，ある程度の幅があるためである。すなわち，プローブ表面と平行に流れる血流も微小部分で見れば，そのビーム内に入り込む血流は微小ながら近づく成分（プラス成分とする）があり，ビームから出ていく血流は微小ながら遠ざかる成分（マイナス成分とする）を有している。

パワードプラ法では，これら微小な成分の絶対値（マイナス成分もすべてプラス成分とする）をすべて加算することによって，血流があればプラスとして検出できるため，プローブ表面と平行な血流もカラー表示される。

一方，カラードプラ法では，ビーム内の血流成分を加算してプラスならば赤系統の色，マイナスならば青系統の色にしているが，プローブ表面と平行に流れている部分のビーム内では入り込む血流と出ていく血流が同じであるため，微小成分を加算するとプラスマイナスで相殺されてゼロになってしまい，カラー表示されない。

3 カラードプラ法/パワードプラ法使用上での注意点

1. カラー表示域を必要以上に広げない

前項の原理でもわかるように，カラードプラ法では同じ方向に複数回の超音波パルスを送受信するため，1枚の断層像を得るのに超音波断層像よりも時間がかかる。そのため，カラー表示されるカラー表示領域を広げすぎるとフレームレートが極端に遅くなり，動脈などではカラーの変化が不自然になったり見逃されたりしてしまう（図4）。

2. PRFを血流に合わせて適切に設定する

カラードプラ法では，画面の端にカラーバーが表示されており（図5），どの程度の血流速度がどの色で表示されるかを知ることができる。ここに示される最高血流速度は，PRF（装置によっては流速，速度レンジと表示されている）のつまみかスイッチ（図6）で変更できる。

カラーバーで表示された最高血流速度以上に速い血流を観察すると，折り返し現象によって，赤と青の色が反転して表示されてしまう。速い血流を観察するときには，折り返し現象がなくなる程度にPRFは高く設定しなければならない（図7）。

逆に遅い血流を観察する時，PRFの設定が高すぎると，カラー表示されない流速ゼロ付近の領域に入るため，カラー表示されなくなってしまう。遅い血流を観察するとき，あるいは低速の血流を含めて血流の有無を判断したいときにはPRFを低く設定する（図8）。

3. アーチファクトの存在に注意する

折り返し現象もアーチファクトの1つであるが，そのほかに動きによるアーチファクトや超音波パルスの広がりによるアーチファクトにも留意する必要がある。

前者は，観察部位が動くと血流以外の部分もカラー表示されてしまうもので，被検者が体

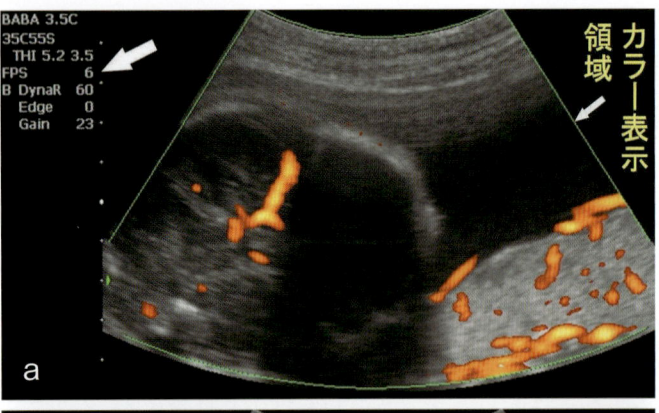

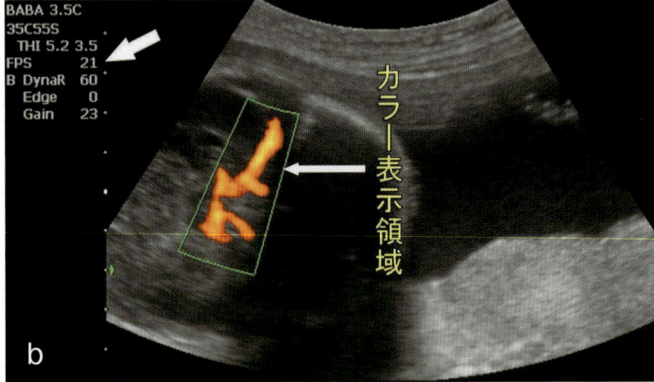

図4 カラー表示領域とフレームレート

中大脳動脈の血流を観測する際，aのようにカラー表示領域を不必要に広げすぎると，フレームレートは，6 frame/s（矢印）と極端に遅くなってしまう。bのようにカラー表示領域を狭めると，フレームレートは，21 frame/sになる。

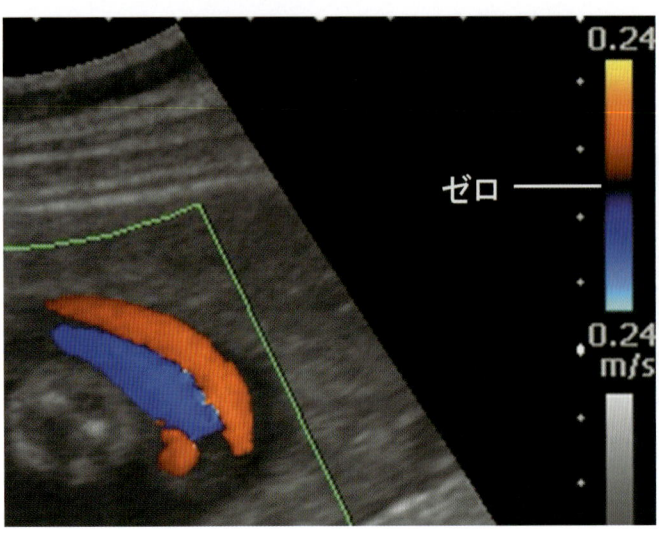

図5 カラードプラ法におけるカラーバー

カラードプラ法では，画面の端にこのようなカラーバーが表示される。この例では，0.24 m/sと表示されており，プローブに近づく血流の速度（実際の速度ではなく，超音波の進行方向の速度成分）が0.24 m/sの部分が黄色で表示され，それより遅いと速度に応じてオレンジから赤色に色が変化することが分かる。動きの遅い部分（速度ゼロ近く）は，カラー表示されない。0.24 m/sを超える速さでプローブに近づく血流は，プローブから遠ざかる血流を表す水色，さらに速いと次第に濃い青色に表示されてしまう（折り返し現象）。

を動かしたりすれば画面全体がカラー表示されるため認識は容易である。しかし，例えば，本来内部血流のない大きな皮様嚢胞腫に大動脈の拍動が伝わった場合，伝わった拍動によって腫瘍内の一部があたかも血流があるようにカラー表示されてしまうことがあるため注意を要する。

　後者は，超音波パルスが1方向に進行するのではなく現実には周囲に広がりながら進行す

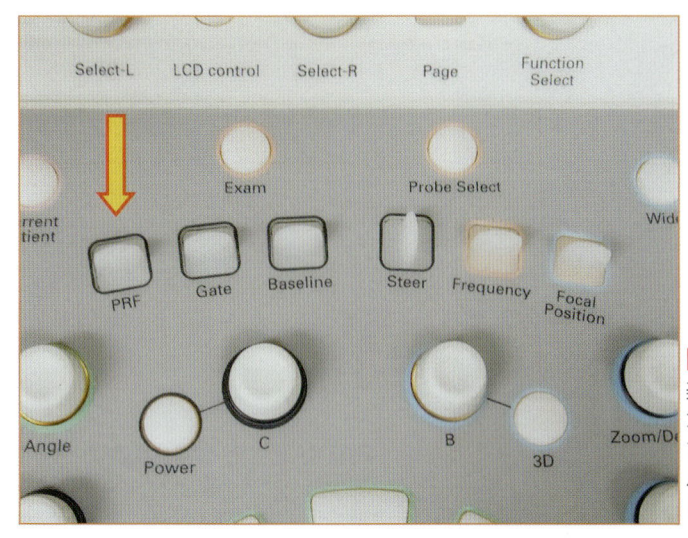

図6　PRFスイッチの例
装置によっては，流速，速度レンジなどと表示されている。PRFを変化させることによって，図5のカラーバーの最高血流速度の数値を変えることができる。

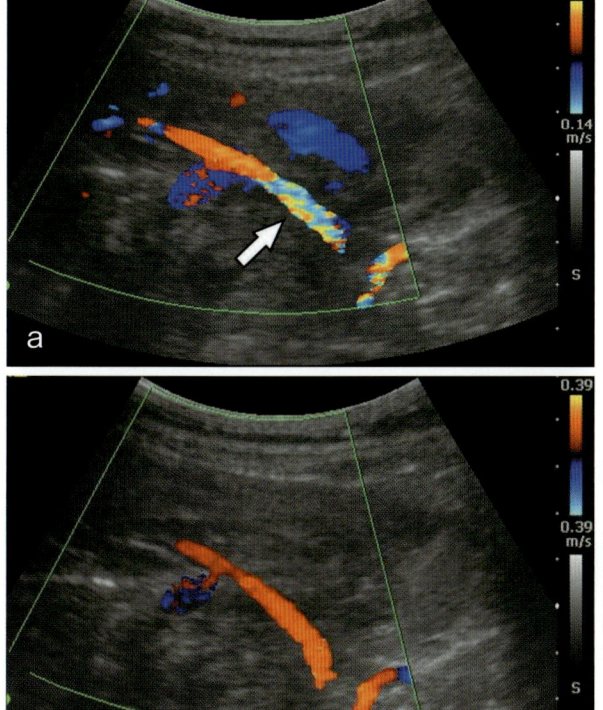

図7　PRFが低すぎる場合の折り返し現象（速い血流観察時）
カラードプラ法による妊娠中期の子宮動脈の像。aでは，子宮動脈の下半分（矢印）が下向きの血流を示す青系統の色で表示されているが，この部分の血流がカラーバーで示されている0.14 m/sを超えているために折り返し現象が起こっているためである。bのようにPRFを上げて，0.39 m/sの速度まで表示できるようにすると折り返し現象はなくなり，正しい色が表示される。

るため，実際の血管径よりも太く血流が表示されてしまったり，血流のない断面にもかかわらず隣の断面にある血流をカラー表示してしまったりすることがある。

4　パルスドプラ法による血流評価

パルスドプラ法（図9）を用いると，選択した血管内の血流波形を得ることができ，血流を

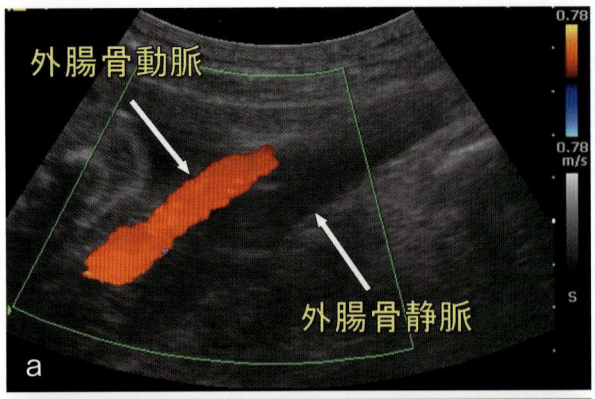

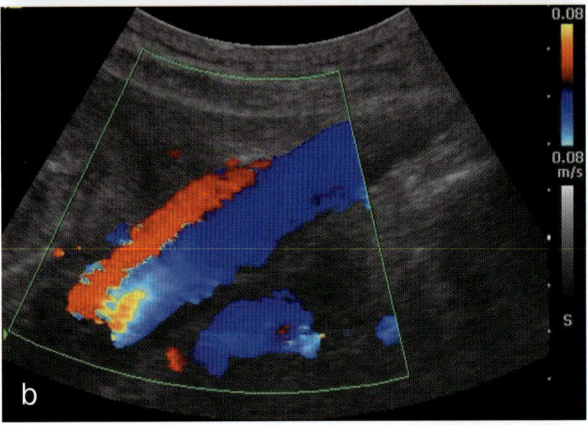

図8 PRFが高すぎる場合の非カラー表示（遅い血流観察時）

カラードプラ法による外腸骨動静脈の像。aでは，PRFが高すぎるため，外腸骨動脈しかカラー表示されていない。外腸骨静脈はカラーバーのゼロ付近に相当するほど流れが遅いため，カラー表示されない。PRFを下げて，カラーバーで表示されている速度を0.78 m/s（a）から，bのように0.08 m/sまで下げると外腸骨静脈もカラー表示される。ただし，外腸骨静脈の左下部分では速度が0.08 m/sを超えて，折り返し現象が起こっている。

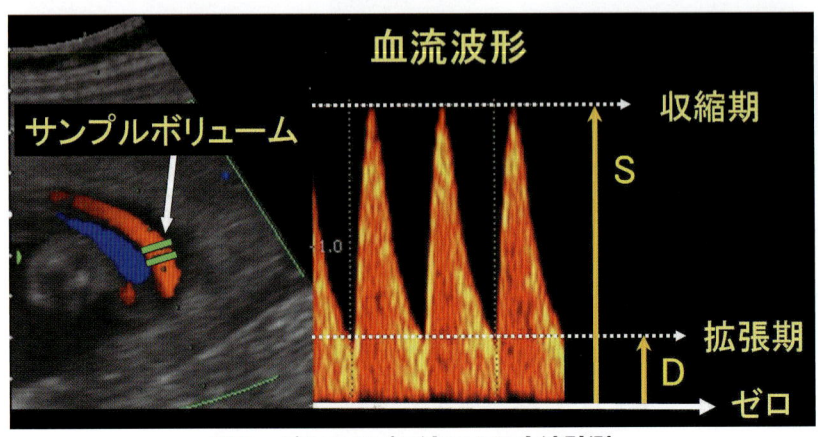

図9 パルスドプラ法による血流計測

左のカラードプラ法で描出された臍帯動脈にサンプルボリュームを合わせると，ここを通過する血流の波形がパルスドプラ法によって右に表示される。収縮期の最も速い血流をS，拡張期の最も遅い血流をDとして，RI（resistance index）やPI（pulsatility index）は，

$$RI = \frac{S-D}{S} \qquad PI = \frac{S-D}{平均値}$$

と計算される。

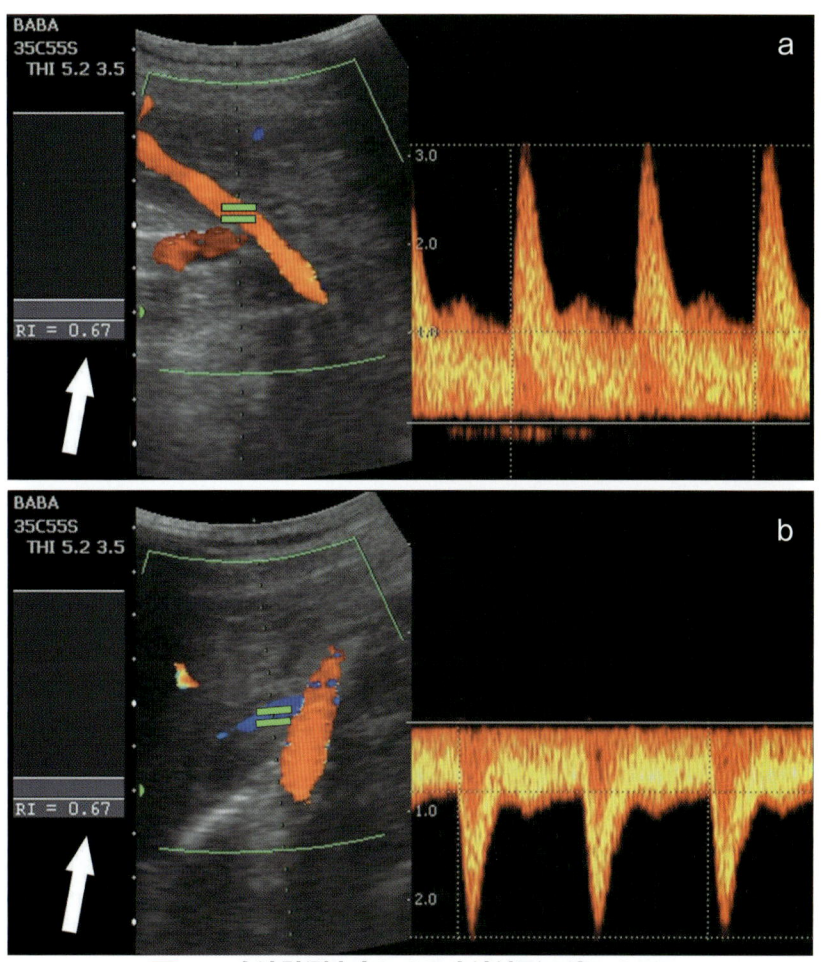

図10 血流計測方向による血流波形の違いとRI
妊娠中期の子宮動脈の血流波形である。aとbは，プローブを当てる場所を変えた場合の同じ血管，同じ場所での血流波形である。プローブを当てる場所を変えることにより，血流と超音波の進行方向との角度が変わるため，血流波形の大きさや向きが変化する。しかし，RIの値は0.67と変わらない（矢印）。

定量的に評価できる。血流波形は，超音波の進行方向と血流方向との角度によって向きや大きさが変化する。すなわち，プローブの位置や向きによって，同じ血管の同じ場所でも血流波形の大きさや向きが大きく変化する（図10）。

そのため，血流を評価する際には，プローブの位置や向きによって影響されないRI（resistance index）が一般的に用いられる（図9，10）。PI（pulsatility index）という方法もあるが，臨床的にはRIと同じような意味を持つ。すなわち，RIの値が高い場合は測定している動脈から末梢側に血液が流れていきにくいことを示し，逆にRIの値が低い場合は流れていきやすいことを示す。

血管が比較的直線的な部分では，その血流方向を診断装置に入力すれば，最高血流速度（m/s）を求めることができる（図11）。

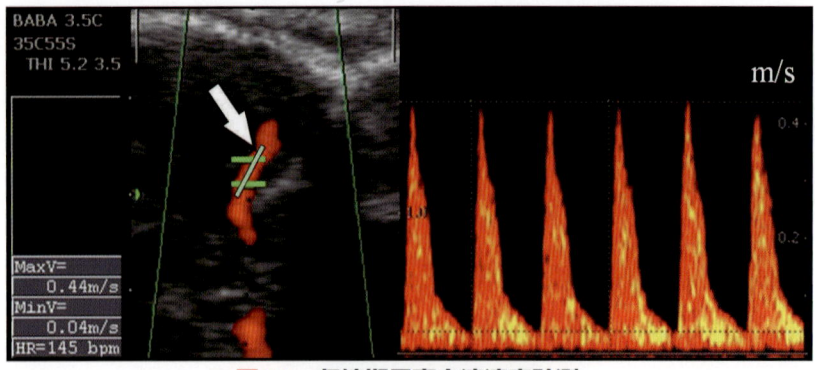

図11 収縮期最高血流速度計測

妊娠25週の胎児の中大脳動脈収縮期最高血流速度計測。サンプルボリュームを中大脳動脈の直線部分に合わせ，図のように血流方向入力用の緑の線（矢印）を血流方向に合わせることにより，超音波の進行方向と血流方向とのなす角度を診断装置に入力することができる。その角度と実測される血流速度の超音波進行方向成分から，真の血流速度が計算される。

5 パルスドプラ法使用上の注意

　パルスドプラ法を用いて血流を評価する場合の注意点は，第18章「産科領域における超音波ドプラ法の意義」に実例を含めて詳しく書かれているため，ここではポイントのみ記述する。

1) 血流の方向を超音波の進行方向にできるだけ近づけるように，プローブの位置や向きを工夫する。

　血流方向と超音波の進行方向が一致したときに最大のドプラ信号（大きな血流波形）が得られるため，計測の精度が高くなる。反対に血流方向と超音波の進行方向が90度に近いほど，ドプラ信号は小さく（血流波形が小さくなる）計測の精度が低くなる。

2) サンプルボリューム（ゲート幅）は，血管内腔全体をカバーするように設定する。
3) 血流波形は，PRFを調整して，折り返し現象が起きない程度に十分大きくする。
4) 折り返し現象が起こった場合は，ゼロの位置（baseline）を調整するか，PRFを上げる。
5) 拡張期の血流途絶を診断するときはフィルターに注意する。

　遅い動きがノイズとして血流波形に現れないように，フィルターによってゼロに近い部分をカットしている（黒く表示する）。そのため，ゆっくりした拡張期の血流がマスクされることがあり，その場合はフィルターの値を小さくする。

（埼玉医科大学総合医療センター　馬場一憲）

● 文　献

1) 馬場一憲，木下勝之：（ビデオ）産婦人科におけるカラードプラ（カラードプラ，パルスドプラの基礎と臨床），メジカルセンス社，東京，1996

診断装置・基礎

3 3次元超音波の基礎と使い方のコツ

1 はじめに

　超音波断層法では，プローブを当てるだけで，診断に用いる画像を容易に得ることができる。しかし，3次元超音波では，ある程度の原理を理解した上で，つまみやスイッチを適切に操作しないと意味ある画像を得ることはできない。
　また，3次元超音波は，超音波断層法以上にアーチファクトの存在に注意する必要がある。

2 3次元超音波の基礎

1．3次元超音波プローブと3次元走査
　3次元超音波プローブは，内部に断層法用のプローブを内蔵し，これを機械的に動かすことによって自動的に多数の連続断面を取り込む(3次元走査)仕組みになっている(図1)[1〜4]。3次元走査を止めれば，通常の断層法のプローブとして用いることもできる。

2．超音波断層法と3次元超音波
　超音波断層法では，プローブでとらえた断層像をそのままリアルタイムに表示している。一方，3次元超音波では，3次元超音波プローブによってとらえた多数の連続断面をコンピュータに取り込んで3次元データセットと呼ばれる3次元空間のデジタルデータを作り，この3次元データセットからコンピュータが必要な画像を構築して表示する(図1)[1〜4]。したがって，3次元超音波では，3次元データセットさえ残っていれば，被検者がいなくても任意の画像を表示して検査，診断を行うことができる。

3．3次元超音波による画像
　3次元超音波で得られる画像は，任意断面と3次元像に大別することができる。

1）任意断面
　3次元データセットを任意の平面で切った断面を表示することができる。一般的には1つの断面を表示するのではなく，お互いに直交する3つの断面を同時に表示する直交3断面表示(図1，2)やCTやMRIの画像のように平行な多数の断面を同時に表示する方法が用いられる。
　直交3断面表示では，3つの断面のうちの1つを任意に選択し，その画面を平行移動したり(図3，4)，X軸，Y軸，Z軸を中心に回転したり(図3，5)することによって任意の断面

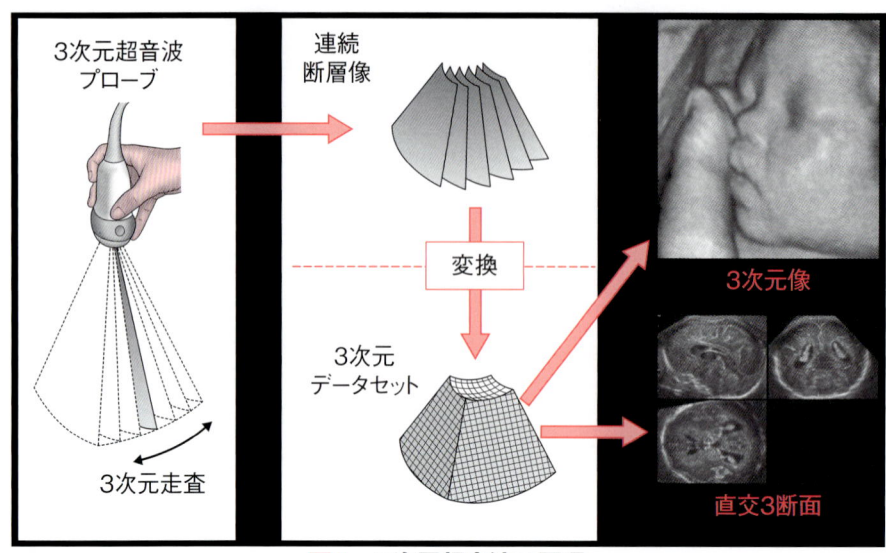

図1　3次元超音波の原理

3次元超音波プローブに内蔵された超音波断層法用のプローブが機械的に動くことによって，連続した多数の断層像が自動的に取り込まれる（3次元走査）。取り込まれた断層像は断層像間のデータが補間されて3次元データセットと呼ばれるデジタルデータに変換される。コンピュータがこのデジタルデータから，さまざまな3次元像や任意の断面を構築して表示する。

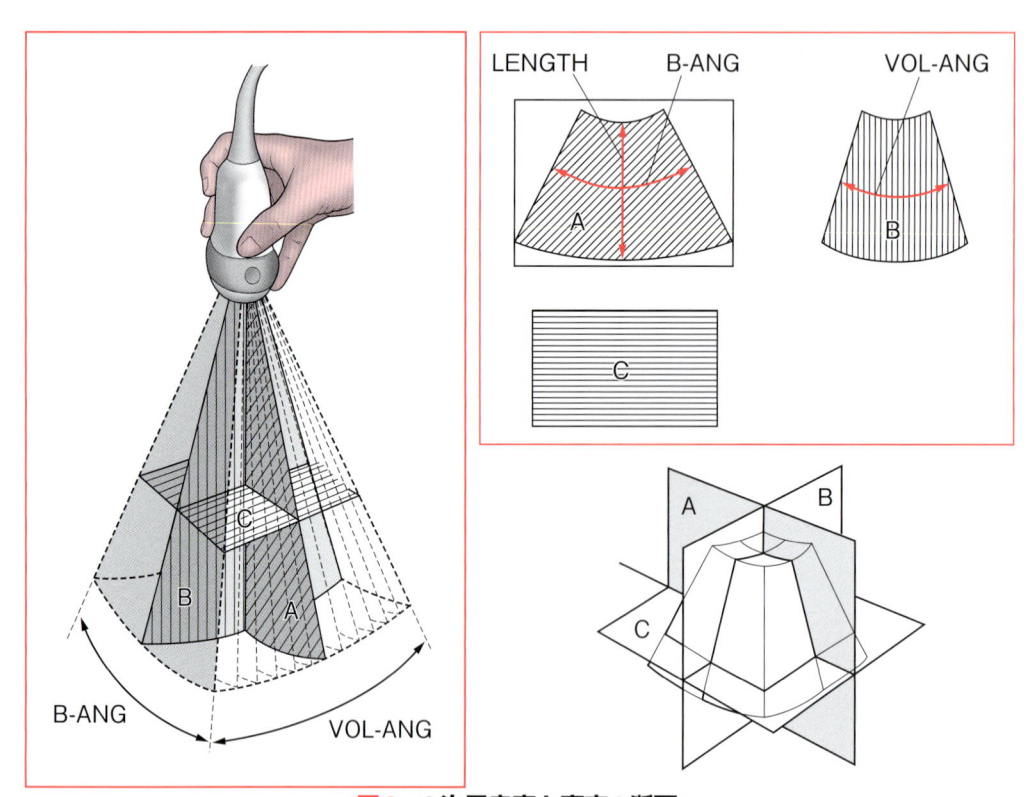

図2　3次元走査と直交3断面

3次元走査直後に互いに直角に交わる3つの断面が同時に表示される（右上図：直交3断面表示）。A断面は元の超音波断層像，B断面は3次元走査方向の断面，C断面はプローブ表面に平行な断面に相当する。

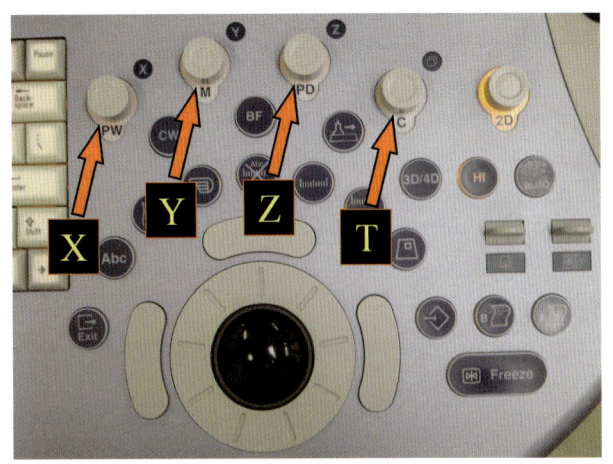

図3　3次元超音波診断装置の操作パネルの例

A断面，B断面，C断面の中で，選択されている1つの断面に対し，Tのつまみを回すと平行移動(図4)，X，Y，Zのつまみを回すとそれぞれX軸，Y軸，Z軸を中心に回転させることができる(図5)。

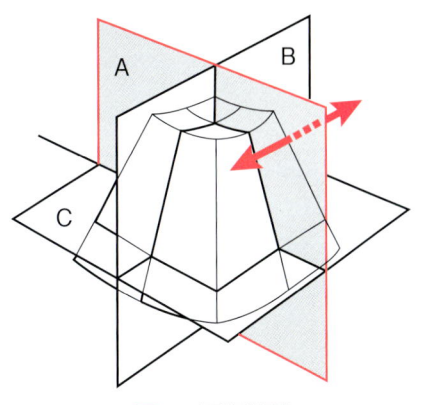

図4　平行移動

A断面が選択されているとき，図3のTのつまみを回すと3次元データセット内でのA断面の位置が前後に平行移動する。このとき，B断面，C断面は変化しない。A断面だけでなく，B断面，C断面を選択してそれぞれを平行移動することもできる。

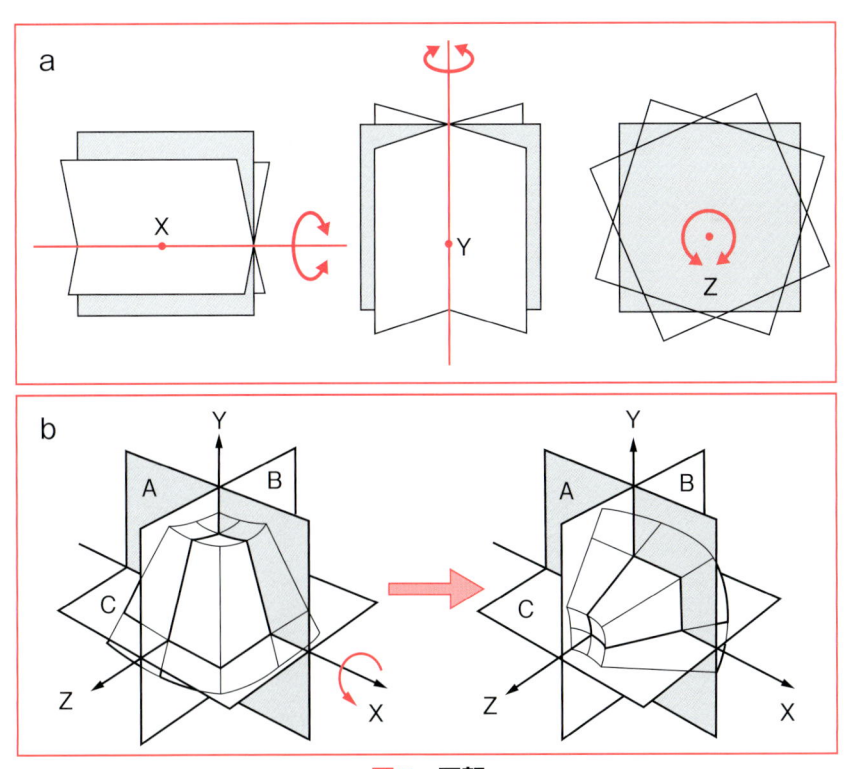

図5　回転

a：A断面が選択されているとき，図3のX，Y，Zのつまみを回すと，それぞれ，X軸，Y軸，Z軸を中心にA断面を回転させることができる。
b：A断面が回転する(この例ではX軸を中心に回転)ということは，3つの断面が互いに直角に交わる関係を保ったまま3次元データセットが回転することを意味し，B断面，C断面も同時に回転する。

3 ● 3次元超音波の基礎と使い方のコツ　29

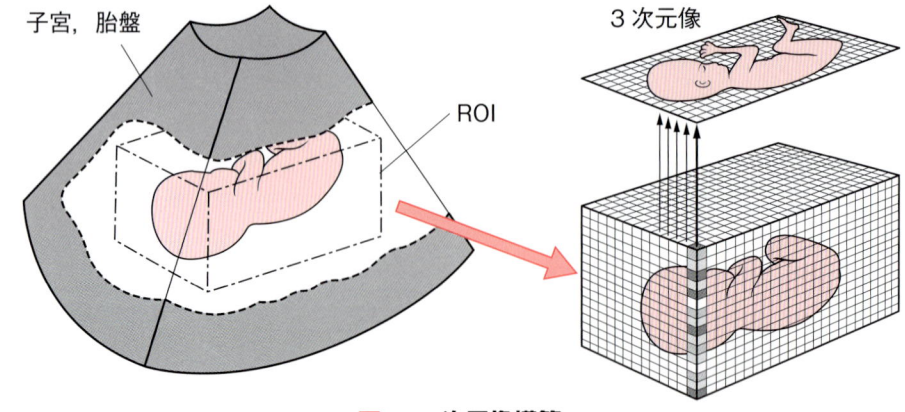

図6　3次元像構築
はじめに関心領域（region of interest：ROI）を設定して，3次元データセットから胎児部分を含むデータを切り出し，このデータを平面に投影することによって3次元像を構築する。この投影方法（コンピュータによる演算方法）を選択することによって，さまざまな種類の3次元像を表示することができる。

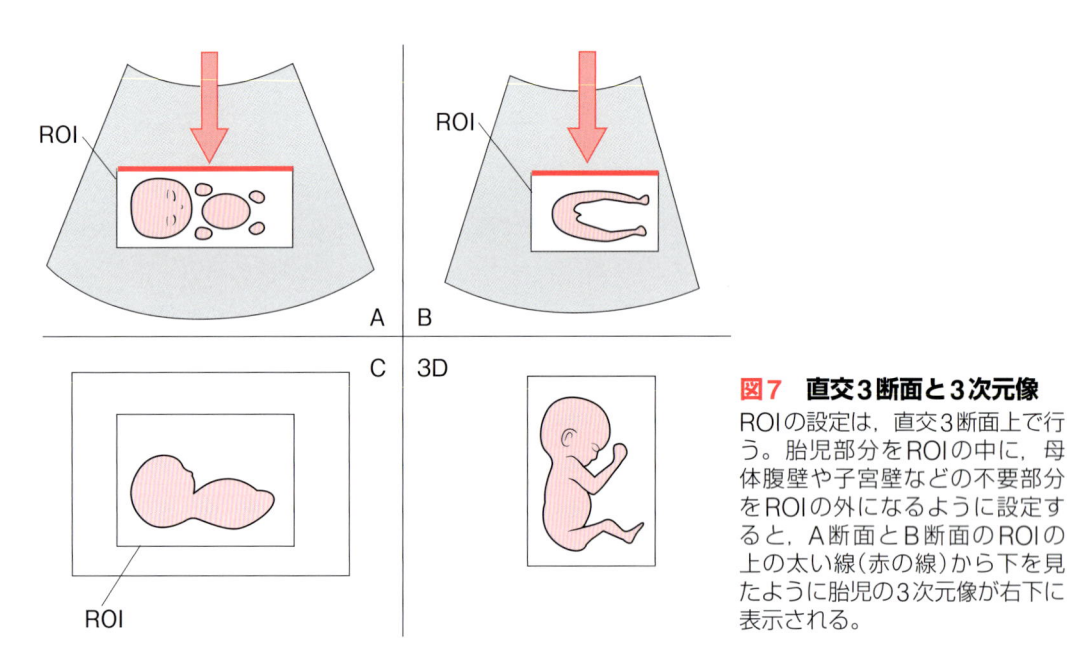

図7　直交3断面と3次元像
ROIの設定は，直交3断面上で行う。胎児部分をROIの中に，母体腹壁や子宮壁などの不要部分をROIの外になるように設定すると，A断面とB断面のROIの上の太い線（赤の線）から下を見たように胎児の3次元像が右下に表示される。

を描出することができる。

2）3次元像

3次元データセットから表示対象物を含む部分を切り取り，コンピュータによって平面に投影することにより3次元像を得ているが（図6），この投影方法を選択することにより，胎児体表の3次元像，骨格の3次元像，あるいは体内の囊胞部分の3次元像など多彩な3次元像を描出することができる[1〜4]（第17章「胎児診断における3次元超音波の意義」参照）。実際の操作上では，直交3断面を基に3次元像を作ることが多い（図7）。

3 明瞭な3次元像を得るためのポイント

1. 胎児体表の3次元像
　最も使用頻度が高い胎児体表の3次元像を作るポイントは，関心領域(region of interest：ROI)の設定と閾値(threshold)の設定である．さらに不要部分を切除することによって，より明瞭な3次元像を得ることができる．

1) ROIの設定
　3次元データセットの中には，子宮の壁など胎児の表面を覆い隠してしまっているものも含まれる．これらの不要な部分を削除して必要な部分だけを切り出す作業がROIの設定である．
　3次元データセットの平行移動や回転を行い，直交3断面表示でできるだけ不要な部分はROIの外側に，必要な部分(胎児)はROIの中に入るようにする(図8)．

2) 閾値の設定
　3次元像は超音波断層法で白く描出される胎児部分が描出されるが，羊水中の弱い反射像も積もり積もると胎児の3次元像を覆い隠してしまうため，胎児周囲の弱い反射像を除去するために行われるのが閾値の設定である．設定値より暗い部分が削除され，胎児が明瞭に描出されるようになるが，あまり高く設定しすぎると胎児表面も削られてしまうので，3次元像を見ながら適宜調整する(図9～11)．

3) 不要部分の削除
　ROIや閾値の設定だけで削除できない胎児周辺の不要部分を個別に指定して削除することにより，より一層明瞭な3次元像を得ることができる(図12)．必要に応じて，この操作を繰り返す．

2. 体内の嚢胞部分の3次元像
　ROIを適切に設定し，体内の最も暗い部分だけを表示する最小値表示(min mode)を行うと，体内の嚢胞部分の3次元像を得ることができる(図13)．ただし，このままでは立体感がない．立体感を得るためには3次元像を回転させながら動的に観察するか，白黒を反転させて，胎児体表の3次元像と同じように閾値の設定と不要部分の削除を行う(図14)．

4 アーチファクト

　3次元超音波は，超音波断層法を使って3次元空間の情報を得ているため，超音波断層法で出現するアーチファクト[5]（第1章「超音波診断装置の基礎と使い方のコツ」参照）はそのまま3次元超音波でも問題になる．さらに3次元超音波では，3次元走査中や3次元像構築中にも別のアーチファクトが生じるため，診断にあたってはアーチファクトの存在に一層の注意が必要である．

1. 超音波断層像から引き継がれるアーチファクト
　例えば，超音波断層法では，音響陰影と音響陰影を生じる反射の強い部分が同一画面に表

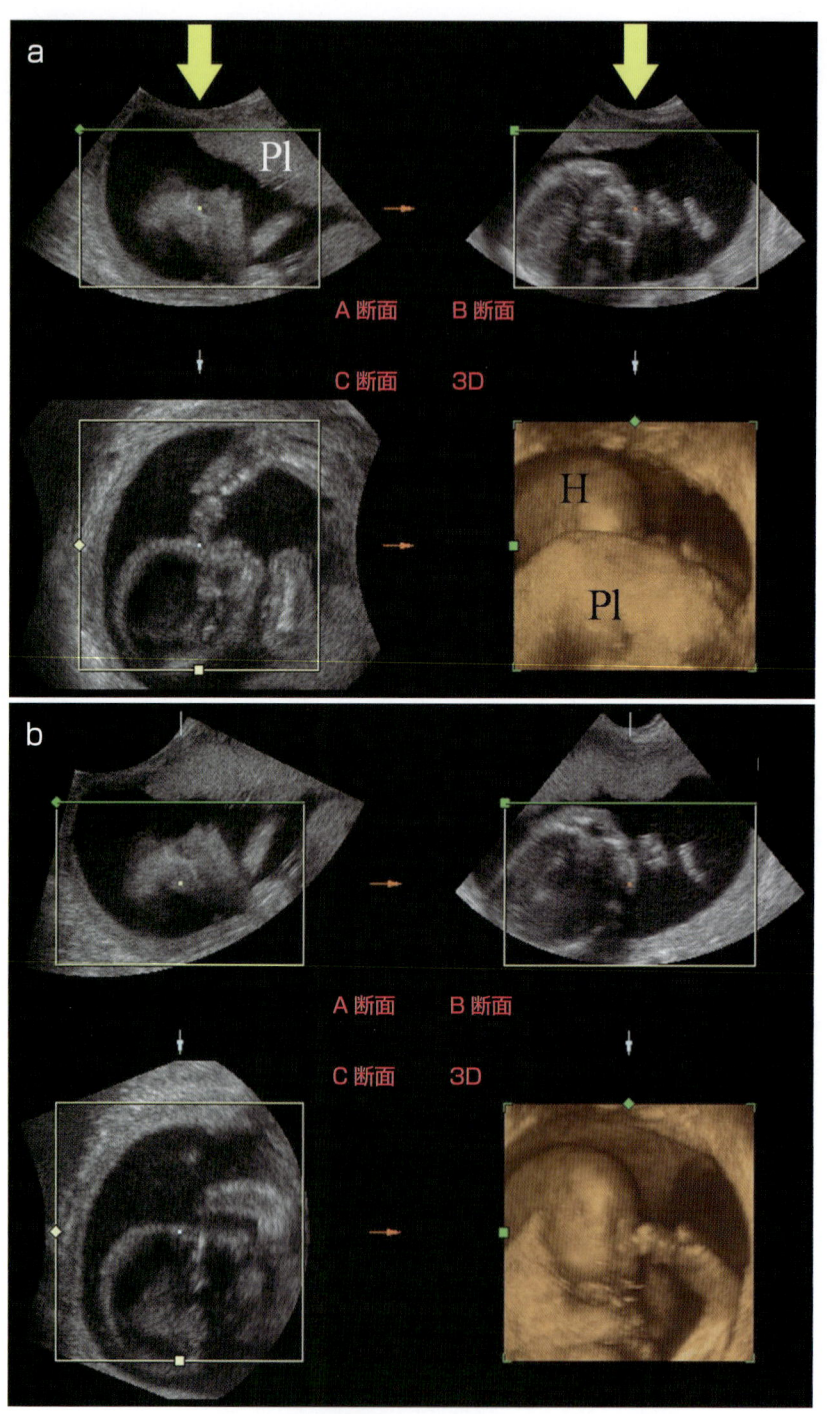

図8　胎児3次元像構築のポイント－1（ROIの設定）

a：3次元走査直後の直交3断面と3次元像（右下）。上段の2つの断面（A断面とB断面）のROIの上の緑の線から下を見たように胎児の3次元像が右下に表示される。
左上のA断面に注目すると，ROIの緑の線の下に胎盤（Pl）が入り込んでいるため，右下の3次元像では胎児の頭（H）以外は手前の胎盤によって隠されてしまっている。
b：A断面をZ軸を中心に左に回転したりROIの位置を調整したりすることにより胎盤をROIの外に出し，緑の線を胎盤と胎児の間の羊水部分に合わせると，右下の3次元像で胎児の顔や手足が見えてくる。

低 ← threshold → 高

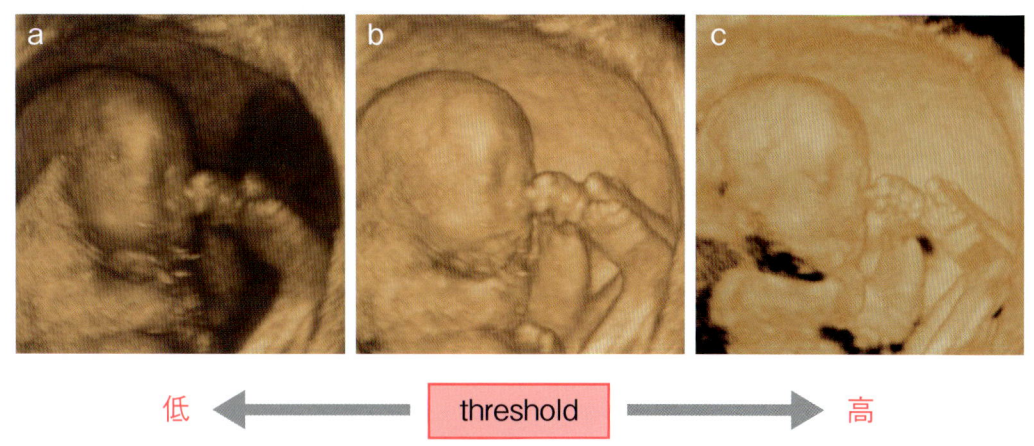

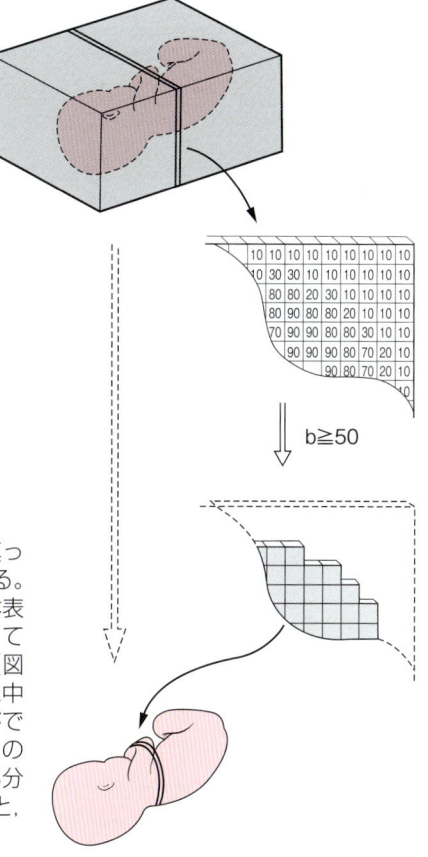

図9　胎児3次元像構築のポイント−2（閾値の設定）

aは，図8bの右下の3次元像。奥のほうが暗く手前の右足しか見えない。閾値を上げていくと（図10），bのように奥の左足も見えてくる。さらに閾値を上げると（c），骨格が透けて見えるようになると同時に体の一部が消えてしまっている。閾値の意味は図11参照。

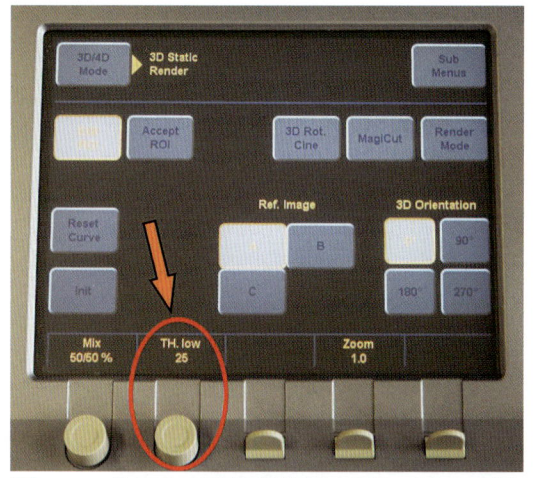

図10　3次元超音波診断装置の操作パネルの例

3次元超音波診断装置の閾値調整用のつまみと表示の例を示す。数字（この図では25）は閾値の値を示す。

図11　閾値（threshold）

それぞれの点の輝度（明るさ）は，例えば，0が真っ黒，255が真っ白というように数字で表されている。羊水も完全に真っ黒（ゼロ）ではないため，胎児体表の3次元像を作るときに羊水中の弱い反射によって胎児体表が覆われてしまい明瞭に描出されない（図9a）。閾値を適当にセットすることにより，羊水中の弱い反射だけをカットする（ゼロにする）ことができ，胎児体表が明瞭に描出されるようになる。この図の例では，胎児部分の輝度は70以上，羊水部分の輝度は30以下なので，閾値を50に設定すると，胎児部分だけを分離することができる。

3 ● 3次元超音波の基礎と使い方のコツ

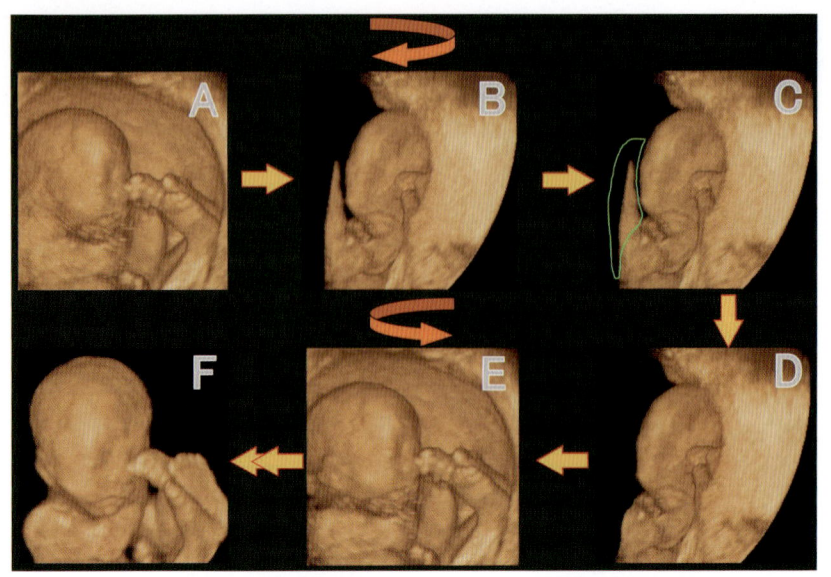

図12　胎児3次元像構築のポイント-3（不要部分の削除）

左上(A)は，図9bと同じ。胎児手前の胎盤のために耳や右肩部分が隠れている。Y軸を中心に回転させると，Bのように胎児と胎盤が離れて見えるようになる。Cのように削除したい胎盤部分を緑の線で囲むと，Dのように囲った部分が削除される。Y軸を中心に回転して元に戻すと，Eのように耳や肩の部分が確認できる。同様な作業を繰り返して周囲の不要部分を次々に削除していくと，Fのように胎児部分だけを分離した3次元像を得ることができる。

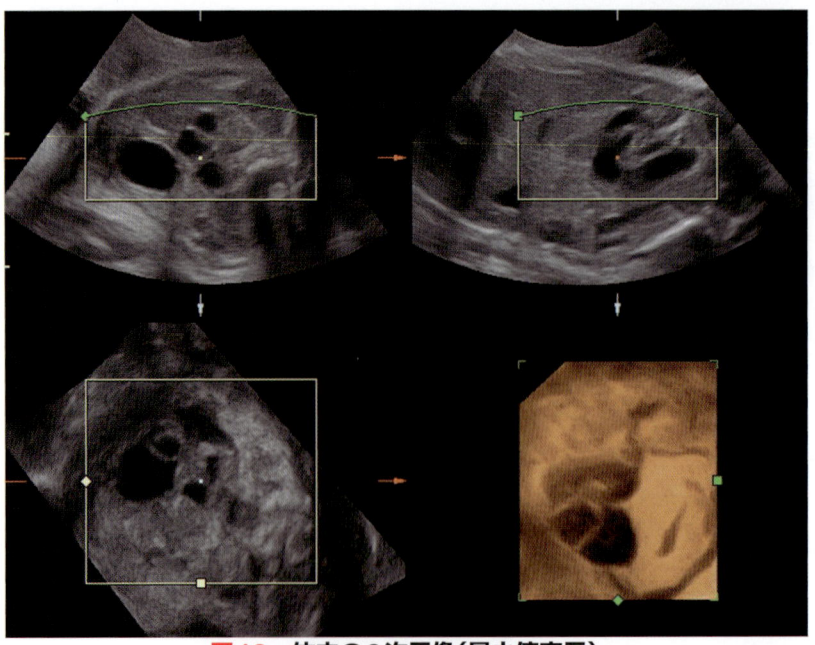

図13　体内の3次元像（最小値表示）

水尿管の胎児。膀胱と拡張した尿管部分を取り囲むようにROIを設定して，最小値表示（最も黒く見える部分だけを抽出して表示する）の3次元像を表示すると，左上の断層像では多数の囊胞に見えていた部分が，右下の3次元像では連続した構造物（尿管）であることがわかる。ただし，立体感は乏しい。

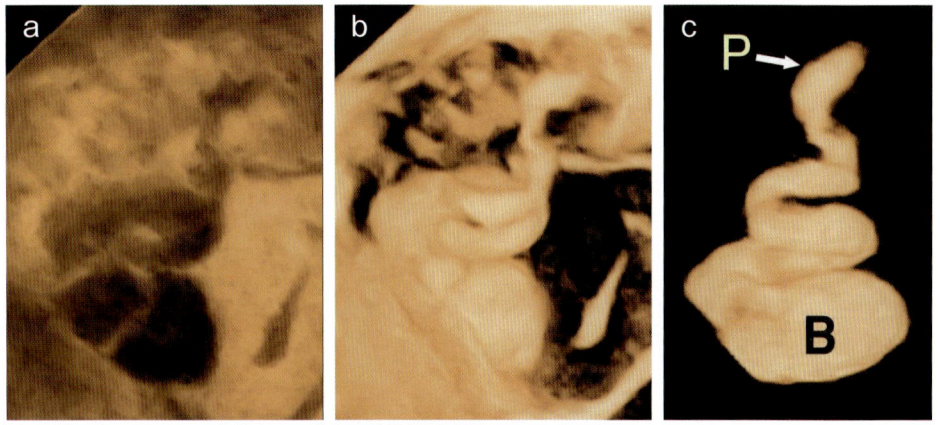

図14 体内の3次元像(白黒反転表面表示)
aは，図13の右下の3次元像と同じ。白黒を反転させて黒く見えていた部分を表面表示するとbのように尿管が立体的に見えてくる。さらに図12のように不要部分を削除していくと，cのように腎盂(P)から，膀胱(B)までの拡張した尿管が立体的に明瞭に描出される。

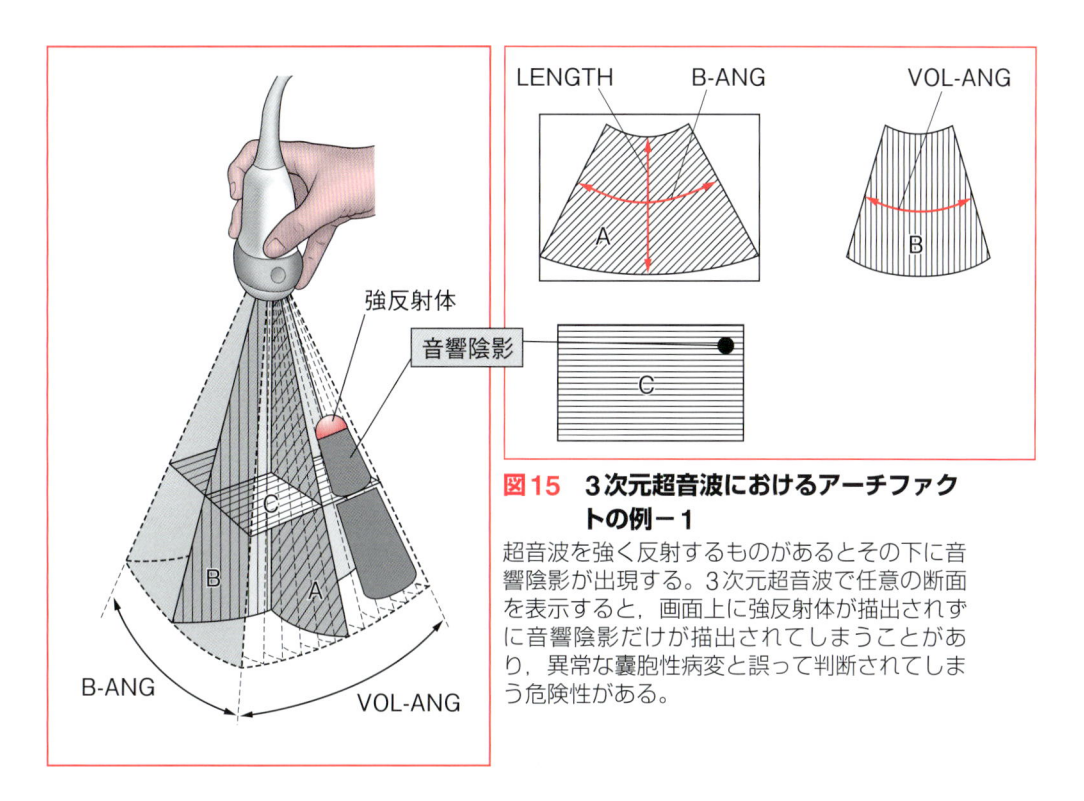

図15 3次元超音波におけるアーチファクトの例-1
超音波を強く反射するものがあるとその下に音響陰影が出現する。3次元超音波で任意の断面を表示すると，画面上に強反射体が描出されずに音響陰影だけが描出されてしまうことがあり，異常な嚢胞性病変と誤って判断されてしまう危険性がある。

示されるためにアーチファクトであると認識することは容易である。しかし，3次元超音波で任意断面や3次元像を表示すると，画面上に音響陰影だけしか写らないことがあるため，アーチファクトと認識されにくくなってしまう(**図15**)。

2. 3次元走査中に生じるアーチファクト

　3次元走査中に対象物が動くと3次元データセットのデータに歪みが生じ，これを基に任意断面や3次元像を構築すると歪んだ画像になる(**図16**)。3次元走査中は，胎動がないか断

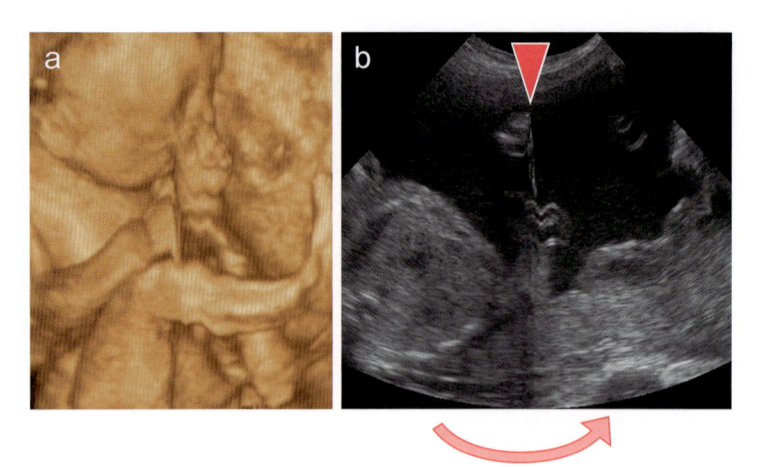

図16　3次元超音波におけるアーチファクトの例－2

a：3次元像では，右手の甲の部分から切断されたように指先が欠損し，右膝直下の下腿部分が波打ったように見えるが，これらは，3次元走査中の胎児の動きによるアーチファクトである。
b：3次元走査方向の断面（図2のB断面）を確認すると，走査中（矢印方向）に胎児が右手を急速に動かし（▼），右足をゆっくり動かしていることがわかる。動きによるアーチファクトが出現する場合は，胎動がないときに3次元走査をやり直す必要がある。

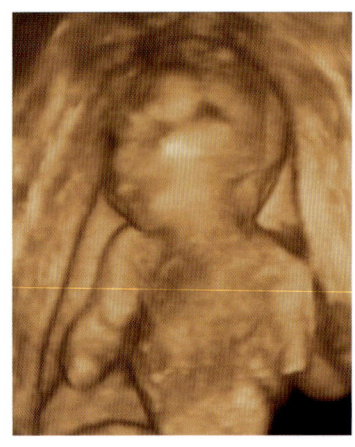

**図17　3次元超音波における
アーチファクトの例－3**

胎児の右手首から先が欠損し，左腕は前腕部分から欠損しているように見える。しかし，これらは，3次元走査のときにこれらの部位が走査範囲から外れてしまったり，ROIの設定を行うときにROIの外に外れてしまったりしたために起こった，アーチファクトである。

層像を注視する。もし，動きがあれば3次元走査をやり直す。

心臓は絶えず動いているため通常の3次元走査では得られる画像に歪みが生じるが，心臓は同じ動きを繰り返しているため，心拍動で同期をとって同じ時相の断面だけをピックアップすることにより歪みのない3次元データセットを作ることができる[4]。

3次元走査では，必要な範囲をすべてカバーするように走査範囲を決めなければならない。もし，この走査範囲が不十分であると，3次元像を構築したときに走査範囲から外れた部分が欠損しているように見えてしまう（**図17**）。

3．3次元像構築中に生じるアーチファクト

ROIを設定するときに，対象物の一部がROIの外側に出てしまうと，その部分が欠損した3次元像となってしまう（**図17**）。

3次元像では，対象物近くにある物が写り込んでしまったり（**図18**），表面の一部を覆い隠

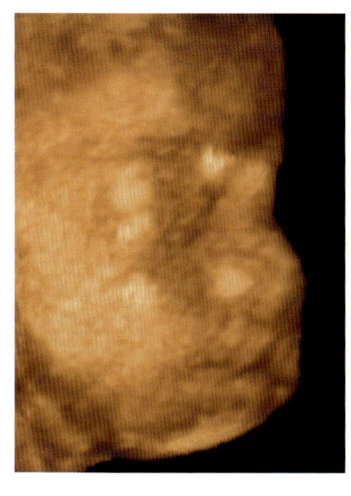

図18　3次元超音波におけるアーチファクトの例－4
口唇裂があるように見えるが，これは唇の前にある臍帯の像が写り込んだために起こったアーチファクトである．口唇裂がないことは，断層像に戻って調べれば容易に確認できる．

したりして異常所見のように見えてしまうことがある．

5　3次元超音波使用上の注意

　3次元超音波では胎児のリアルな3次元像が得られるため，検査者も被検者も夢中になりやすいが，妊婦を楽しませるために（いわゆるエンターテイメント的に），長時間，超音波を胎児に当て続けることは望ましくない．

　異常の発見，診断の基本は超音波断層法であり，胎児の観察においては，まず超音波断層法で表面や内部の異常の有無をチェックしたうえで，必要に応じて3次元超音波を使用する．体表の3次元像だけに気をとられると体内の重大な異常を見落としてしまう危険性が高い．

　また診断においては，3次元像を過信してはならない．異常が疑われた場合には必ず直交3断面に戻るか，通常の断層法に切り替えるかして，断層像で異常の有無を再確認することが大切である．

（埼玉医科大学総合医療センター　馬場一憲）

文　献

1) Baba K, Okai T：Basis and principles of three-dimensional ultrasound. In Baba K, Jurkovic D (ed)：Three-dimensional ultrasound in obstetrics and gynecology, Parthenon Publishing, Carnforth, pp 1–19, 1997
2) 馬場一憲，井尾裕子：産婦人科3次元超音波．メジカルビュー社，東京，2000
3) 馬場一憲：3次元超音波の基礎と原理．竹内久彌，馬場一憲（編）：マスター3次元超音波，メジカルビュー社，東京，pp 12–29, 2001
4) Baba K：Introduction to three- and four-dimesional ultrasound. Kurjak A, Jackson D (ed)：An atlas of three- and four-dimensional sonography in obstetrics and gynecology, Taylor & Francis, New York, pp 3–18, 2004
5) 馬場一憲：超音波像による産婦人科の飛躍．永井書店，大阪，1992

産　科

産科　Ⅰ．妊娠初期

4 妊娠初期に超音波でチェックすべきこと

1 はじめに

　妊娠初期に超音波でチェックすべきことの中には，そのときに診断し管理あるいは治療が必要とされるものと，現時点で治療が必要となるというわけではないが，後になってからでは診断できなくなってしまうもの，あるいはわかりにくくなってしまうものとがある．前者の代表例は流産・子宮外妊娠・胞状奇胎の診断であり，後者は妊娠週数の算定，多胎妊娠の膜性診断，卵巣腫瘍の診断などである．妊娠初期には，この両者を意識しながら，超音波検査を行うことが望ましい．

2 超音波診断における妊娠初期の特徴（表）

　妊娠初期には，中・後期と比較すると，卵巣や子宮の全体像を超音波で観察しやすい．妊娠が進行するとともに胎児・胎盤は大きくなり，よく見えるようになるが，次第にそれらが骨盤内の大部分を占めるようになり，子宮壁自体は強く伸展され，卵巣は子宮の陰に隠れて見えにくくなる．臍帯は長くなり屈曲してくるので，付着部や走行はわかりにくくなる．このようなことはいうまでもないことではあるが，実際の診療においては，妊娠初期に見ておけばよかったというような場面に遭遇することはまれではない．子宮の奇形や卵巣の異常の有無などは是非とも妊娠初期にチェックしておきたいところである．多胎妊娠の膜性診断も妊娠の初期であるほど容易である．

　もう1つの特徴は，妊娠初期においては胎児発育の個体差が少ないという点である．胎児の大きさを計測することで妊娠週数を高い精度でチェックすることができるのは妊娠初期のみであり，これはこの時期における必須事項といってもよいだろう．

　妊娠初期は胎児の器官形成期であり，検査・投薬などに際しては安全性に配慮する必要がある．超音波検査は安全であり，妊娠初期でも使用可能であるという点がほかの画像診断法との大きな相違点である．しかしながら，あらゆる超音波検査が安全であると証明されているわけ

表　妊娠初期の特徴

1）わかりやすい（胎児を除く）
2）胎児の個体差が少ない
3）超音波検査の重要性
4）安全性には慎重に

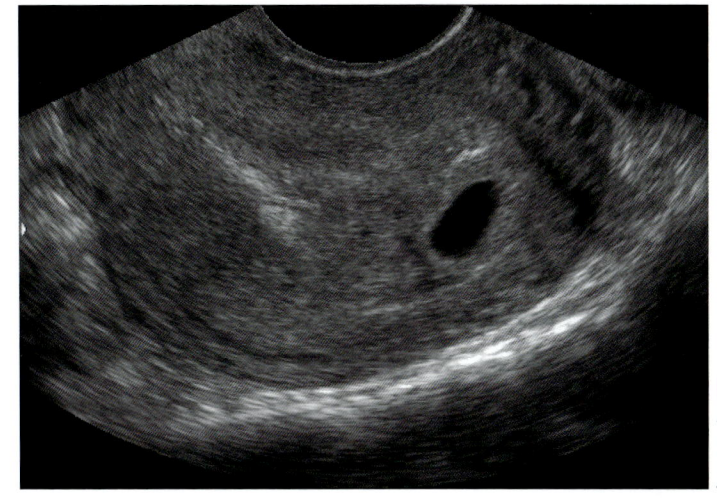

図1　妊娠初期の胎嚢
子宮内膜の中にwhite ringで囲まれた胎嚢を認める。（写真提供：馬場一憲）

ではなく，診断に必要と考えられるもの以外の検査については倫理的な配慮が必要である。

3 観察のポイント

観察のポイントについて，妊娠に関するものと偶発合併症に関するものに分けて考えよう。妊娠に関するものの観察のポイントとして，さらに妊娠の部位・数・質・時期に分けて考える。

1. 妊娠に関するものの観察のポイント

1) 妊娠の部位

妊娠の部位に関しては，正所性か異所性妊娠かを鑑別する必要がある。異所性妊娠には，子宮外と子宮内とがある。子宮外妊娠は，卵管妊娠，腹膜妊娠，卵巣妊娠があり，卵管妊娠の頻度が圧倒的に高い。その中でも8割は膨大部妊娠であり，残りが峡部妊娠，采部妊娠である。子宮内の異所性妊娠としては，間質部妊娠，頸管妊娠，瘢痕部妊娠がある。自然妊娠においては，ほとんどが卵管妊娠であるが，生殖補助技術の発達に伴って，これまで頻度が少なかった間質部妊娠，卵巣腹膜妊娠，頸管妊娠の頻度は上昇している。また，内外同時妊娠は，以前はまれであり考慮に入れる必要はなかったが，増加傾向にあることが知られている。

妊娠の部位診断の基本は，胎嚢（gestational sac：GS）が子宮腔（正しくは子宮内膜）内にあるかどうかを判定することである。胎嚢像は円形あるいは楕円形で辺縁が整のエコーフリースペースであり，周囲はハイエコー（white ring）で取り囲まれている（図1）。それが子宮の内腔に沿うようにして子宮内膜内に認められれば，胎嚢と判断してよいだろう。時に，子宮外妊娠において，胎嚢と紛らわしいpseudo GSが認められることがあるので注意を要する。pseudo GSでは，子宮の内腔に液体がたまったように見えることが多く，その場合には，子宮頸部からの連続性をチェックすれば，内腔であるかどうかの判断に参考となる。また，pseudo GSの場合にはwhite ringが明瞭でないこと，形が不整であること，などの相違点を有することもある。以前には，子宮内に胎嚢があるかどうかが，子宮外妊娠の診断

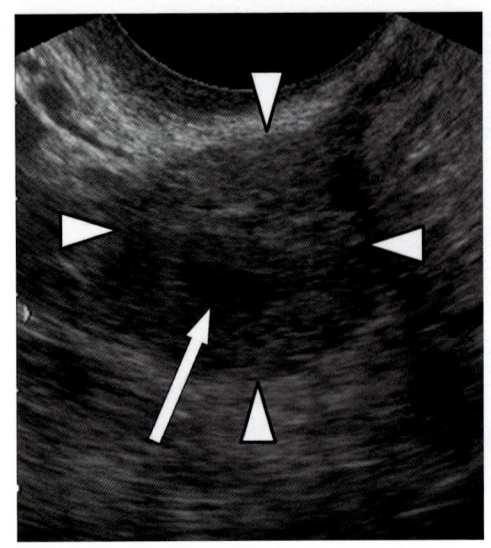

図2 妊娠初期の黄体
卵巣（△で囲まれた部分）の中に胎嚢のような像（矢印）を認めるが，内部に出血を伴った黄体である。（写真提供：馬場一憲）

に決定的な役割を果たしていたが，内外同時妊娠が増えてきたことによって，子宮内の胎嚢が確認できても直ちに子宮外妊娠を否定することができなくなってきた。したがって，異所性妊娠それ自体の超音波所見の重要性が増しているといえよう。

　正所性でない場合も正所性の場合と同様に，胎嚢が確認できればその部位での妊娠という診断ができる。しかし，見えているものが胎嚢であるかどうかは，正所性に比べると胎嚢の発育が悪い傾向にあり，わかりにくい。内部に胎児心拍動が見えて初めてそれが胎嚢であると確認できる場合も多い。卵巣内に胎嚢様の構造を認めることは少なくないが，多くの場合は黄体であり胎嚢ではないので，慎重に取り扱う必要がある（図2）。子宮外妊娠の場合には，胎嚢の発育環境が不良なためか，血腫像のみを認めることも少なくない（図3）。したがって，妊娠初期には，子宮内に胎嚢が見えるか見えないかにかかわらず，子宮外に胎嚢もしくは血腫様構造が見えないかどうかをチェックする習慣をつけておくことが望ましい。

　子宮内の異所性妊娠（間質部・頸管・瘢痕部）の場合には胎嚢を認めることが多いように思われる。子宮体部のすぐ横に胎嚢が認められる場合には，間質部妊娠を疑う。間質部妊娠の場合には子宮内腔と連続していない部分が認められる場合が多い（図4）。図5のように，内腔と連続している場合には，間質部妊娠ではないと考えられる。

　頸管妊娠では子宮はダルマ型で腫大した頸部の上に体部が乗るような形をしているといわれてきたが，近年はダルマ型を呈しない頸管妊娠がしばしば認められる。早期から診断されるようになったことが関係しているかもしれない。図6は頸管内に細長く圧迫されたような胎嚢が認められている。カラーフローマッピングにより頸管線領域との血管の交通が証明されており，頸管妊娠であることは間違いない（図7）。

2）妊娠の数

　妊娠の数に関しては，いうまでもないことであるが，胎嚢の数，胎嚢内の胎児の数を見る

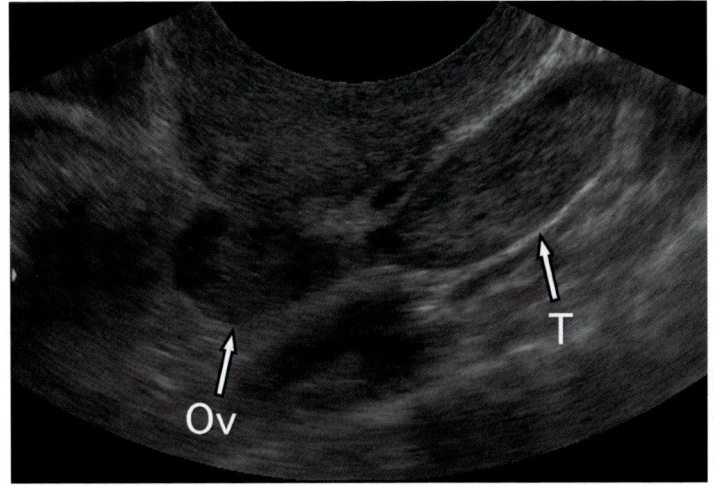

図3　卵管妊娠
卵巣(Ov)の近くに血腫によってソーセージ状に腫大した卵管(T)を認める。(写真提供：馬場一憲)

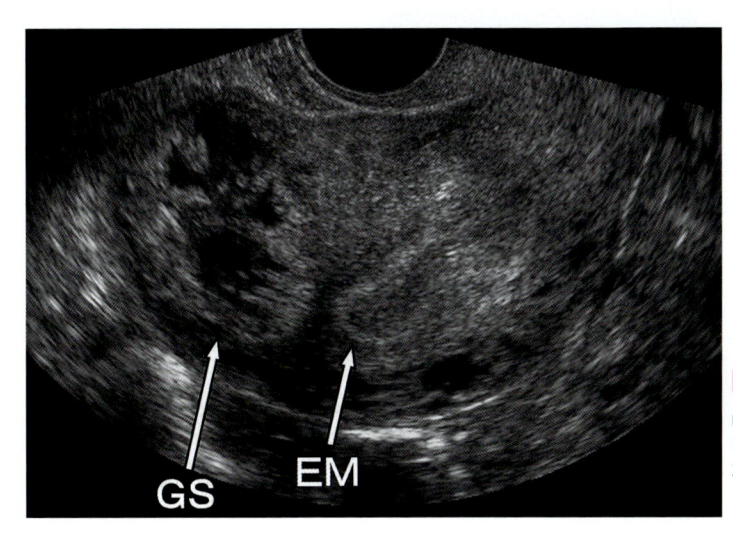

図4　間質部妊娠
出血を伴う胎嚢(GS)を認めるが，白く見える子宮内膜(EM)，すなわち子宮内腔とは連続していない。(写真提供：馬場一憲)

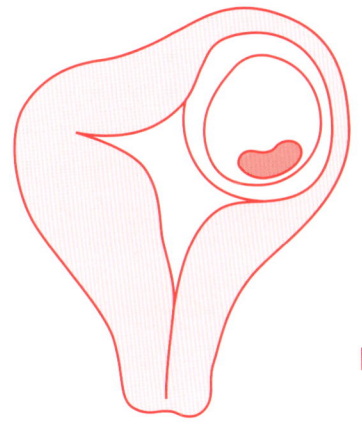

図5　間質部妊娠と間違われやすい正所性の妊娠

図7 図6を図示したもの

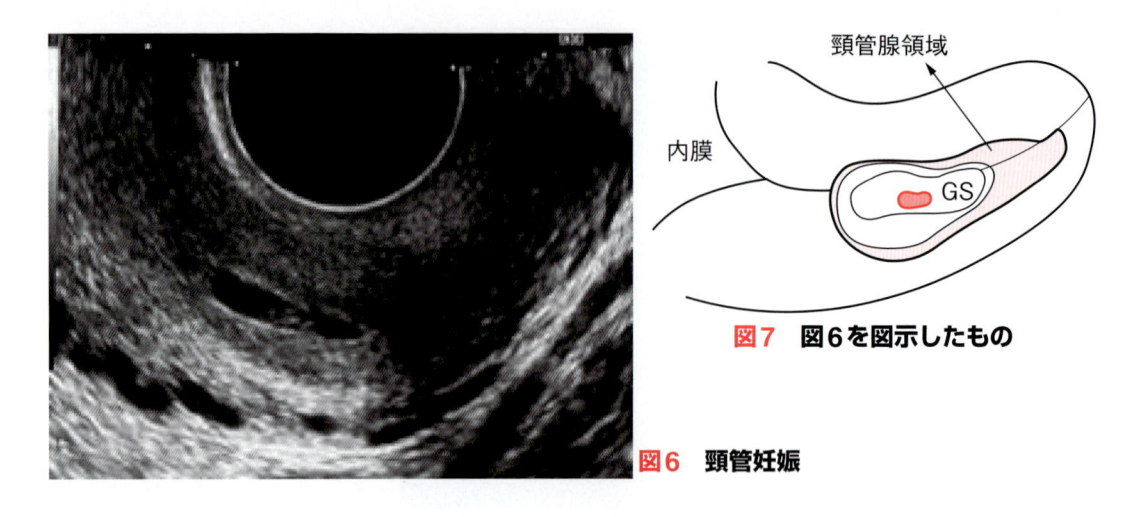

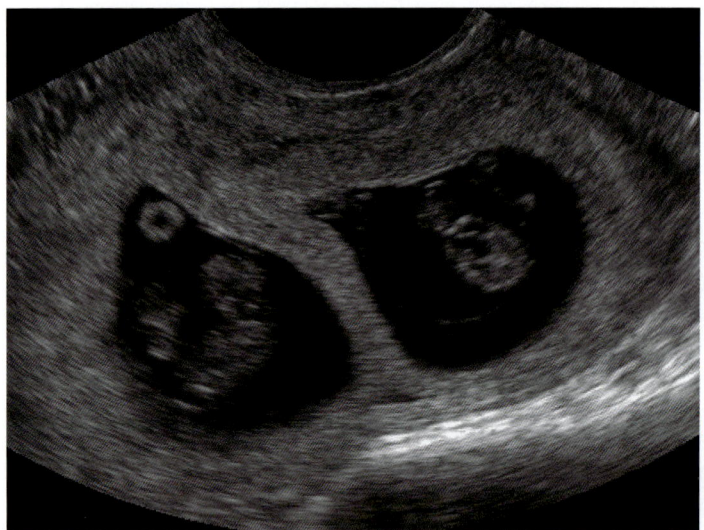

図6 頸管妊娠

図8 2絨毛膜2羊膜双胎
2つの胎嚢とそれぞれに1人ずつの胎児を認める。（写真提供：馬場一憲）

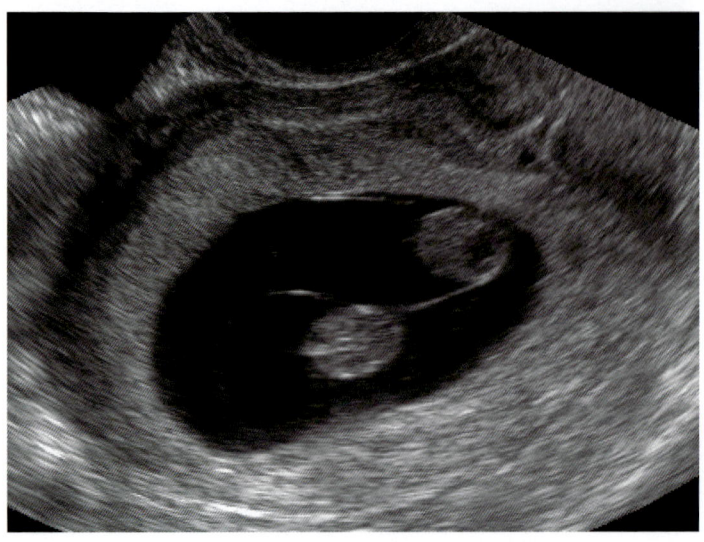

図9 1絨毛膜2羊膜双胎
1つの胎嚢内に2枚の羊膜と2人の胎児を認める。（写真提供：馬場一憲）

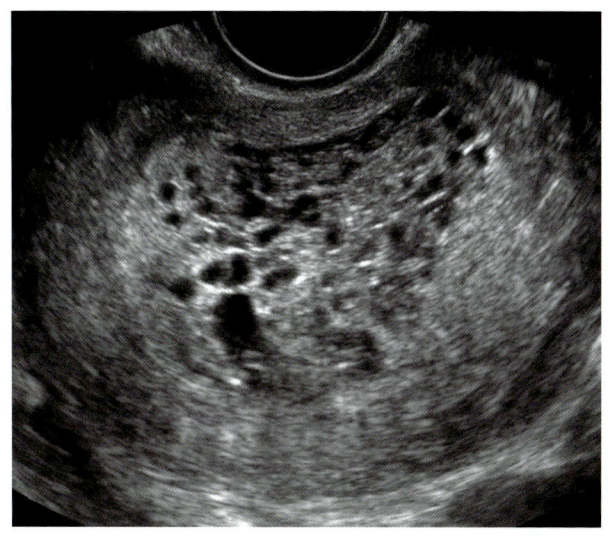

図10　胞状奇胎
(写真提供：馬場一憲)

ことが重要である(図8, 9)。従来は，子宮に胎嚢を認め，その中に心拍動が認められれば，それで診断は終わりということでも，ほとんどの場合には間違いなかったのであるが，近年の生殖補助医療の発達に伴い，多胎妊娠の頻度，内外同時妊娠の頻度は上昇しており，その点を念頭において診断にあたることが肝要である。多胎妊娠における膜性診断は，妊娠初期であれば，極めて容易であり，その診断が妊娠管理にも重要な意味を持ってくるため，妊娠初期にチェックすべき項目として重要なものである。

3) 妊娠の質

妊娠の質としては，流産，胞状奇胎の診断が重要である。不全流産は，臨床症状と，以前認められていた胎嚢の消失していることが確認されれば，診断は容易である。胎嚢が確認されていない場合には，子宮外妊娠との鑑別が重要になる。この場合にはヒト絨毛性ゴナドトロピン(human chorionic gonadotropin：hCG)や臨床経過が重要となる。稽留流産は，以下のいずれかを満たせば診断可能である。①妊娠7週以降であることが明らかな時期に，経腟走査で胎芽に心拍を認めない。または胎芽自体が認められない(経腹走査では妊娠8週以降)。②経腟走査で胎嚢径が30mm(経腹走査では40mm)以上あるのに，胎芽が認められない。③胎嚢内に(体長4～5mm以上の)胎芽が認められるのに心拍動がみられない。④胎嚢内に胎芽も心拍動も認められず，1週間以上経過しても胎嚢の増大がない。

胞状奇胎の診断は，絨毛部をよく観察すれば，小さな嚢胞状の構造が多数認められることにより，診断は比較的容易である(図10)。

4) 妊娠の時期

妊娠週数の算定は，妊娠初期にチェックしておくべき項目の中でも最も重要なもののひとつである。胎児の頭殿長(図11)が20～40mmの時期であれば，それによる妊娠週数の推定は±4日程度の誤差で可能である。10～50mmというように上下に幅を少し広げると，推定誤差は±5日くらいということになる。いずれにしても，妊娠12週頃までは胎児の頭

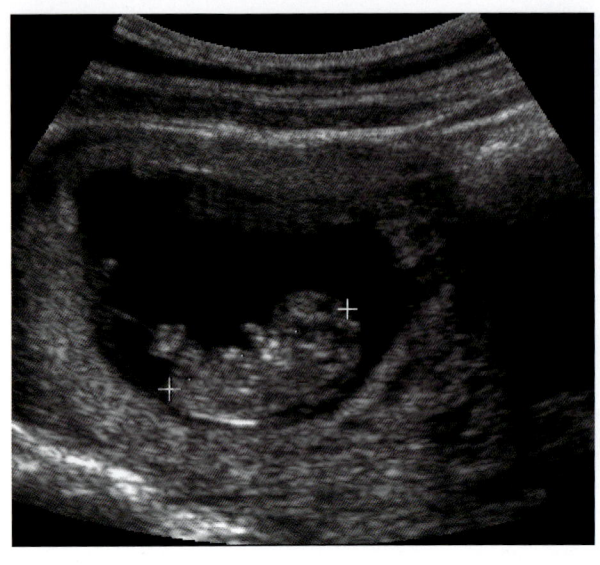

図11　頭殿長計測
胎児が自然に屈曲した状態のとき，頭から殿部までの長さを測定する。（写真提供：馬場一憲）

殿長を測定することにより，1週間以内の誤差で妊娠週数を推定できるため，もし暫定的な妊娠週数と1週間以上ずれがあるようであれば，週数を修正する。それより大きい場合には，頭殿長は胎児の姿勢に影響を受けるため，頭殿長とともに児頭大横径も参考にすべきであろう。

5）臍帯付着部

妊娠初期には臍帯付着部の観察が容易であると報告されている。妊娠初期に臍帯が子宮下方に付着している場合には，胎盤異常，臍帯付着異常，臍帯脱出などの合併頻度が有意に高くなる。したがって，妊娠初期に臍帯付着部位を観察しておくと，下方付着の場合には胎盤臍帯異常のハイリスク群として管理することが可能となるため，妊婦管理上の有益なデータとなるだろう。

2. 偶発合併症に関する観察のポイント

妊娠中の子宮や卵巣の超音波による観察には妊娠初期が最も適している。妊娠中期以降は胎児胎盤系が増大するため，それ以外の部分の観察は困難となる。したがって，妊娠初期に超音波検査をする際には，子宮奇形がないかどうか，子宮筋腫等の腫瘍がないか，卵巣の機能性囊胞あるいは腫瘍がないかどうかを，意識して見ることが望ましい。子宮奇形の診断には子宮内腔の構造を把握することが重要である。妊娠の経過とともに，子宮内腔の構造はわかりにくくなってくる。子宮の正中矢状断のみを見て安心するのではなく，頸部から左右卵管角，子宮底部に及ぶ全体を追いかけて見ることが診断のポイントになる。卵巣は子宮の側方に存在し，子宮に接しているか，あるいは外腸骨動静脈の内側に接していることが多い。経腟超音波で見つからない時には，経腹超音波が有効なことも少なくない。卵巣の成熟嚢胞性奇形腫は頻度の高い疾患であるが，症状を伴わないことが多く，妊娠時に発見されることが多い（図12）。腸管像との鑑別が難しいこともあるので，正常卵巣が認められないときには，

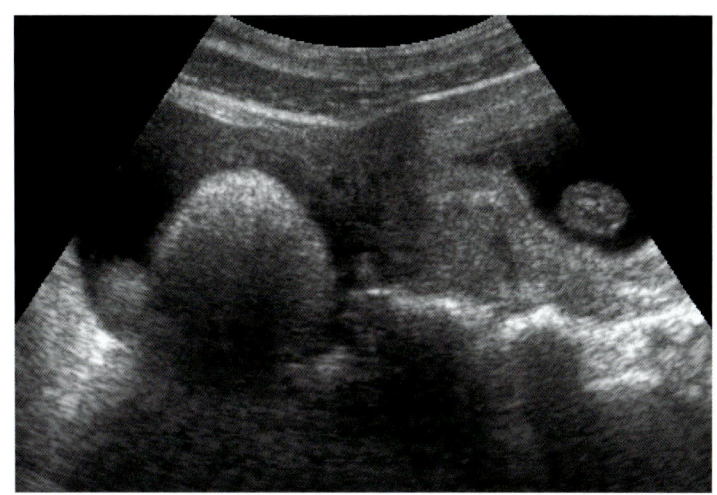

図12 妊娠初期に発見された卵巣嚢腫
経腹法で見た成熟嚢胞性奇形腫(画面左側)。黒く嚢胞状に見える中に反射の強い髪の毛の塊(ヘアボール)を認める。画面右に見える子宮内に胎児を認める。(写真提供:馬場一憲)

成熟嚢胞性奇形腫の可能性があることを考えてみることが重要である。

4 おわりに

　妊娠初期には,胎嚢・胎児の観察が最も重要であることは間違いないが,それのみに意識を集中させてしまうと,そのほかの有益な臨床情報を見逃してしまう可能性がある。できるだけ,子宮全体と卵巣に目を配ることを心掛けたい。

（東京大学　上妻志郎）

5 妊娠初期の正常胎児像と妊娠初期にわかる胎児異常

産科　I. 妊娠初期

1 はじめに

　産科の超音波検査に経腟超音波断層法が用いられるようになるまで，妊娠初期の胎児発育や成熟は発生学の教科書でしか知ることができなかった。ところが最近の超音波検査を用いれば，時々刻々とその姿を変えていく胎児発生は，目の前で手に取るように観察することが可能である。こうして妊娠初期の発生は横断的のみならず縦断的にも観察されるようになったが，このような学問領域は超音波発生学（sonoembryology）と呼ばれている（**図1**）。

　しかし一方で，妊娠初期の胎児や胎児付属物は急速にその大きさや形を変えるため，正常の発生が，超音波所見としては一見異常妊娠に見えることがあり注意を要する。正常胎児を異常胎児と誤ることは人工妊娠中絶に連なる危険があり，それを避けるには妊娠時期ごとの胎児所見を正しく把握しておくことが重要である。

2 妊娠初期の正常超音波所見

1. 受精から着床

　受精日の明らかな例について経腟超音波検査を行うと，妊娠4週過ぎに，厚みの増した子

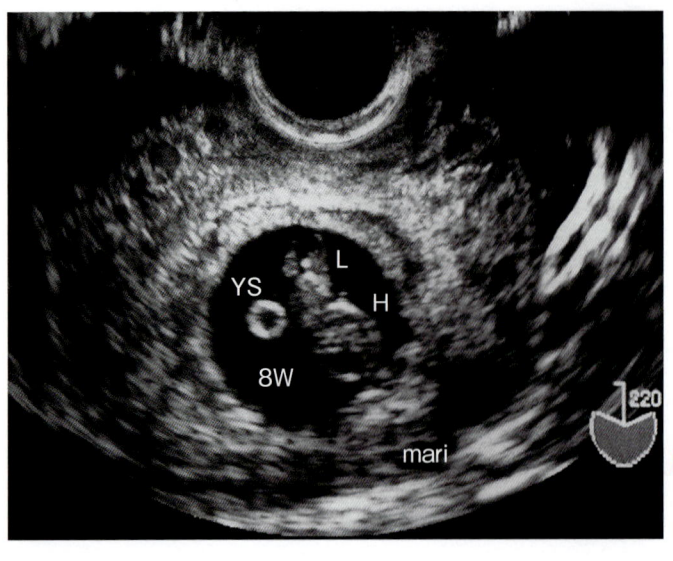

図1　超音波発生学（sonoembryology）
H：頭部，L：下肢，YS：卵黄嚢

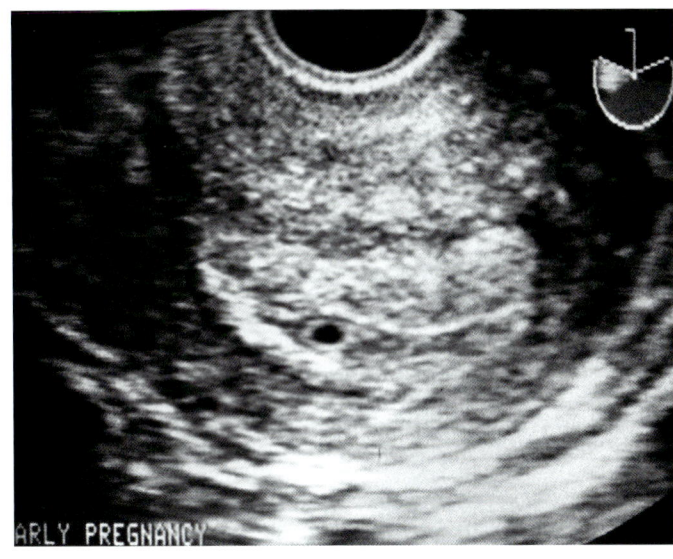

図2 着床
妊娠4週2日

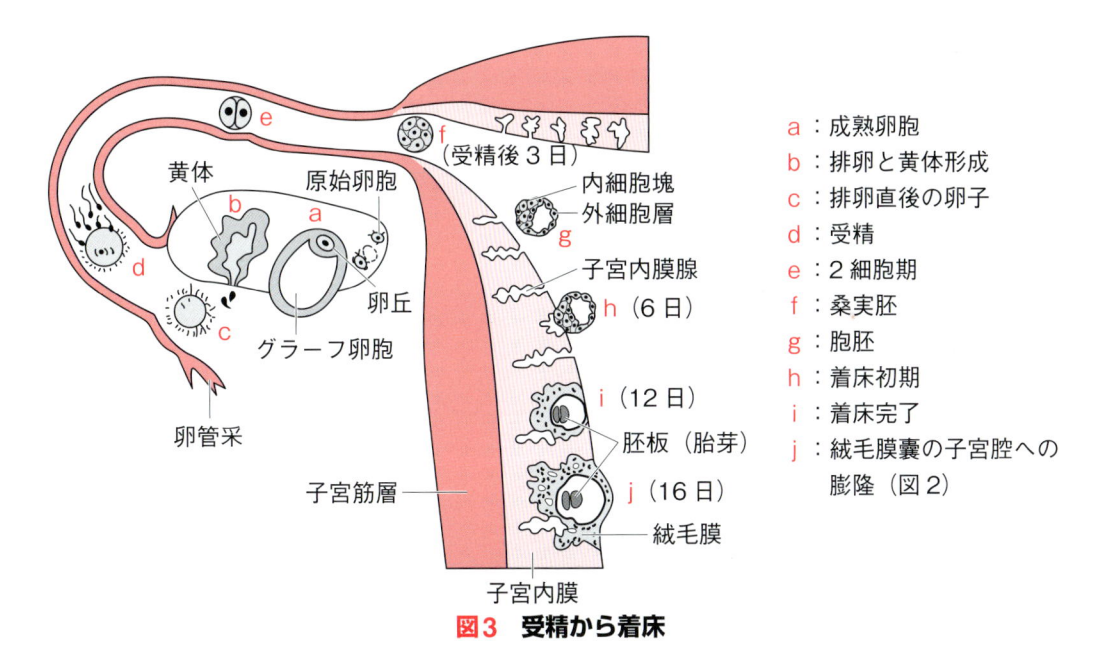

a：成熟卵胞
b：排卵と黄体形成
c：排卵直後の卵子
d：受精
e：2細胞期
f：桑実胚
g：胞胚
h：着床初期
i：着床完了
j：絨毛膜嚢の子宮腔への膨隆（図2）

図3 受精から着床

宮内膜に数mmの絨毛膜嚢が出現する．その絨毛膜嚢は子宮腔に向かって膨隆しており，超音波検査で観察される着床の像であると考えられる（図2，3j）．ついで絨毛膜嚢の内部に卵黄嚢が環状構造物として出現する（図4）．その数日後（妊娠5週初め）に卵黄嚢に接して胎児心拍が認められる．これが超音波検査で最初に認められる生存胎児の像である（図5，6）．

2．胎芽から胎児へ

いったん着床した後の胎児頭殿長は，1週間に10mmの割合で急速に伸長する．妊娠8週の頭殿長は15mmで，胎児の頭部，体幹および四肢が区別できるようになる．絨毛膜腔に比べて羊膜腔は狭く，胎嚢の多くの部分は胚外体腔が占めている．絨毛膜は有毛部と無毛

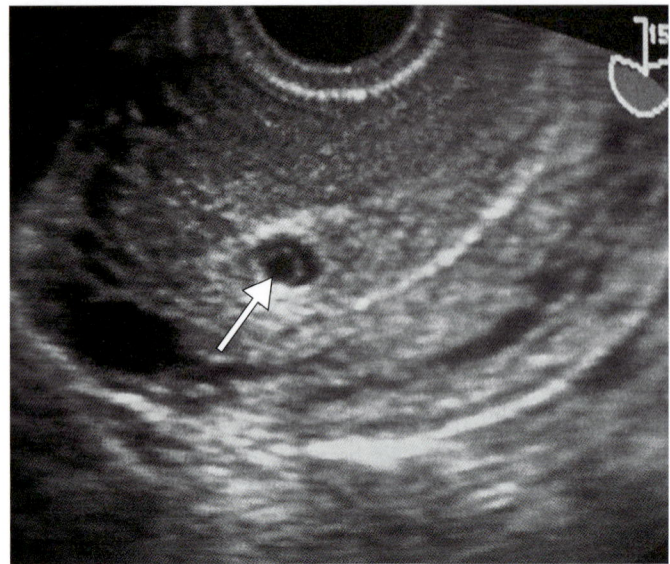

図4 卵黄嚢
妊娠4週末

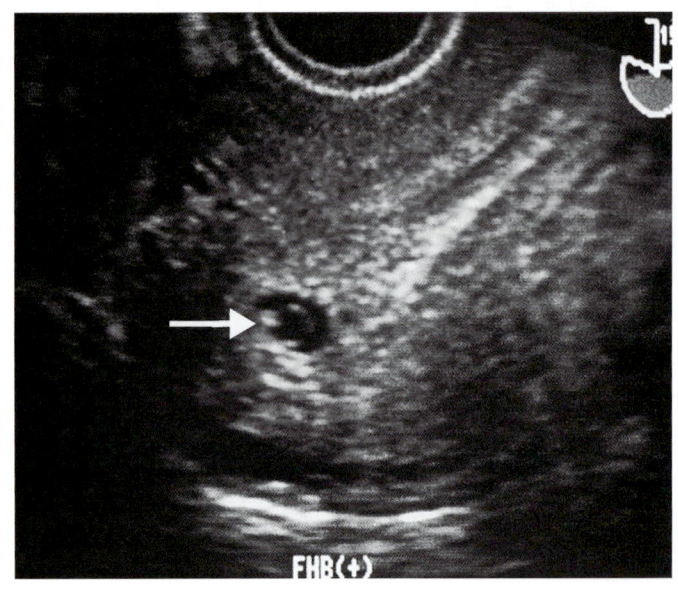

図5 心拍
妊娠5週初め

部が分かれ，前者は厚みを増した基底脱落膜とともに次第に初期胎盤を形成する．卵黄嚢は卵黄管が伸びて胚外体腔に胎児から離れて存在するようになる（図7，8）．妊娠8週未満を胎芽期，それ以降は胎児期と称する．

3 妊娠初期超音波検査の目的

超音波検査は妊娠の時期によってその目的が異なる．妊娠初期（特に8〜12週頃）の超音波検査は正常妊娠であることの確認と正しい予定日の確定が主な目的である．実際は胎児の生存を確認し，異所性妊娠を否定し，頭殿長から妊娠週数を確定する．

図6　妊娠5週はじめ

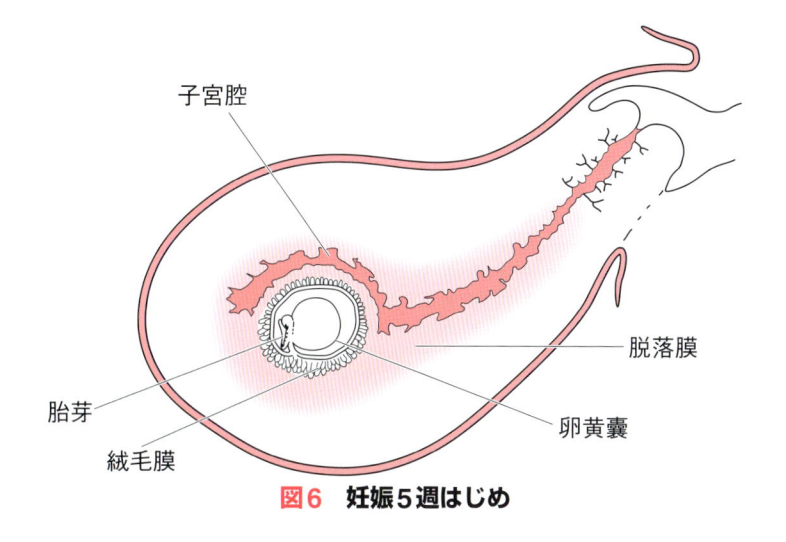

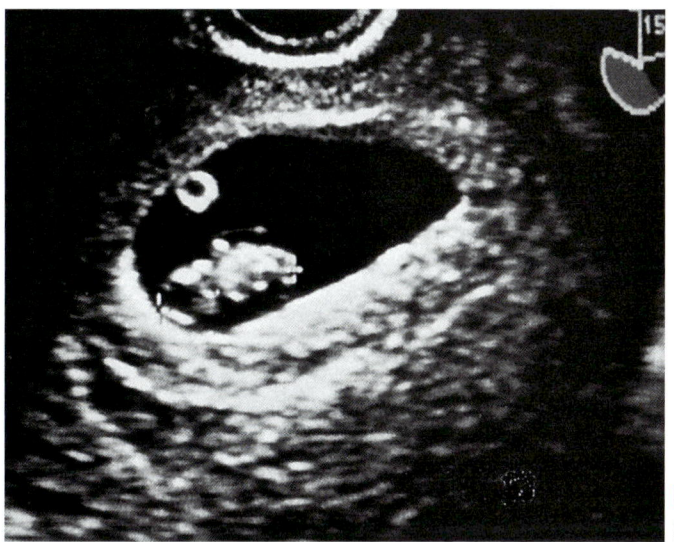

子宮腔
脱落膜
卵黄嚢
絨毛膜
胎芽

図7　胎児
妊娠8週

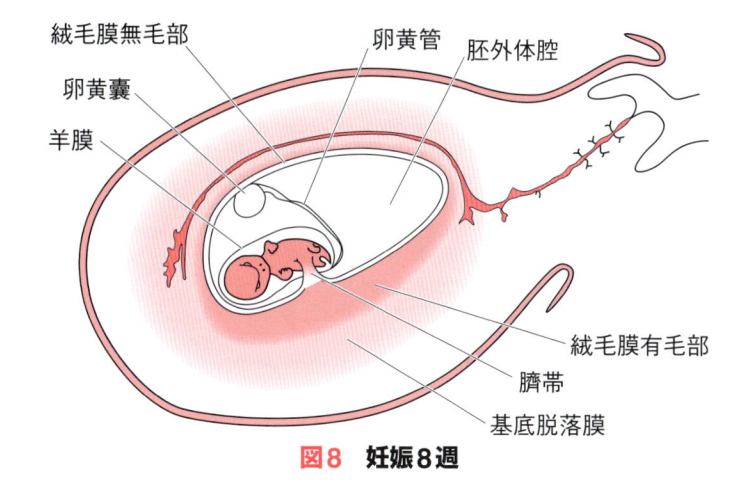

図8　妊娠8週

絨毛膜無毛部
卵黄管
胚外体腔
卵黄嚢
羊膜
絨毛膜有毛部
臍帯
基底脱落膜

5 ● 妊娠初期の正常胎児像と妊娠初期にわかる胎児異常　51

表1 妊婦健診の時期および目的

妊娠時期	検査	目的
妊娠8〜12週	**超音波断層法**による胎児の位置と大きさ	異所性妊娠 予定日補正
妊娠18〜22週	**超音波断層法**による胎児形態と子宮頸管	胎児奇形 頸管無力症
妊娠24〜28週	内診，子宮収縮の有無	切迫早産
妊娠30〜34週	**超音波断層法**による胎児発育と胎盤の位置	IUGR 前置胎盤
妊娠36〜40週	胎位の評価，内診，頸管成熟度	骨盤位矯正 難産の予測
分娩時	分娩監視装置	胎児機能不全
その他，毎回	血圧測定と検尿	妊娠高血圧症候群

表2 妊娠初期超音波スクリーニング（英国）

1. 予定日の決定	CRL，BPD計測
2. 多胎妊娠	膜性診断
3. 大奇形の診断	無脳症，ヒグローマ
4. ダウン症のスクリーニング	NT（母体年齢および母体血清マーカーを加えての確率計算）

CRL：crown-rump length（頭殿長）
BPD：biparietal diameter（大横径）

表3 妊娠初期に見つかることのある胎児異常

体表の欠損・突出	無脳症 臍帯ヘルニア
体液の貯留	尿道閉鎖 頸部ヒグローマ

　妊娠中期（特に18〜22週頃）は胎児形態および子宮頸管のスクリーニングによる胎児奇形と頸管無力症の早期発見を目的とする。また妊娠末期（特に30〜34週頃）は胎児発育と胎盤をスクリーニングして，胎児発育異常（特に胎児発育不全（intrauterine growth restriction：IUGR））や前置胎盤の発見に努める。このように超音波検査は漫然と行うのではなく，妊娠時期ごとに目的を定めて効率よく行うことで無駄を少なくできる。妊婦健診についてその時期および検査内容と目的を勘案すると，妊娠中は少なくとも3回の超音波検査が必要であろうと考えられる（表1）。

　ちなみに英国において妊娠初期に行われている妊娠初期の超音波スクリーニングには予定日の決定，多胎妊娠の膜性診断，大奇形の診断のほか，ダウン症のスクリーニング（母体年齢，NT計測および母体血清マーカーによる）も含まれている。周知のごとく我が国ではNT計測は勧められておらず，この点は我が国と異なっている（表2）。

4　妊娠初期の胎児異常

　妊娠初期に見つかる可能性のある胎児異常はむしろ少ない。胎児形態異常のスクリーニングは妊娠中期に行うのが通常である。妊娠初期の胎児異常は，大奇形以外は見つかっても偶

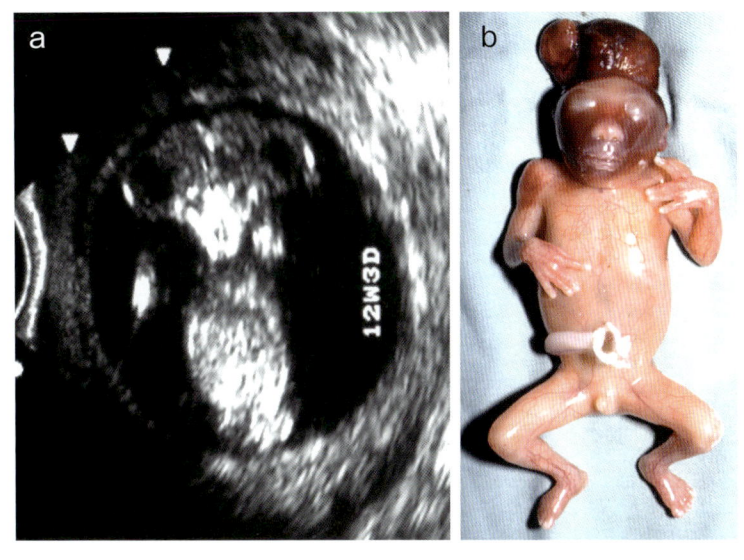

図9　無頭蓋冠
a：経腟超音波，b：流産児

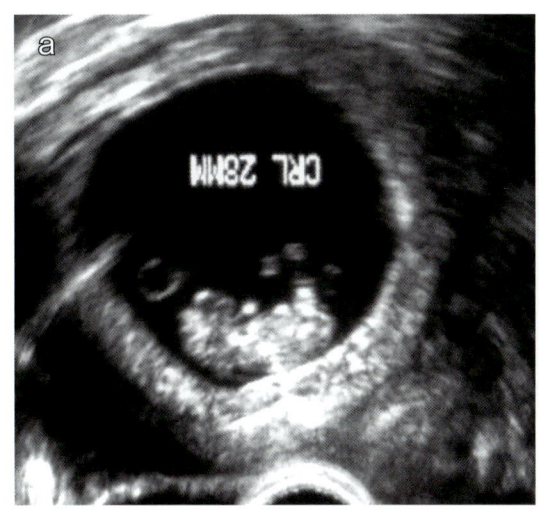

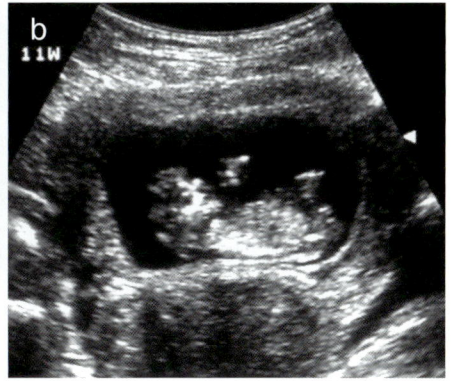

図10　大奇形の診断
無脳症　a：妊娠9週，b：妊娠11週

然である，ということを明確にしておく必要がある．小さな異常までが妊娠初期に見つかるとすると，見つからなかった場合は見逃しと判断されるからである．妊娠初期に比較的高頻度に見つかる胎児異常としては，体表の欠損・突出（無脳症，臍帯ヘルニアなど）あるいは体液の貯留する疾患（尿道閉鎖，頸部ヒグローマなど）が多い（**表3**）．

1. 体表の突出・欠損

　妊娠初期に認められる無脳症は，頭蓋冠の欠損のため脳組織が頭部からはみ出た像を呈することが多い（**図9**）．自検で最も早い時期の診断例は妊娠9週であるが，頭頂の不整像があり，2週間後は典型的無脳症として認められた（**図10**）．病的臍帯ヘルニアもしばしば見つかるが，生理的臍帯ヘルニアとの鑑別が重要である（後述）．ここでは18トリソミーに無脳症と臍帯

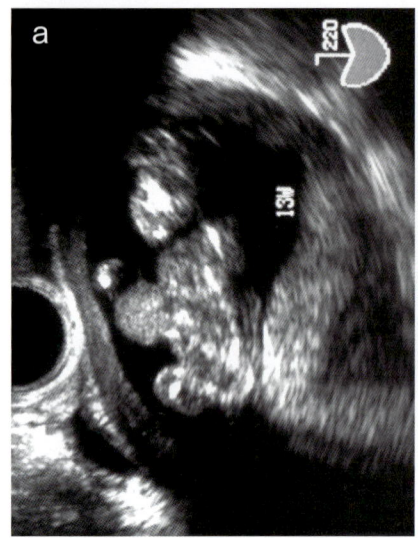

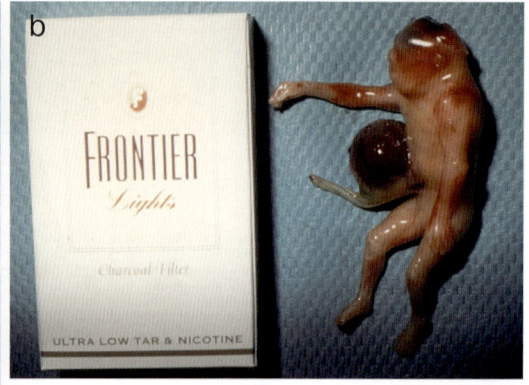

図11 無脳症＋臍帯ヘルニア
a：経腟超音波，b：流産児

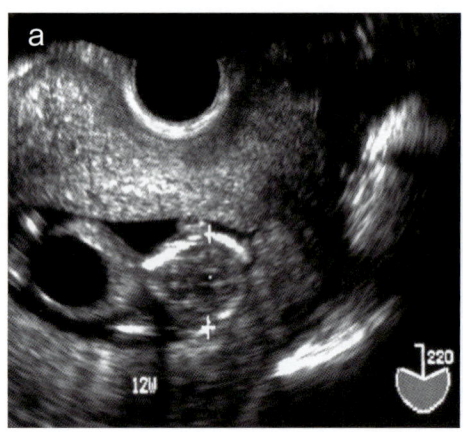

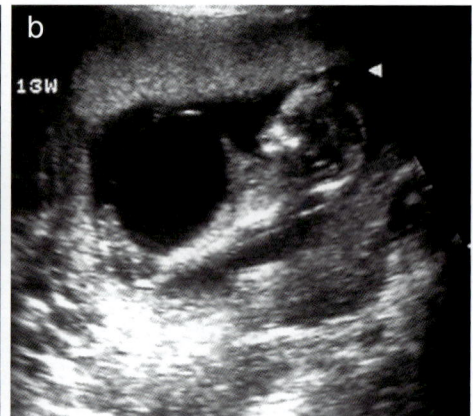

図12 尿道閉鎖
a：妊娠12週，b：妊娠13週

ヘルニアを合併した例を提示する(図11)。
2. 体液の貯留
　尿道閉鎖では妊娠12週頃から下腹部を占拠する囊胞(実は膀胱)が出現し，その後急速に増大する(図12)。頸部ヒグローマは後頸部に多房性(3房性が多い)の囊胞が認められる(図13)。いわゆる増大したNTに比べて染色体異常を合併する可能性は極めて高く，両者の鑑別は重要である。後頸部囊胞が多房性であるか否かが鑑別のひとつの要点だが，妊娠のごく早い時期は両者の区別はまず不可能であり，増大したNTで染色体異常の例はヒグローマである可能性が高い。増大したNTが見られた場合，経腟超音波検査で囊胞が多房性であるか否か，あるいは心奇形(特に心内膜床欠損はダウン症に特異的)の有無を検査することで，染色体異常である可能性の高い例を抽出できる(図14)。

54　産　科 ● I．妊娠初期

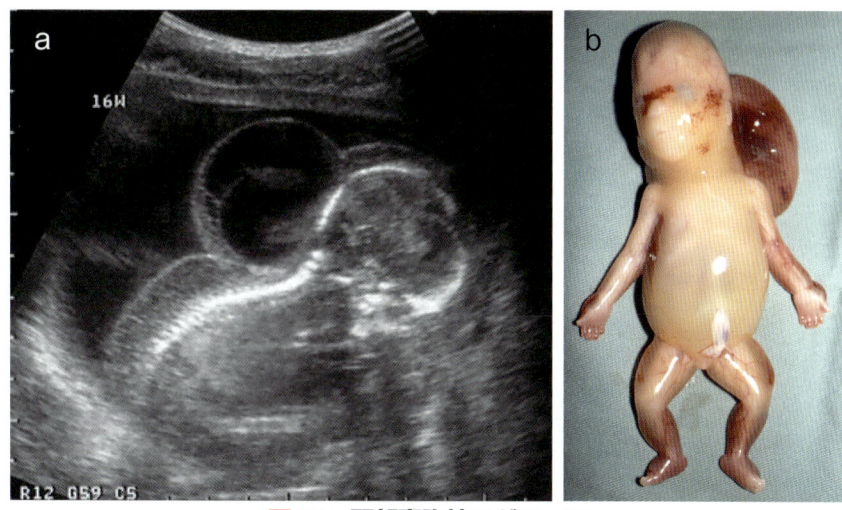

図13　頸部嚢胞性ヒグローマ
a：経腹超音波，b：流産児

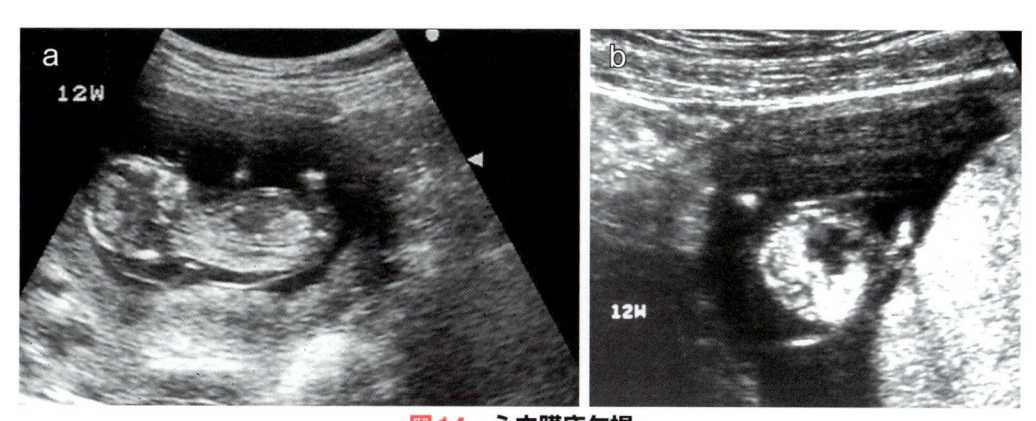

図14　心内膜床欠損
a：増大したNT，b：心内膜床欠損（経腟超音波）

5　超音波検査の落とし穴

1．水頭症

　妊娠8週頃は菱脳胞が大きく，一見水頭症に類似した超音波像が得られる（図15）。妊娠10週を過ぎて大脳鎌が描出されないような場合は全前脳胞症を疑うが，それ以外は慎重に経過をみるほうがよい（図16）。

2．臍帯ヘルニア

　妊娠7〜11週までの正常胎児において中腸は臍帯内に存在する。これは生理的臍帯ヘルニアであって，病的臍帯ヘルニアと混同することがないように注意を要する。妊娠12週以前の臍帯ヘルニアについては生理的か病的かの鑑別は困難である（図17）。

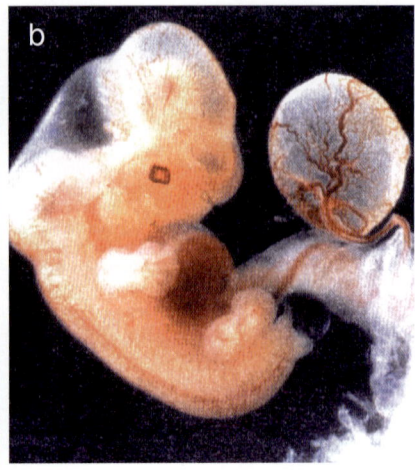

図15 菱脳胞
a：妊娠8週の経腟超音波検査で矢印は菱脳胞を示す
b：同時期の胎児

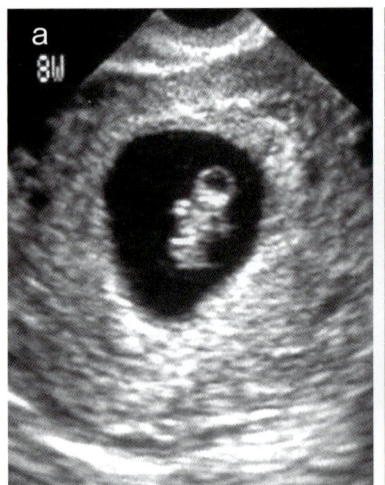

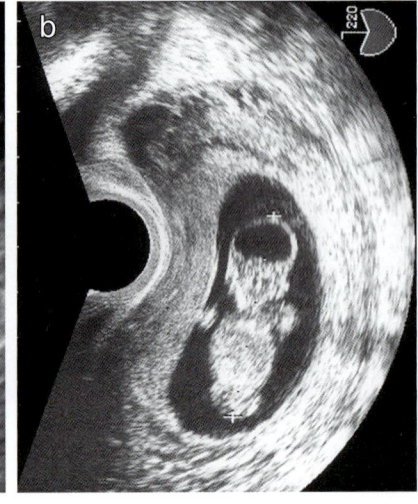

図16 超音波検査の落とし穴-1
a：正常胎児（妊娠8週），b：異常胎児（妊娠11週）

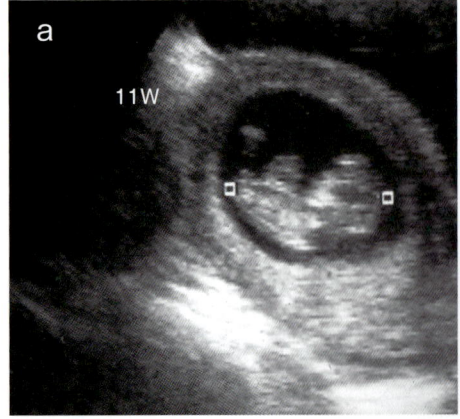

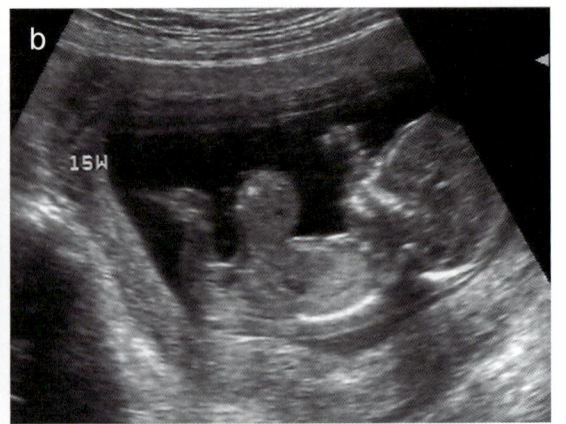

図17 超音波検査の落とし穴-2
a：生理的臍帯ヘルニア（妊娠11週），b：病的臍帯ヘルニア（妊娠15週）

表4 スクリーニング検査と精密検査

	スクリーニング検査	精密検査
対象	全妊婦	ハイリスク妊婦
目的	ハイリスク群の選別	確定診断
方法	**超音波検査**	**超音波検査**，MRI，羊水穿刺，絨毛採取，臍帯穿刺
必要条件	陽性者には精密検査を施行できること	妊婦が検査の必要性を認識していること
危険性	ほとんどなし	可能性あり
施行施設	一次病院	高次病院

3. スクリーニング検査と精密検査

　通常，産科外来診療で行っている超音波検査はスクリーニング検査であり，確定診断を求めて行うわけではない。スクリーニング検査で何らかの異常を疑うときは，高次施設へ精密検査を依頼するというシステムが必要である。精密検査は危険性を伴うこともあり，両親へのカウンセリングや詳細な説明が要求される。このように超音波検査はスクリーニング検査と精密検査の2段階の方式で行うことにより，責任の所在と分担を明らかにすることができる（表4）。このシステムは欧米では当然だが，我が国には存在しない。我が国ではカウンセリング体制も充実していない。そのため母体血清マーカーやNTの取り扱いについて種々の問題が生じたものと考えられる。我が国の超音波検診をどのようにするか，今後学会等を中心として論議する必要があろう。

6 おわりに

　発生学を超音波検査で追跡できるようになって，妊娠初期の妊婦健診は従来とは様変わりした観がある。一方で，超音波検査を行えば何でもわかる，という風潮が広まっているとすれば，それは正しくはないし，私ども産婦人科医にとっても必ずしも歓迎すべきことではない。わかることとわからないことを峻別し，正しい情報を意識して広めなければならない。現時点でいえることは，妊娠初期は"たとえ異常胎児を見逃すことはあっても，正常胎児を異常と診断してはならない"ということであろう。

（長崎大学　増﨑英明）

● 文　献 ●
1)　増﨑英明：臨床産科超音波診断改訂2版，メディカ出版，大阪，2009

6 産科 Ⅱ. 染色体異常関連

NTの意義と
NTを認めた場合の対応

1 はじめに

　近年の周産期医療の急速な進歩により，新生児・乳幼児死亡が著しく減少しているものの，相対的に染色体異常や遺伝性疾患，いわゆる奇形症候群などを含む小児の難治性疾患による死亡が死因の上位を占めるようになってきた。これらの疾患に罹患した児を有する家族からは，次回以降の妊娠に際して正確な出生前診断を要求されることが少なくない。

　また近年，"perfect baby"という幻想にとらわれた両親が胎児全身のスクリーニングを強く望むような傾向が大きくなっている。これには，インターネットの普及により多くの知りたい情報が容易に入手できるようになり，このために両親の出生前診断に関する知識が飛躍的に豊富になったこと，さらには就労女性の晩婚化とそれによる少子化に伴う"一児豪華主義"も少なからず寄与しているであろうと思われる。

　このような社会的・医学的背景の中で，我が国で出生前診断をどのような位置づけをもって我々産科医が行うかについては，いまだ社会的コンセンサスが得られておらず大きな問題となっている。

　本稿では，出生前診断のうち染色体異常を対象とした妊娠前半期における胎児スクリーニング，特にnuchal translucency（NT）について，現在の日本におけるGenetic Ultrasoundの問題点にも触れつつ概説したい。

2 胎児超音波検査（特にGenetic Ultrasoundについて）

　妊娠中の超音波検査は，今や産科日常診療においては必要欠くべからざる検査法のひとつになっている。この中で，主として胎児の構造異常を診断する胎児超音波検査は，超音波診断装置の急速な進歩に伴い，検者である我々医療従事者と被検者である妊婦との間でさまざまな問題を引き起こすようになってきた。すなわち，以前なら胎児超音波検査を行う時期は，胎児がある程度発育した妊娠20週台後半であったために，たとえ胎児に構造異常が認められても，両親には妊娠継続し出産する以外の選択肢はなかったが，現在のように妊娠22週未満でほとんどの胎児の構造異常が検出されるようになると，異常の程度や医師の説明内容によって人工妊娠中絶を選択する両親も出現してきた。また，NTのように以前は観察することが困難であった微細な変化も検出できるようになったために，時に患者や家族に不必要

で大きな精神的負担をもたらすことも数多くみられる。したがって，現在の胎児超音波検査においては，"何をどこまで診断できるか"という時代ではなく，"何をどこまで診断するか"という時代であることを我々担当医が念頭において，妊婦・胎児と向き合う必要がある。そのためには，妊娠の初期から，胎児超音波検査について，妊婦自身の希望，例えば胎児に異常が疑われる場合，その異常が，

　(1)生命予後が絶対的に不良な場合のみ告知してほしいのか
　(2)障害を残す可能性が高い場合のみ告知して欲しいのか
　(3)障害の程度にかかわらず確実に存在する場合のみ告知して欲しいのか
　(4)疑いのある場合も含めてすべて知らせて欲しいのか

などを確認し，その希望に沿って検査を進めることが大切である。当科における妊婦の意思確認の経験では，ほぼすべての妊婦が，"(4)疑いのある場合も含めてすべて胎児の異常は知らせて欲しい"を選択している。一方極めてまれではあるが，"全く知りたくない"という妊婦も存在しており，やはり妊婦の希望を聞くことはスクリーニングを前提とする場合には必要であろう。

　妊娠前半期の胎児スクリーニングとして胎児超音波検査を考えた場合，日本産婦人科医会外表奇形等統計調査の結果からもわかるように，頻度の多い先天異常の多くは染色体異常と関連がある。**表1**に主な染色体異常と観察される構造異常の一覧を示すが，特にこれらの構造異常が重複して発見された場合には，染色体異常の可能性が飛躍的に高くなるため，我々産科医は妊婦あるいは家族への説明に際しては細心の注意を払い，遺伝カウンセリングの機会を提供する必要が出てくる。

3　NTの病態生理について

　以上のような構造異常のほかに，最近しばしば話題になっている超音波所見としてNTがある。これは，1992年にNicolaidesら[1]が妊娠初期の胎児の後頸部浮腫（透明帯）の厚さとダウン症の発生頻度に正の相関がみられることを報告して以来，染色体異常児のスクリーニング法として欧米で急速に広まった検査項目である。これら各国では，今やNTは母体血清マーカー検査とともにダウン症胎児のマススクリーニングの方法として位置づけられており，その検査方法には一定の指針が設けられ，いかに効率的なスクリーニングを行うかということに精力が向けられている（**表2**）。すなわち，ダウン症胎児の検出率が，年齢のみでは30％であるのに対し，NTならびにクアトロマーカー検査を加えることにより90％まで上昇するという[2]。ただし，このようなマススクリーニングの方法は，現在の我が国では容認される状況ではない。

　NT肥厚と染色体異常の関連が明らかとなった後，これらNT肥厚のある胎児では，たとえ染色体異常が存在しなくても，その背景にはさまざまな病態が存在し（**表3**），先天性心疾患を始めとして中枢神経疾患，消化器疾患，泌尿生殖器疾患などの構造異常ばかりでなく，

表1 2nd trimesterに観察される胎児超音波異常所見と染色体異常

	ダウン症	18トリソミー	13トリソミー	3倍体	Turner症候群
脳室拡大	＋	＋	＋	＋	
全前脳胞症			＋		
脈絡叢嚢胞		＋			
Dandy-Walker complex		＋	＋		
顔面裂		＋	＋		
小顎症		＋		＋	
鼻形成不全	＋				
nuchal edema	＋	＋	＋		
cystic hygroma					＋
横隔膜ヘルニア		＋	＋		
心奇形	＋	＋	＋	＋	＋
臍帯ヘルニア		＋	＋		
十二指腸閉鎖	＋				
食道閉鎖	＋	＋			
腎奇形	＋	＋	＋		＋
四肢短縮	＋	＋		＋	＋
彎指症					
overlapping fingers		＋			
多指症			＋		
合指症				＋	
彎足症		＋	＋	＋	
胎児発育遅延		＋		＋	＋

表2 ダウン症胎児のマススクリーニング

母体年齢	NT	クアトロマーカー検査	検出率（％）
○			30
○	○		60
○		○	83
○	○	○	90

（SURUSS, Health Technology Assessment 2003）

神経筋疾患や代謝障害など超音波検査では診断不可能な疾患まで罹患している可能性があることが明らかとなってきた[3]（**表4**）。

4　NTの測定法（図1〜4，表5）

　NTの測定法は，現在Londonに本部のあるFetal Medicine Foundation（FMF）が提唱している。現在欧米を中心に，NT測定はFMFによりライセンス化されており，筆記試験ならびに実技試験（NT測定を行った画像の提出）をFMFに提出し合格すれば，NT測定から得られる胎児染色体異常のリスクを算出するソフトウェアを利用できるようになっている。

表3 nuchal translucencyの病態生理

1. 細胞外マトリックスの成分変化	trisomy 21, trisomy 18, trisomy 13, achondrogenesis type II, osteogenesis inperfecta type II, achondroplasia, thanatophoric dysplasia
2. 心不全	心奇形, TTTS
3. リンパ系の発達遅延	Turner syndrome
4. 圧迫による頭頸部の静脈うっ滞	congenital diaphragmatic hernia（CDH）
5. 運動機能低下によるリンパ液還流不全	myotonic dystrophy, spinal muscular atrophy
6. 貧血	Fanconi anemia, α-thalassemia（血液型不適合妊娠ではNT肥厚はない）
7. 低蛋白血症	congenital nephrotic syndrome
8. 感染症	parvovirus B19 infection（そのほかの胎内感染ではNT肥厚はない）

表4 NT肥厚胎児に認められる染色体異常以外の疾患[3]

achondrogenesis	Fowler syndrome	osteogenesis imperfecta type II
achondroplasia	Fryn syndrome	Perlman syndrome
adrenal hyperplasia	GM1-gangliosidosis	Roberts syndrome
asphyxiating thoracic dystrophy	hydrolethalus syndrome	Robinow syndrome
Beckwith-Wiedemann syndrome	hypochondroplasia	short-rib polydactyly syndrome
Blackfan-Diamond anemia	hypophosphatasia	Smith-Lemli-Opitz syndrome
Blomstrand osteochondrodysplasia	infantile polycystic kidney disease	spinal muscular atrophy type 1
campomelic dysplasia	Jarcho-Levin syndrome	Stickler syndrome
CHARGE association	Joubert syndrome	α-thalassemia
cleidocranial dysplasia	long chain HAD deficiency	thanatophoric dysplasia
Cornelia de Lange syndrome	lymphedema	Treacher Collins syndrome
Di George syndrome	Meckel-Gruber syndrome	trigonocephaly 'C' syndrome
dyserythropoietic anemia	mucopolysaccharidosis type VII	VACTER association
ectrodactyly-cleft palate syndrome	myotonic dystrophy	vitamin D resistant rickets
erythropoietic porphyria	Nance-Sweeney syndrome	Zellweger syndrome
Fanconi anemia	nephritic syndrome	
fetal akinesia deformation sequence	Noonan syndrome	

5 NT肥厚を認めた場合の対応

　上に述べたような多くの制約があるため，日本の日常の産科臨床において，技術と多くの時間を要するNT測定は現実的ではない．しかしながら，我々がNT測定を意図していなくても，偶然にNTの肥厚が疑われる症例に遭遇する機会があることも事実である．そのよう

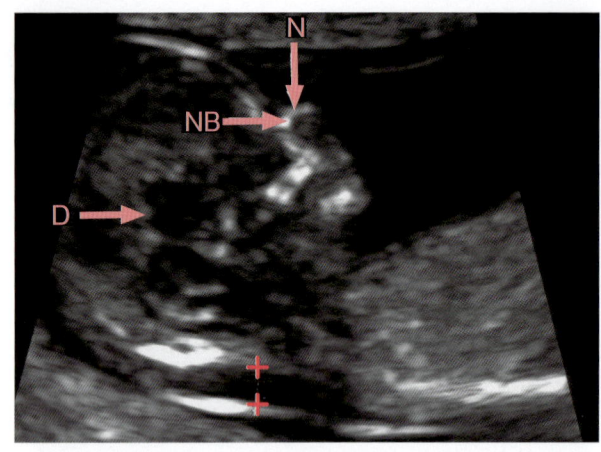

図1 NT計測断面
十分に拡大された正中矢状断面。鼻(N)，鼻骨(NB)，間脳(D)が確認できる。

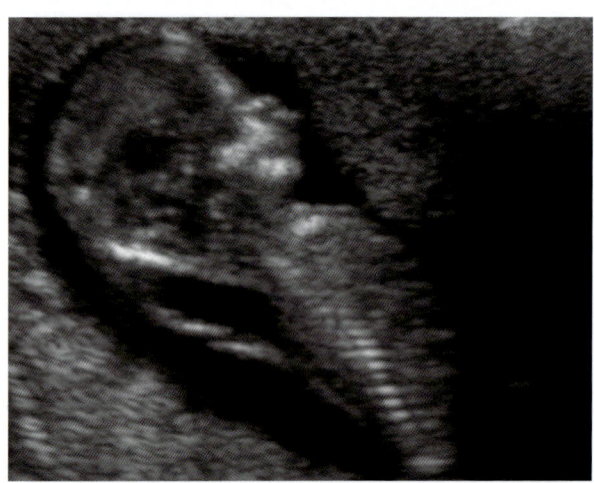

図2 不適切なNT計測断面－1
胎児は伸展しており，自然な姿勢ではないため，NTが大きめに計測されてしまう。

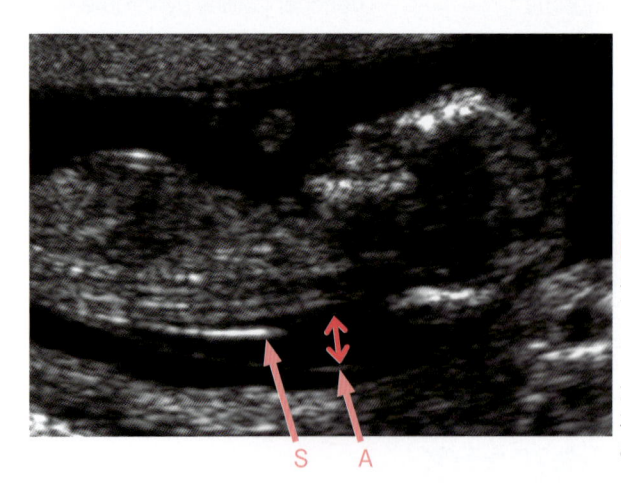

図3 不適切なNT計測断面－2
鼻，鼻骨，間脳が不明確で正中の矢状断面ではない。画面の拡大も不十分。一見するとNTが厚いように見えるが，Aは羊膜であり，NTのように見える部分(⇔)はNTではなく羊水腔。計測にあたっては，皮膚(S)と羊膜(A)を混同しないように注意する必要がある。

な場合の一般的な対応方法を以下に示す。

　NT肥厚が存在すればさまざまな胎児異常の可能性が高まるものの，一方で，NT肥厚を伴っても染色体異常も先天異常もない児が依然として数多く存在するという事実を，我々産科医

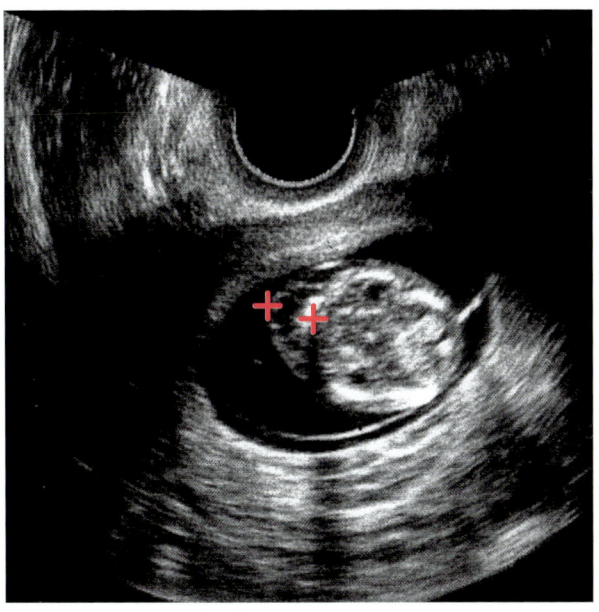

図4　不適切なNT計測断面－3
NTの計測は胎児の矢状断面での計測であり，この画面にあるような横断面での計測は全くの誤りである。

表5　NTの正しい測定法[3]

1. 手技に十分に習熟する必要がある
2. 経腹・経腟の選択は測定者の判断
3. 妊娠11w0d～13w6d（CRL 45～84 mm，BPD＜25 mm）
4. 正確な矢状断面で測定する
5. 屈曲位や伸展位でない自然な姿勢
6. 十分な拡大画像（胎児が画面全体の75％以上）
7. 胎児の皮膚と羊膜を鑑別する
8. 最大の距離を測る
9. キャリパーは線内側上におく（on-to-on）gainを下げる
10. 3回の測定で最大値をとる
11. 最低20分はかける

表6　NT測定による染色体異常のスクリーニング[3]

たとえNTが95th centileを超えて肥厚していても，その88％（4,209例/4,767例）は染色体異常はないことを，肝に銘じておかなければならない。

fetal karyotype	N	NT＞95th centile	risk≧1 in 300
normal	95,476	4,209　（4.4％）	7,907　（8.3％）
trisomy 21	326	234　（71.2％）	268　（82.2％）
trisomy 18	119	89　（74.8％）	97　（81.5％）
trisomy 13	46	33　（71.7％）	37　（80.4％）
Turner syndrome	54	47　（87.0％）	48　（88.9％）
triploidy	32	19　（59.4％）	20　（62.5％）
other*	64	41　（64.1％）	51　（79.7％）
total	96,127	4,767　（5.0％）	8,428　（8.8％）

*deletions，partial trisomies，unbalanced translocations，sex chromosome aneuploidies

表7 NT肥厚の程度と胎児異常出現率[3]

99th centileを超えるすなわちCRLにかかわらず3.5 mm以上のNTが観察される場合には，染色体異常や胎児の構造異常のリスクが飛躍的に上昇する。

nuchal translucency	chromosomal defects	normal karyotype fetal death	normal karyotype major fetal abnormalities	alive and well
≦95th centile	0.2%	1.3%	1.6%	97%
<95th〜99th centiles	3.7%	1.3%	2.5%	93%
3.5〜4.4 mm	21.1%	2.7%	10.0%	70%
4.5〜5.4 mm	33.3%	3.4%	18.5%	50%
5.5〜6.4 mm	50.5%	10.1%	24.2%	30%
≧6.5 mm	64.5%	19.0%	46.2%	15%

は忘れてはならない(**表6**)。したがって，NT肥厚を認めた際には，まず第一に妊婦や家族にこの事実をしっかりと伝える必要がある。

しかしながら，他方で，NT肥厚の程度が強いほど胎児に染色体異常やさまざまな構造異常が存在するリスクが上昇することも事実である(**表7**)。特に，偶然に発見されるNT肥厚は通常かなり程度が強く，ほとんどは3.5 mm以上すなわち99th centile以上である。このような場合には，まず，その測定方法が正しいか，検証する必要があろう。その上で，やはりNT肥厚が著明であることが確認されたならば，やはり妊婦にそのリスクについて説明をせざるをえないであろう。ただし，この際には遺伝カウンセリングの知識と経験を有する専門家に極力診療の依頼をするべきである。

その上で，胎児の染色体異常のリスクと胎児異常のリスクについて具体的に説明しながら，まずは今回のNT肥厚が今後進行するか否かを見極めることが大切であると話す必要がある。なぜなら，NTの肥厚がその後急速に進行してcystic hygromaやhydropsに進展することがあり，このような場合には胎児の予後は不良であるからである。時間経過とともにNT肥厚が軽減・消失するならば，まずは早期に子宮内胎児死亡に至る可能性が少なくなり，安心の材料が増える。その後，羊水染色体検査や胎児の精密な超音波診断を受けるか否かについて，十分な時間をかけて話さなければならない。これまでの筆者の150例を超えるNT肥厚例のカウンセリング経験からは，多くの妊婦はこれらの検査を希望する。この際に注意しなければならないのは，我々医者のほうから積極的に検査を勧めるようなことがあってはならず，あくまでも本人たちの自主性を尊重する必要がある，ということである。

NT肥厚を指摘された後に，肥厚が消失し，さらに羊水染色体検査と胎児超音波検査で異常が認められなければ，その胎児はほぼ問題なく経過し，出生後も順調に成長するであろうと説明すればよい。

6 おわりに

NT測定はさまざまな問題点をはらんでいるが，それでは我が国におけるNT測定のある

表8 我が国におけるNT測定のあるべき方向性

1. 検査に関する正確な理解
2. 日本人のデータに基づいたNTと病態の関係の把握
3. 検査の一般化の是非に関する議論
4. インフォームドコンセントの取得
5. 遺伝カウンセリング体制の確立

べき方向性はどうであろうか．NT測定がダウン症胎児の診断と密接に関連していること，さらに母体血清マーカー検査以上に複雑な問題を抱えていることを考えると，**表8**にあるような数多くの課題が浮かび上がってくる．すなわち，検査を行う産科医については，NT測定の持つ意味について自らが十分に理解し，正確な測定能力を取得することが求められる．また，産科医と妊婦との関係においては，インフォームドコンセントの取得は必須であろう．さらに，専門家には人種差の検討のために日本人独自のデータの収集が求められるであろうし，その上で関係学会あるいは有識者を交えて専門委員会を設置し，検査の一般化あるいは個別化の是非について十分な議論を行う必要があると考える．

　稿を終えるにあたり，NTに関する誤った情報や測定法で多くの妊婦が悲しむことがないよう，また胎児が産科医の心ない対応や妊婦の誤解によって堕胎されることがないように，十分な遺伝カウンセリング体制を早急に整備することを切に願う．

（東京大学　亀井良政）

● 文　献 ●

1) Nicolaides KH, Azar G, Byrne D, et al：Fetal nuchal translucency：ultrasound screening for chromosomal defects in first trimester of pregnancy. Br Med J 304：867-869, 1992
2) Wald NJ, Rodeck C, Hackshaw AK, et al：First and second trimester antenatal screening for Down's syndrome：the results of the Serum, Urine and Ultrasound Screening Study (SURUSS). Health Technology Assessment 7 (11), 2003
3) Nicolaides KH：The 11-13^{+6} weeks scan, 113pp, Fetal Medicine Foundation, London, 2004 (http://www.studiolift.com/fetal/site/FMF-English.pdf)

7 妊娠中期における胎児染色体異常のソフトマーカーとカウンセリング

産　科　Ⅱ．染色体異常関連

1 はじめに

　胎児に染色体異常がある可能性が一般に比べて高いことを示す超音波所見を，胎児染色体異常のソフトマーカーと呼ぶ。妊娠初期ではNTであるが（第6章「NTの意義とNTを認めた場合の対応」参照），ここでは，妊娠中期のソフトマーカーについて述べるとともに，それらの所見が見つかった場合の対応などについて概説する。

2 妊娠中期のソフトマーカー

　妊娠中期のソフトマーカーと呼ばれているものはたくさんあるが，その中で特に有用であると報告され，容易に観察でき，有る無しを明確に判別できるものを表1にまとめる（図1～5）。表1の1番目のmajor structural defectとは，たとえば心奇形があればそれだけで染色体異常の可能性が高まることを示す。

1. ソフトマーカーの意義

　これらの所見が得られた場合に染色体異常である可能性については，例えばintracardiac echogenic focusと21トリソミー（ダウン症）との関係についていえば，表2のようになる。超音波検査で同じ所見が得られても，ダウン症である可能性は母体年齢によっても大きく異なるため，表2ではどの程度のリスクのあるグループ（母体年齢）に属しているかによって陽

表1　妊娠中期のソフトマーカー

1. major structural defect（明瞭な形態異常）
2. thickened nuchal fold（後頸部軟部組織の肥厚）
3. short femur（大腿骨長の短縮）
4. hyperechoic bowel（高輝度腸エコー）
5. choroid plexus cyst（脈絡叢嚢胞）
6. intracardiac echogenic focus（心臓内の高輝度エコー）
7. renal pyelectasis（腎盂の拡張）

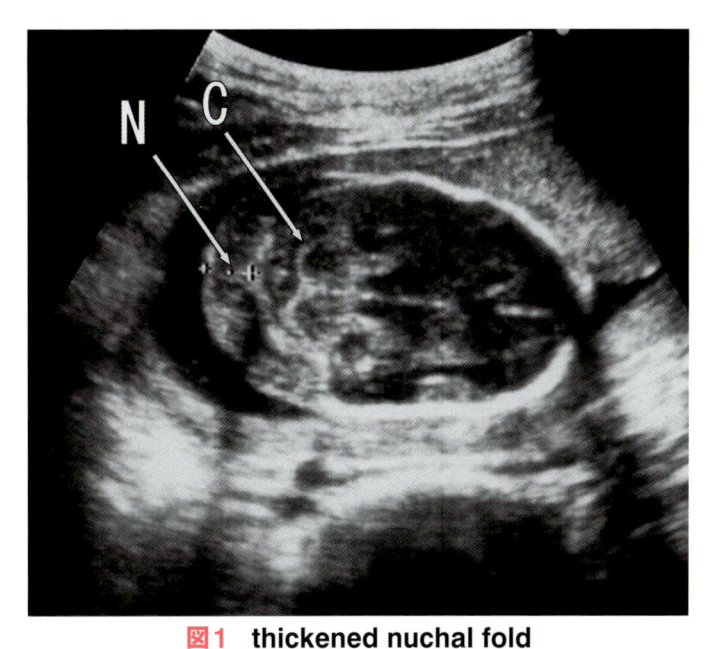

図1　thickened nuchal fold
NTと異なり，小脳(C)の見える断面で，骨の後ろの皮下組織(N)が5 mm以上に厚くなったもの。

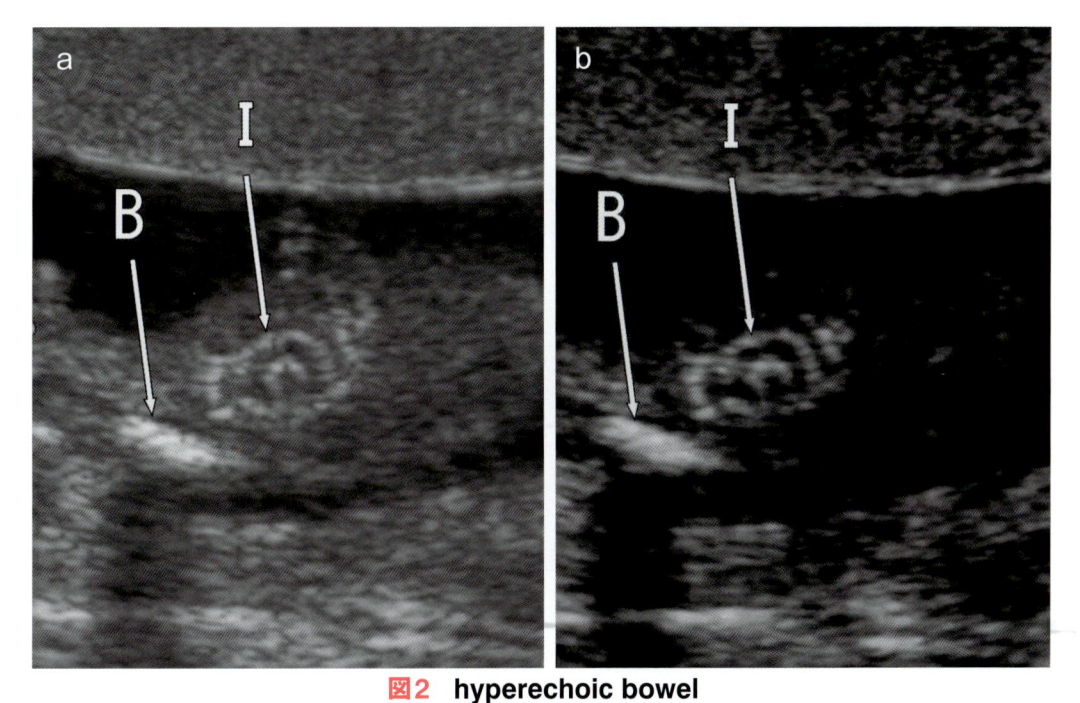

図2　hyperechoic bowel
a：通常のゲインで観察した胎児腹部の縦断面(Bは腸骨，Iは小腸)。b：ゲインを極端に下げた場合。通常のゲインで小腸(I)が高輝度(白く)に見えるというのではなく，bのように骨(B)しか見えないくらい超音波診断装置のゲインを下げても小腸(I)が骨と同じように見えるほど高輝度の場合をhyperechoic bowelと呼ぶ。(写真提供：馬場一憲)

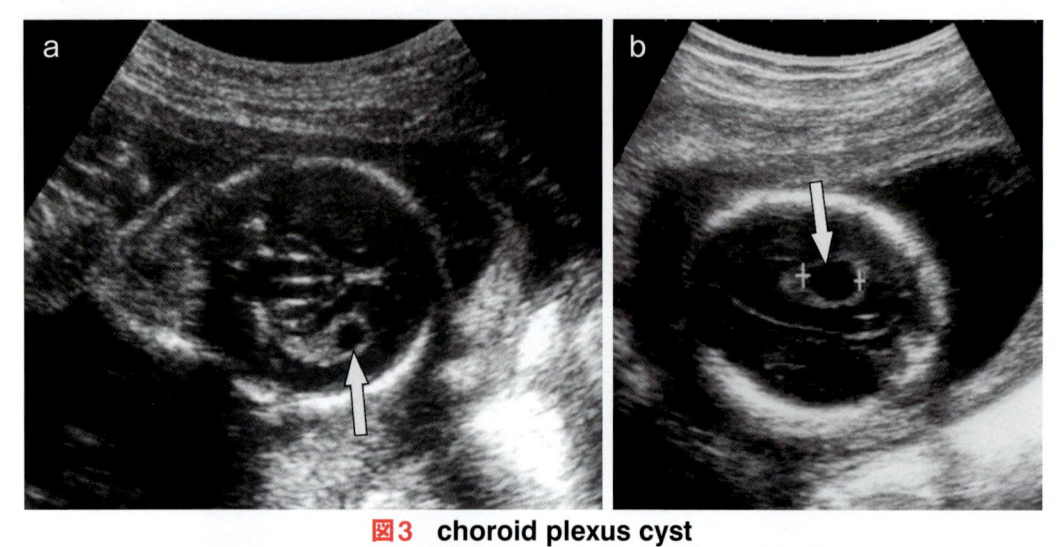

図3 choroid plexus cyst
側脳室内に白く見える脈絡叢の中にある囊胞(矢印)。ほとんどの場合，妊娠後期までに自然消失する。

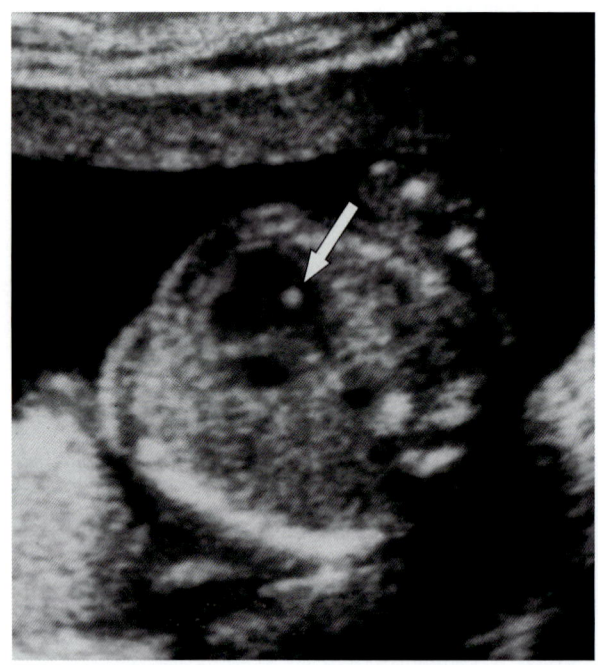

図4 intracardiac echogenic focus
心室内に見える高輝度の点(矢印)。

性的中率が異なる。
　スクリーニングという意味では，いかにして感度(ダウン症児の何%が検査で陽性になるか)を上げ，偽陽性(ダウン症児でないにもかかわらず検査で陽性になる)を少なくするかが重要である。しかし，妊婦にとっては感度や偽陽性率は何の意味もなく，重要なことは陽性的中率，すなわち自分の子がダウン症である可能性が何%かということである。

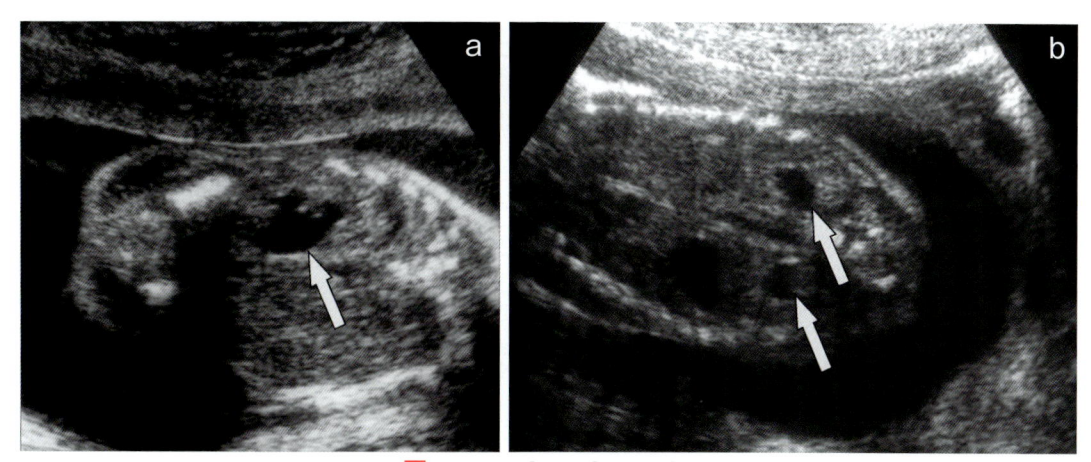

図5　renal pyelectasis
腎盂の拡張（矢印）。a：片側，b：両側

表2　21トリソミーのマーカーとしてのintracardiac echogenic focus

・sensitivity（感度）	
18%	（Bromley 1995）
16〜39%	（other reports）
・positive predictive value（陽性的中率）	
4.8〜6.1%（high risk group）	（Bromley 1995）
1.5%（1/250 risk group）	
0.8%（1/500 risk group）	
0.4%（1/1,000 risk group）	
4.6〜6.8%（high risk group）	（other reports）
0.5〜3.3%（low risk group）	
・false positive rate（偽陽性率）	
4.7%	（Bromley 1995）
3.5〜5.0%	（other reports）

2. likelihood ratio：LRを用いた陽性的中率の算出

　陽性的中率は年齢によって値が異なるが，ソフトマーカーでは年齢ごとの詳細なデータが集積されていないなどの理由で，個々の症例においてソフトマーカーから陽性的中率を導き出すことは困難である。そのため，近似的にLRを用いて計算する方法が考案されている。

　陽性LRは，染色体異常のある胎児がソフトマーカーの所見を持っている確率（感度）が，染色体異常のない胎児がその所見を持っている確率（偽陽性率）に比べてどれだけ高いかを意味する。すなわち，

陽性LR＝感度/偽陽性率

表3　超音波所見ごとの21トリソミーに対するlikelihood ratio（LR）

超音波所見	陽性LR	陰性LR
thickened nuchal fold	53.0	0.67
echogenic bowel	21.2	0.87
intracardiac focus	6.4	0.75
mild pyelectasis	6.8	0.85
short humerus	22.8	0.68
short femur	7.9	0.62
choroid plexus cyst	4.0	0.80

（Nicolaides, 2004より改変）

である。

　逆に，染色体異常のない胎児がソフトマーカーの所見を持っていない確率（特異度）が，染色体異常のある胎児がその所見を持っていない確率（偽陰性率）に比べてどれだけ高いかを陰性LRと呼ぶ。すなわち，

陰性LR＝特異度／偽陰性率

である。

　このLRを陽性的中率の算出に使うことは，厳密な意味では正しくないが，その染色体異常の元々の発生率が非常に低い場合は，近似的に，

陽性的中率＝発症率×LR

となる。

　表3にソフトマーカーごとのダウン症に対するLRを示す。

3．LRを用いた陽性的中率の算出例

　たとえば，35歳の妊婦の場合，胎児がダウン症である確率は約1／300である。もし，この胎児にechogenic bowelが認められた場合は，ダウン症である確率は，

陽性的中率＝1／300×21.2≒0.07≒1／15

　すなわち，7％に上昇することになる（逆にいえば，93％はダウン症でない）。
　過去には，脈絡叢嚢胞があると染色体異常の可能性が高まるといわれており，表3の陽性LRも4.0と高くなっている。しかし，現在では，陰性LRも考慮するので，脈絡叢嚢胞以外に異常所見がなければ染色体異常の可能性が，母体年齢に依存する元々の確率よりは高くならないといわれている。それは，陽性的中率は，元々の確率に陽性LRの4.0を掛けるが，ほかの所見がなければ，それぞれの陰性LR（thickened nuchal foldの0.67，echogenic bowelの0.87，intracardiac focusの0.75，mild pyelectasisの0.85，short femurの0.62）

もすべて掛けることになり，

陽性的中率＝母体年齢に対するダウン症の発生率×4.0×0.67×0.87×0.75×0.85×0.62
**　　　　　＝母体年齢に対するダウン症の発生率×0.92**

となって，母体年齢に対するダウン症の一般的な発生率とほとんど変わらなくなってしまうためである。

4．NTとソフトマーカーの組合わせによる陽性的中率の算出

　NTについては，第6章「NTの意義とNTを認めた場合の対応」に詳しく述べられているように，母体年齢とNTの厚みなどから胎児がダウン症である確率がわかる。もし，妊娠中期に**表3**のような超音波所見も認められた場合，ダウン症である確率は，基本的にNTから求められていた値に，陽性LRを掛ければよい。

3　カウンセリング

1．超音波検査に対する説明とアンケート

　胎児のことについてはなんでも知りたいという人がいる一方，どんな子であっても産んで育てるつもりであり，生まれる前に胎児の異常は知りたくないという人もいる。

　そこで，昭和大学病院では，超音波検査をする前に，胎児のどんな情報を知りたいかという希望を聞いている。**図6**のような説明をした上で右下のようなアンケート項目にチェックをしてもらい，"すべてを知らせてほしい"あるいは"染色体異常の可能性が一般より高い"にチェックされている場合で，ソフトマーカーが陽性に出たときに限り，カウンセリングを行っている。

2．カウンセリングを行う上での留意点

　まず，NTや中期のソフトマーカーはダウン症を診断するためのものではなく，羊水検査を受けるかどうかを妊婦が決める参考データであることを理解してもらう必要がある。

　その上で，ソフトマーカーが陽性に出たことを伝えるが，妊婦にあなたのお子さんがダウン症である確率が高いとか，普通の人より高いと伝えるだけでは不十分である。例えばダウン症の可能性が高いといってしまうと，この"高い"は，妊婦によって勝手に90％とか80％とかに誤解されてしまう危険性がある。何と比較してどれだけ高いのか，あるいはダウン症である可能性は何％なのか，その数字も告げなければならない。あいまいな表現をすると勝手な解釈で必要以上に心配してしまう。どれだけ正確かは未知なところもあるが，今のところあなたのお子さんがダウン症である可能性は，前記のような計算によると何％くらいであると，できる限りのデータを伝えることが重要である。

　さらに，ダウン症という病気自体の話や診断するための手段として羊水検査があること，そして羊水検査のリスク等も一緒にきちんと説明することが重要である。

　最終的に羊水検査を受けるかどうかは，リスクとベネフィットを考慮した上で，妊婦と夫

妊娠中の胎児超音波検査について

妊娠中のお母さんだけでなく、おなかの赤ちゃんが元気かどうかを確認するためにも妊婦健診は定期的に行われています。

しかし、妊娠中に赤ちゃんに行うことのできる検査は限られています。それは赤ちゃんがお母さんのおなかの中にいるので直接触れることができないためです。子宮内の赤ちゃんを観察する方法としては超音波検査が最も広く用いられています。

超音波検査でわかることは大きく分けて2種類あります。

1) 形態学的観察：赤ちゃんの断層面を観察することにより検査を行います。赤ちゃんの数や発育、定体重、大きな奇形・腫瘍・へその緒や胎盤の異常などがわかります。

2) 生理的機能観察：赤ちゃんの成長や動き、羊水の検査（心臓拍動）などを行い、赤ちゃんが元気かどうかを観察します。

お腹の中の赤ちゃんを見ることのできる超音波検査ですが、もちろんわからないこともあります。

1. **染色体・遺伝子異常**：染色体異常とは染色体の数や形の構造の異常をいいます。例えば21番染色体が一つ多い場合、赤ちゃんはダウン症ということになります。超音波検査ではそれを診断することはできません。遺伝子異常とは染色体を構成している遺伝子情報であるDNAの配列の異常です。血友病や筋ジストロフィーなどの病気が超音波の結果によってくることがわかっていますが、超音波検査でこのような赤ちゃんの病気は検査できません。

2. **性質**：超音波検査は形を見る検査です。例えば赤ちゃんの腎臓に液体が溜まったような構造があることが分かってもその中の物が小さかの血液なのかなどを評価することは分かりません。

3. 構造・発達：超音波検査は形を見る検査なので脳などのでこぼこの機能的な成熟を評価することはできません。

4. **小さい所見**：赤ちゃんはまだ小さいことやその向きにより、また、超音波のビームが届かないことにより超音波診断ができない場合があります。

精密超音波検査と妊婦健診時の違いについて

1. 妊婦健診中に行う胎児超音波検査は2種類あります。

2. 妊婦健診時の超音波検査：赤ちゃんの心拍や胎位（頭が下なのか、逆子なのか）の確認を行います。

3. 精密超音波検査：超音波室で行う子宮内にある胎児、子宮内を観察、胎盤、臍帯、羊水などを詳しく超音波で観察する検査。妊娠18週〜19週、30週の2回チェックリストを用いて行います。所見がある場合は再検査を行い、必要に応じて小児科医の診察も受ける場合があります。

超音波検査の結果について

赤ちゃんの超音波検査の結果は基本的にご両親の情報と考えられます。その情報には性別のような情報から赤ちゃんの奇形を疑う情報、染色体異常を疑う情報まで様々なものが含まれます。

そのため、当然医者様にはその情報をお知らせる権利があると同時に、ご両親にその情報を知らせて欲しくない、つまり知りたくない権利もあります。

一方、医療には検査結果を説明する義務があります。そのため、知りたくない赤ちゃんの情報を全て知りたい、限定的に知りたい、逆に一切知らせて欲しくないなどお知らせ頂くことでか頭整することと考えています。この機会に、ご夫婦でこのことについて十分ご相談頂き、アンケートにお答えいただきたいと思います。そのご意思に沿って対応させていただきます。なお、アンケートを提出した後で、それを修正したい場合は直接、外来で医師または助産師に相談ください。

産婦人科担当医　殿

□ 赤ちゃんについて知りうる情報はすべて知らせてほしい
□ 赤ちゃんについての以下の情報に限定し、知らせてほしい
　□ 性別
　□ 染色体異常の疑いのある（超音波検査で診断することはできません）
　□ 奇形性の疑いのある疾患
　□ 妊娠中、または、生後直ちに治療することで赤ちゃんを助けることが可能な疾患
　□ その他（　　　　　　　　　　　　　　　）

□ 赤ちゃんについての情報は知らせてほしくない

平成　　　年　　　月　　　日

本人　　　　　　　　　　　　

親族（続柄　　　　）　　　　

図6 超音波検査の説明とアンケート

昭和大学病院産婦人科で、超音波検査前に使用している。

表4　カウンセリングの基本的考え方

1）超音波検査の前に，胎児に関してどんな情報を知りたいか聞いておく
2）特に染色体異常の可能性診断を希望する妊婦，または，胎児情報を知りたい妊婦で異常所見が認められた場合には，児が染色体異常を有している確率を計算し，妊婦に伝える
3）カウンセリングには，所見の意味，羊水穿刺のリスクおよび21トリソミー自体の説明などが含まれる
4）羊水検査を受けるかどうかは，上記に基づいて妊婦自身に決めてもらう

で相談して決めてもらう。検査者からダウン症の確率が何％だから羊水検査を受けたほうがよいというように勧めることは慎まなければならない。

　カウンセリングの基本的考え方については，表4にまとめる。

（昭和大学　岡井　崇）

8 妊娠20週前後の簡易胎児スクリーニング

産科　Ⅲ. 妊娠中後期（胎児）

1 はじめに

　超音波検査によって胎児のさまざまな形態異常が出生前に診断できるようになり，救命されたり後遺症を最小限に抑えられたりと，多くの胎児が恩恵を受けている。無頭蓋症のような致死的な疾患は，妊娠12週前に発見することが望ましいが，その他の異常でも，生命予後に関係するような重篤な異常や高次周産期センターでの分娩が望ましい形態異常は，妊娠20週頃までに発見しておくことが望ましい。

　形態異常を見つけ出すためには漠然と超音波検査を行うのではなく，ある程度，系統だててスクリーニング検査を行う必要がある。しかし，すぐれたスクリーニング法であっても，検査に長時間を要したり高度な技術が要求されたりするのでは，数多くの胎児に対して行うことは困難である。

　ここでは，忙しい臨床現場でも，すべての胎児を対象に実施できるように，**表1**に示すような点を考慮して考案された妊娠20週前後の簡便なスクリーニング法[1]を紹介する。

2 スクリーニングの実際

　まず，子宮内全体をざっと走査し，胎児の向き，胎盤の位置，羊水量などを確認すると同時に大きな異常の有無を確認する。次に頭部から順に**図1〜3**，**図5〜9**に書かれたチェック項目に従ってチェックする。

　検査時の条件が悪くてチェックが困難な部分は，無理して時間を費やすよりも日を改めて再検査する。もし，異常が疑われた場合は，スクリーニングの段階で最終診断を行う必要はなく，上級医師または高次周産期センターに紹介する。

　以下，実際に行う上での留意点を述べる。

表1　胎児スクリーニング法に求められる条件

・周産期管理上，重要な形態異常の見逃しはできるだけ少なくできる
・短時間で実施することができる（周産期管理上，あまり重要でない項目は省く）
・超音波専門医でなくても容易に行うことができる

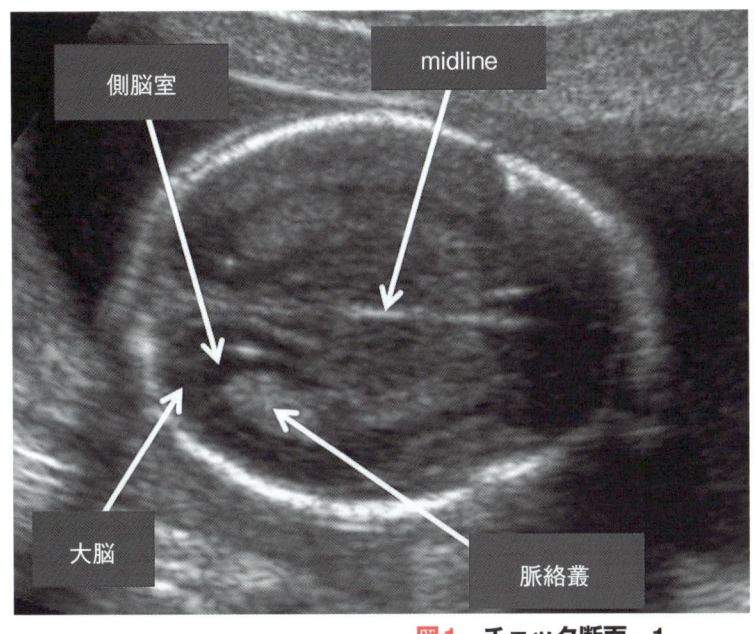

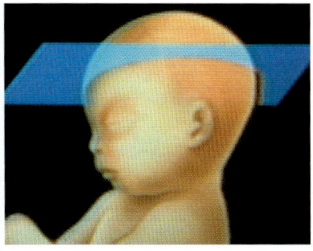

図1 チェック断面－1
胎児頭部の横断面。正中を示すmidlineから頭蓋骨までの距離が上下で異なる場合は，頭部の横断面ではなく，斜めの断面を観察している可能性が高い。

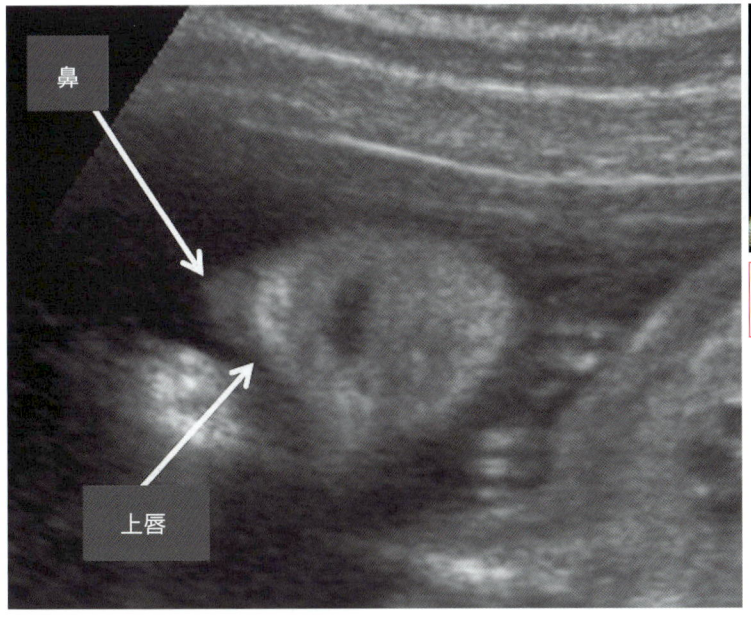

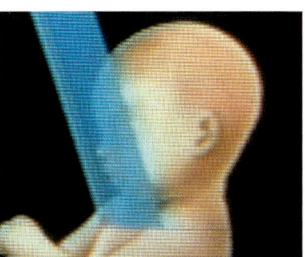

・BPDは妊娠週数相当か
・頭部横断面は内部が左右対称で頭蓋内に異常像を認めないか
・頭蓋外に突出する異常像を認めないか

・上唇に欠損はないか

図2 チェック断面－2
胎児の上唇を描出する断面

1. 頭 部（図1）

　横断面で頭頂から脳底までをざっと確認すれば，左右非対称性や頭蓋内の異常（水頭症，全前脳胞症，頭蓋内腫瘍など）や頭蓋外に突出した像（髄膜瘤や髄膜脳瘤など）の有無を確認できる。

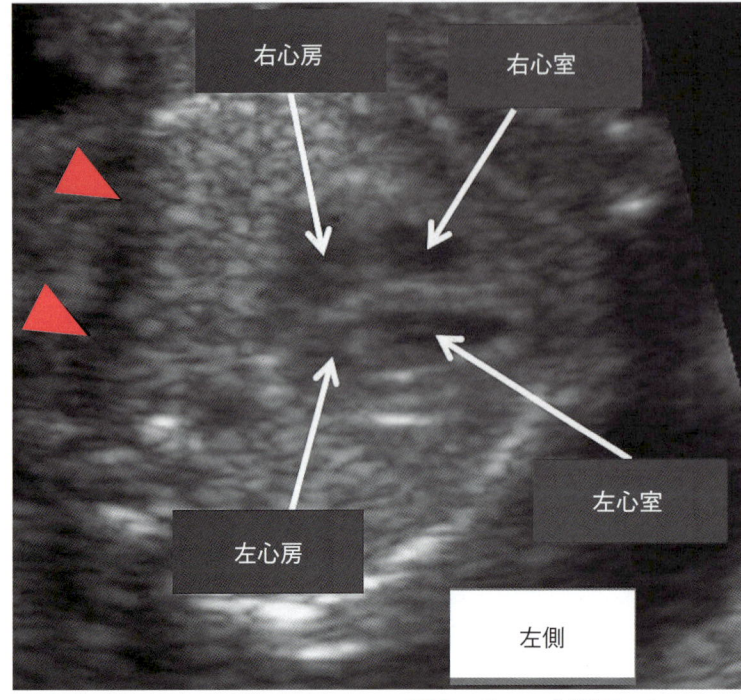

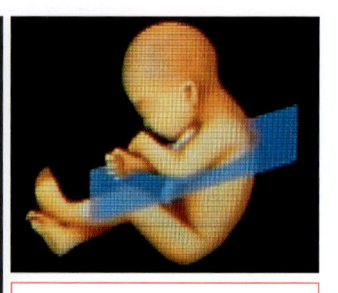

図3 チェック断面-3
心臓の四腔断面(four-chamber view)。左下に白く見える部分は脊柱の横断面。その上に見える黒い縦縞(▲)は四肢骨による音響陰影であり、胸腔内の異常像ではない。

・心臓の位置と軸は左に寄っているか
・左右心房心室の大きさのバランスはよいか
・胸腔内に異常な像を認めないか

　超音波診断装置のゲインが低すぎると大脳が黒く見え,側脳室の拡大と間違われやすい。この時期の脈絡叢には,染色体異常のマーカーといわれているchoroid plexus cystを認めることがあるが,ほかに異常を認めない場合は染色体異常である可能性は少ない。

2. 上　唇(図2)
　上唇に合わせて少し斜めの前額断面で上唇を描出し,口唇裂の有無をチェックする。口唇裂は,重篤な染色体異常や全前脳胞症に合併して認められることもある。

3. 胸　部(図3)
　図3に示すような四腔断面(four-chamber view)が正常に見えていても,断面を少し平行移動すると,心室中隔に欠損(心室中隔欠損)が発見されることもある。左心低形成や右心低形成などの重篤な異常があると四腔の大きさが極端に違って見えるなど,四腔断面は心臓のスクリーニングにとって非常に重要な断面である。
　胸腔内には,肋骨や四肢の骨の音響陰影ができることも少なくなく,胸水や肺の中の異常像と間違わないように注意する。

4. 大血管(図4, 5)
　大動脈と肺動脈は図4aに示すように,互いにらせんを描くように走行している。図4bに示すように,四腔断面(図3)から背中側を頭側に向けるようにプローブを少し回転すると,

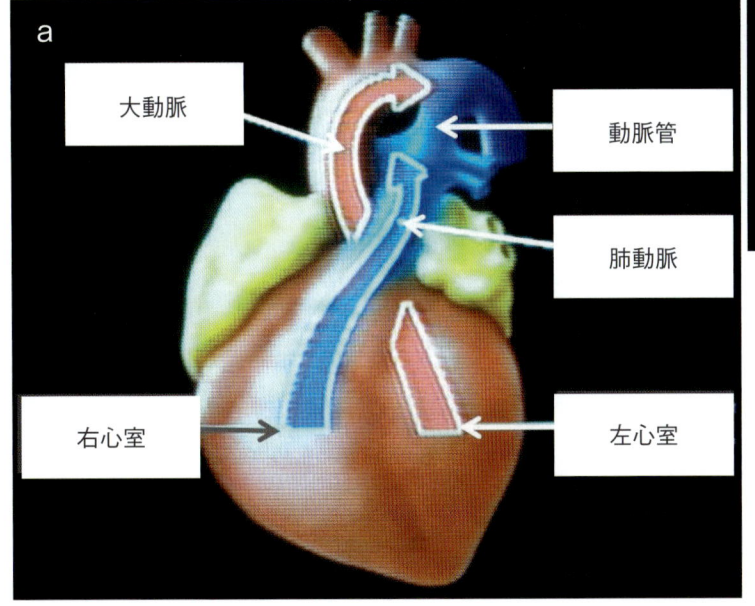

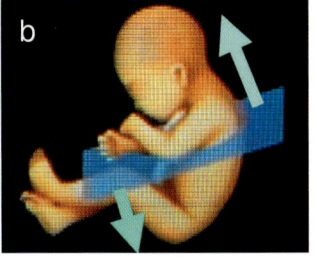

図4 大動脈と肺動脈の走行と描出方法（ビデオ[2]より改変）

a：大動脈と肺動脈は互いにらせんを描くように走行している。b：四腔断面を描出後，背中側を頭側に近づけるようにプローブを回転させると大血管が心室から出ていく断面を描出できる。

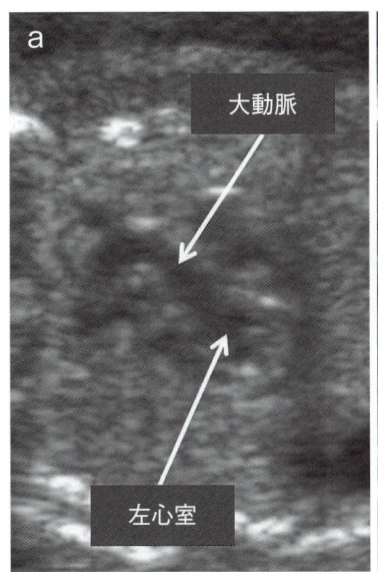

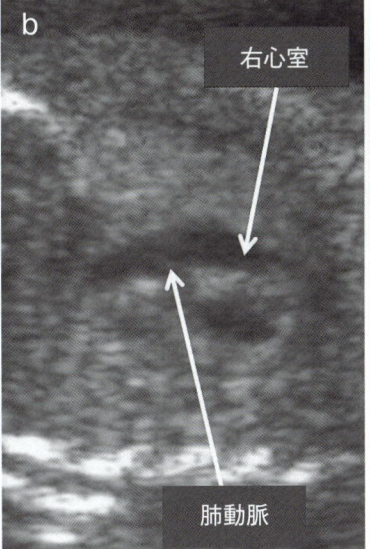

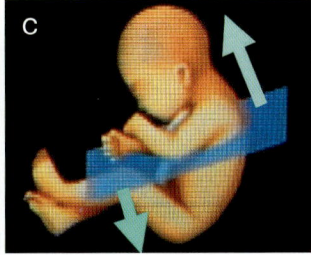

- 大動脈と肺動脈がらせん状に走行しているか
- 大動脈と肺動脈の太さはほぼ同じか

図5 チェック断面－4

この症例では，大動脈が左心室から左上方向に出ている(a)。それより少し前の断面(b)では，肺動脈が右心室から左方向に出ており，互いにらせんを描くように走行していることが確認できる。大動脈が左上に走行した後，カーブを描いて左下に向かい，肺動脈の先端(動脈管)と合流し，下行大動脈へ至る部分までを確認すれば，大動脈離断なども発見できる。

図5aに示すように左心室から大動脈が出ていく断面が得られる[2]。その断面からプローブを胎児の前方に少し平行移動すると，右心室から肺動脈が出ていく断面が得られる(図5b)。

大血管転位症では，2本の大血管が心臓から並行して出ている。多くの心奇形は四腔断面で診断できるが，大血管転位症では四腔断面はまったく正常に見えるため，大動脈と肺動脈

8●妊娠20週前後の簡易胎児スクリーニング 77

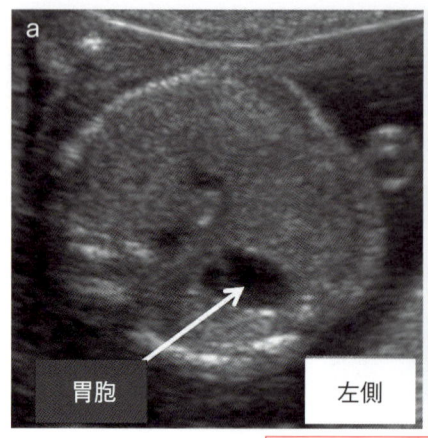

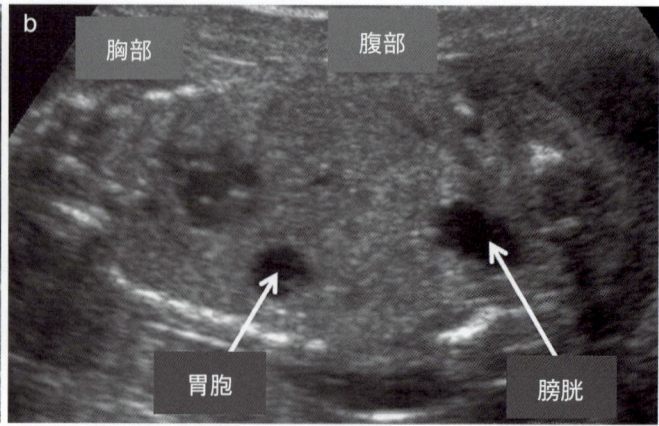

> ・胃胞が左側にあるか
> ・胃胞，膀胱，胆嚢，血管以外に嚢胞を認めないか

図6　チェック断面-5
a：腹部横断面，b：前額断面

の走行まで確認する必要がある。
　超音波検査に慣れれば，大動脈が下行大動脈に至るところまでを確認して，大動脈離断などもチェックすることが望ましい。

5. 腹　部（図6）

　胎児がどちらを向いているか，画面上でどちらが胎児の左側かを常に意識しながら検査するよう心がける。心臓と胃胞の2つが同側にあれば問題なしという判断方法では，内臓逆位を見逃す危険性がある。
　胆嚢は，胃胞と反対側に見えることもあるが，この時期は小さくて見えないこともある。胃，膀胱，胆嚢，血管以外に黒く嚢胞状のものが腹腔内に認められた場合は，消化管や尿路系の閉塞，肝臓や腎臓などの嚢胞性病変など，何らかの異常が疑われる。

6. 臍　部（図7）

　四肢に遮られて横断面で確認しにくいときでも，縦断面で確認しやすいことがある。腹壁破裂も臍帯ヘルニアも臍部を中心に腹腔内臓器が脱出する。

7. 脊柱，殿部（図8）

　棘突起の欠損は二分脊椎を疑う。二分脊椎は脊柱のどの部分でも起こりうるが，腰部に多い。
　背中に異常な隆起を認めた場合は，髄膜瘤や髄膜脊髄瘤が疑われる。殿部からは髄膜瘤や髄膜脊髄瘤以外に仙尾部奇形腫が発生することがある。仙尾部奇形腫の多くは外側に発育するが，まれに腹腔内だけに発育することもある。

8. 四　肢（図9）

　致死性骨異形成症では，大腿骨などの長管骨が極端に短いのが一見してわかる。軟骨無形

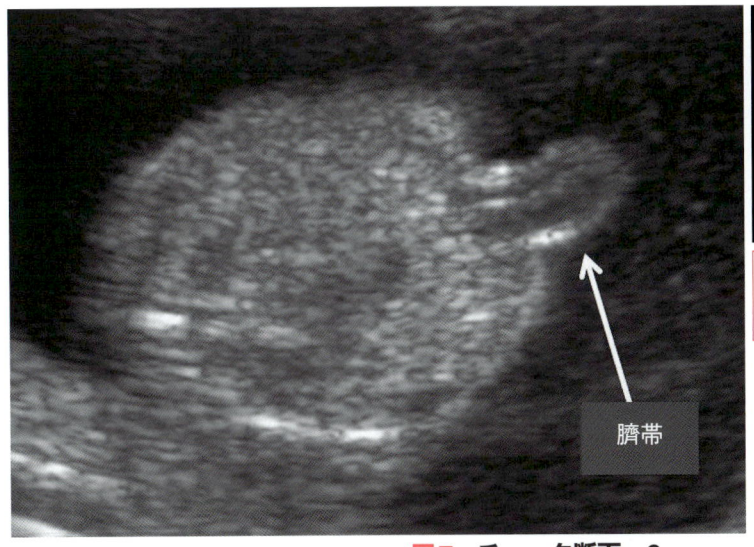

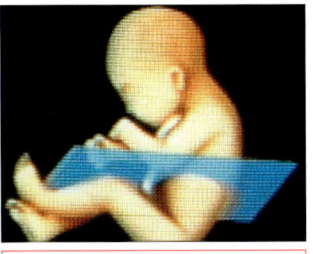

・腹壁（臍部）から臓器の脱出を認めないか

図7　チェック断面−6
腹壁破裂や臍帯ヘルニアは臍部を確認することで発見できる。

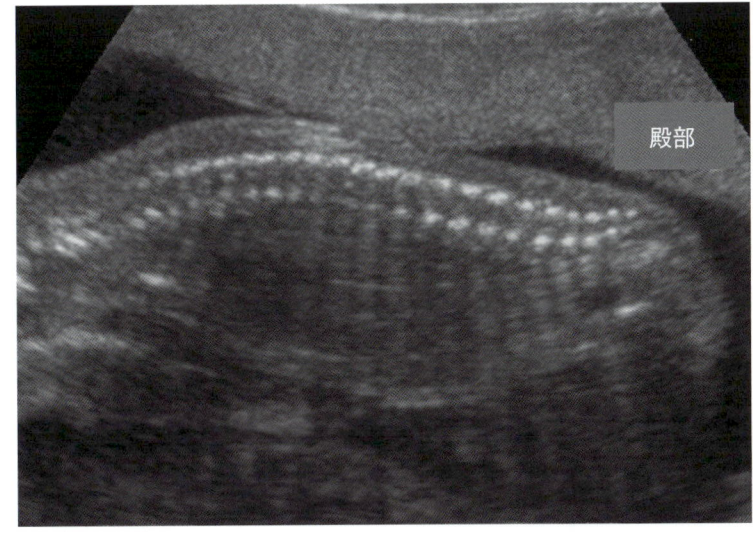

・椎体と棘突起が欠損なく並んでいるか
・背中，殿部に異常な隆起を認めないか

図8　チェック断面−7
正中矢状断面。プローブは胎児の背中側から当てる。

性症の長管骨は，この時期には正常の長さであるが妊娠後期にかけて発育が悪くなる。

　周産期管理に役立たせるという目的からすれば，労力対効果も考慮して指の数まではチェックする必要はないが，上腕−前腕−手と，大腿−下腿−足先までをそれぞれ長軸に沿って確認していくと，染色体異常児にみられるような手首の異常屈曲や内反足などの異常が見つかる場合もある。

9. 羊　水

　尿産生ができない腎臓疾患の場合は，妊娠16週前後から羊水が減少し始め，20週頃には羊水をほとんど認めない状態になる。この時期，破水をしていないにもかかわらず羊水が極

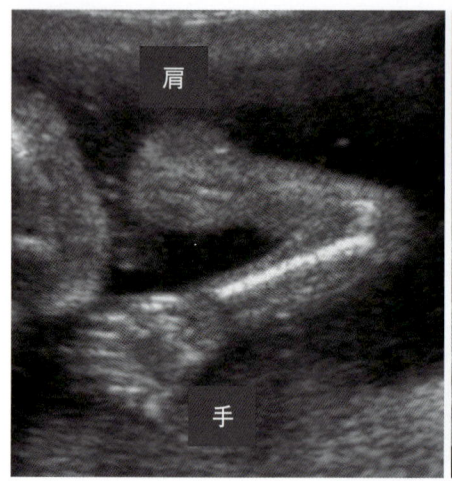

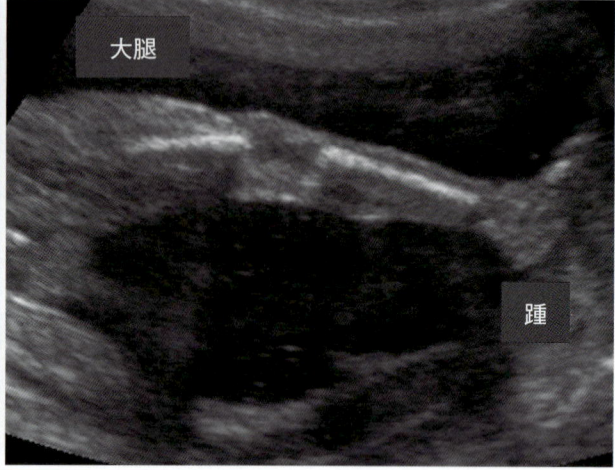

（超音波画像：左「肩」「手」、右「大腿」「踵」のラベル付き）

・十分な長さの四肢が確認できるか
・羊水過多も過少も認めないか

図9　チェック断面−8
通常は片側手足のチェックだけで十分であるが，非常にまれに片側の手足だけが短い症例もある。

度に減少し，胎内に尿貯留像（水腎症，水尿管，巨大膀胱）が認められない場合は腎無形成などの重篤な腎疾患が疑われる。

　片側の腎臓が欠損していても，存在する腎臓の尿産生が十分あれば羊水量は保たれるため，両方の腎臓を確認しなければ片側の腎欠損は発見できない。しかし，周産期管理上はあまり問題にならないため，羊水量のチェックだけで両腎臓の確認は省略できる。

3　妊娠20週以降の超音波検査

　妊娠20週以降の妊婦健診で形態異常のスクリーニングを繰り返すことは，時間的，労力的に困難と考えられる。しかし，20週以降に側脳室拡大，胸水，腹水，卵巣囊腫などが新たに出現することもあるため，妊婦健診時には胎児心拍動のチェックを超音波診断装置を用いて行い，一瞬でもよいので，頭蓋内，胸腔内，腹腔内に異常な液体貯留や腫瘤像がないかをチェックすることが望ましい。

（埼玉医科大学総合医療センター　馬場一憲）

● 文　献 ●

1) 馬場一憲：妊娠中の胎児診断（形態異常のスクリーニング）．日産婦誌 59：N162–167, 2007
2) 馬場一憲, 木下勝之：(ビデオ)正しい超音波診断のために―妊娠中後期正常篇．メジカルビュー社, 東京, 1991

9 胎児発育の評価法と胎児発育異常

産科　Ⅲ．妊娠中後期（胎児）

1 はじめに

胎児発育の評価は，胎児超音波検査の基本である。ここでは胎児計測法，胎児発育の異常について概説する。

2 胎児計測

胎児計測法は，日本超音波医学会の超音波胎児計測の標準化と日本人の基準値2003年[1]を用いる。児頭大横径（BPD），腹部周囲長（AC），大腿骨長（FL）を計測して推定体重を求める。胎児体重推定式はEFW（推定児体重）＝$1.07\ BPD^3 + 3.00 \times 10^{-1} AC^2 \times FL$である（図1）。

BPDは透明中隔が描出される断面で頭蓋骨外側から対側頭蓋骨内側までを計測する（図2）。

胎児体重推定式
$$EFW = 1.07\ BPD^3 + 3.00 \times 10^{-1} AC^2 \times FL$$

EFW：推定児体重（g）
BPD：児頭大横径（cm）
AC：腹部周囲長・・・・・エリプス法（cm）
FL：大腿骨長

図1 胎児計測（日本超音波医学会（JSUM）推奨 平成15年3月15日公示）（超音波胎児計測の標準化と日本人の基準値2003年より）[1]

※頭蓋骨外側～対側頭蓋骨内側

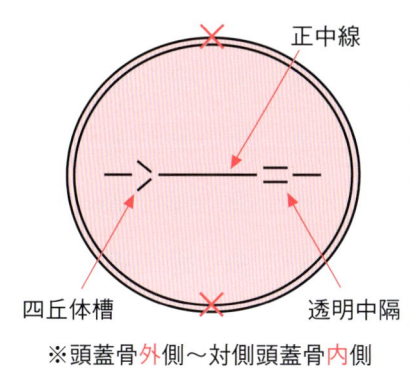

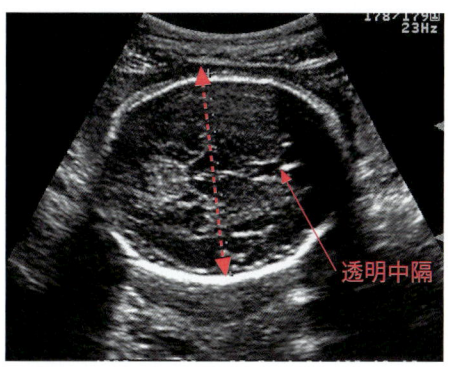

図2 BPD（bi-parietal diameter）

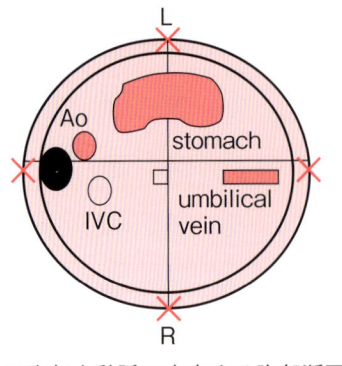

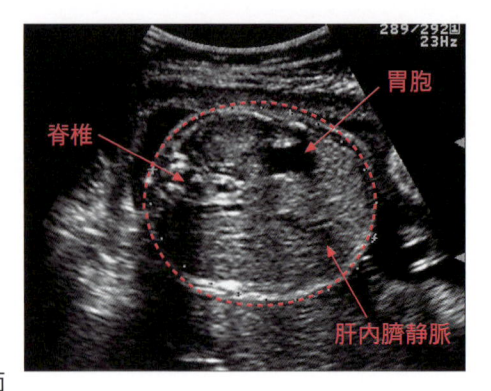

図3 AC（abdominal circumference）

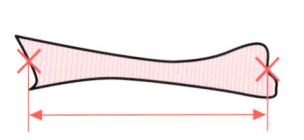

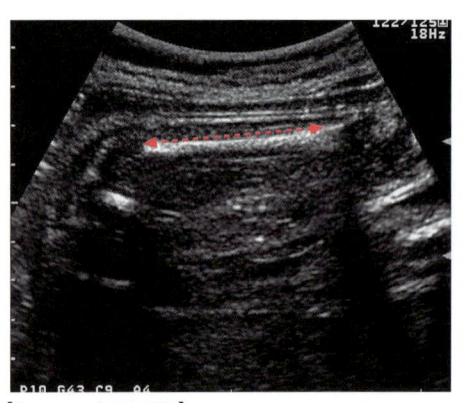

※腹部大動脈に直交する腹部断面
※前方1/4～1/3 に 肝内臍静脈，胃胞が描出
※エリプス法：上記腹部断面の近似楕円外周

図4 FL（femur length）

※大腿骨最長軸，両端の骨端部描出
※大腿骨化骨部分両端の中央～中央

　ACは腹部大動脈に直交する腹部断面で，胃胞と前方1/4～1/3に肝内臍静脈が描出される断面において，エリプス法にて腹部断面の近似楕円外周を計測する（図3）。

　FLは大腿骨最長軸で，大腿骨化骨部分の両端エコーの中央間を計測する（図4）。

3 胎児発育の評価

　妊娠中の発育評価は，妊娠週数（初期に決定した妊娠予定日に基づく）における計測値を評価するもので，○週○日に，推定×××グラム，△SDと評価する。胎児計測曲線とメルクマール妊娠週数におけるおおよその推定体重を示す（図5）。一般には±1.5 SD以上標準よりかけ離れた場合，異常と判定する。

　胎児発育の異常（EFWを該当週数の児体重と比較して）には児が小さい場合と大きい場合がある。児が小さい場合を胎児発育遅延（FGR）という。これ以下ならFGRという明確な基準はないが，10パーセンタイル以下，－1.5 SD以下が用いられることが多い。－1.5 SD

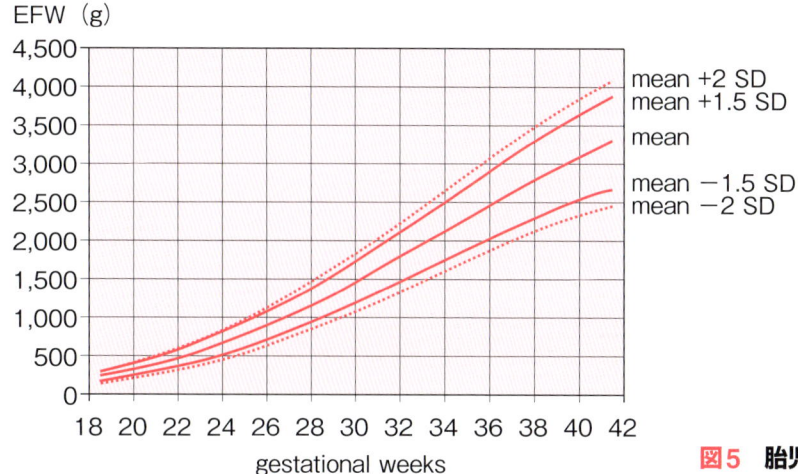

図5　胎児計測曲線と異常

表1　IUGRとFGR

intrauterine growth restriction（IUGR）	子宮内胎児発育遅延
fetal growth restriction（FGR）	胎児発育遅延(不全)

＊推定児体重が，該当週数の一般的な児体重と比較して明らかに小さい場合
　－1.5 SD以下（6.7パーセンタイル）を診断の目安とする
　－2.0 SD以下（2.3パーセンタイル）が臨床的に問題となる

を診断の目安とするが，臨床的に問題となるのは－2.0 SD以下である（表1）。

出生時体重と周産期予後には明らかな相関がある。児体重が小さいほど，種々の合併症や死亡率が高くなる。－1.5 SD（6.7パーセンタイル）では死亡率は高くならないが，－2.0 SD（2.3パーセンタイル）では死亡率が高くなっている（図6）。

4　FGRの原因

FGRを見いだしたらその原因検索が重要である。FGRの原因は，母体因子，胎盤・臍帯因子，胎児因子に分けられる。母体では妊娠高血圧症候群，胎盤では多胎，胎児では染色体異常が多い（表2）。

またFGRをsymmetrical とasymmetrical（頭部と躯幹のバランス）に分類することがある。これは発症原因が胎児発育のどの段階に作用するかによって分類しようとする試みで，胎児因子であれば早期の細胞増殖に影響するためsymmetricalとなり，母体因子であれば後期の細胞肥大に影響するためasymmetricalとなるという考え方である。しかし，実際にはこれほどクリアに分けることができない場合が多い（表3）。

FGRをきたす染色体異常を示す（表4）。トリソミーが多く，特に18トリソミーがよくみられる。18トリソミーの確定診断は，羊水などの染色体検査であるが，超音波検査でFGR

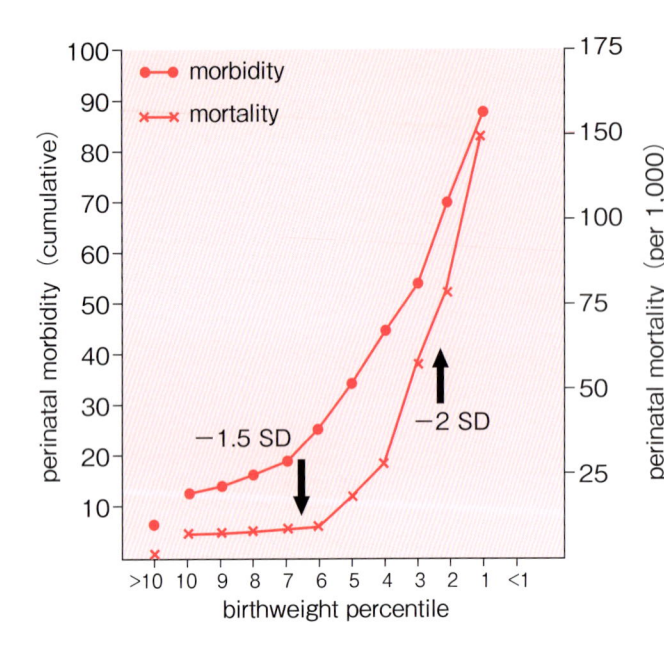

図6 出生時体重と周産期予後
（Manning FA: Intrauterine growth retardation. In : Fetal medicine. Principles and practice, Norwalk, CT, Appleton & Lange, p 317, 1995より）

表2 FGRの原因

母体	妊娠高血圧症候群
	糖尿病
	抗リン脂質抗体症候群
	自己免疫疾患
	タバコ
	FGR既往
胎盤・臍帯	胎盤梗塞，剥離
	多胎
	モザイク
胎児	染色体異常
	先天奇形
	感染（サイトメガロウイルス感染症，麻疹など）

表3 妊娠経過における胎児発育

～16週	細胞増殖	symmetrical
17～32週	細胞増殖＋細胞肥大	
33週～	細胞肥大	asymmetrical

symmetrical FGR vs asymmetrical FGR
実際の胎児発育は複雑で，有用でないことも多い

表4 FGRをきたす染色体異常

トリソミー	18トリソミー
	13トリソミー
	21トリソミー（ダウン症）
	9トリソミーモザイク
微小欠失症候群	4p欠失 Wolf-Hirschhorn症候群
	5p欠失 Cri du chat症候群
その他	Turner症候群
	3倍体

のほか，小脳低形成，心奇形，ovrelapping fingersなど特徴的な所見がみられる（図7）。
　またFGRをきたす先天奇形症候群として有名なものに，Cornelia de Lange症候群，Russele-Silver症候群があり，特徴的な顔貌や手足の所見がある（図8）。

図7 18トリソミーの超音波所見
a：小脳低形成
b：overlapping fingers
c：心室中隔欠損（VSD）

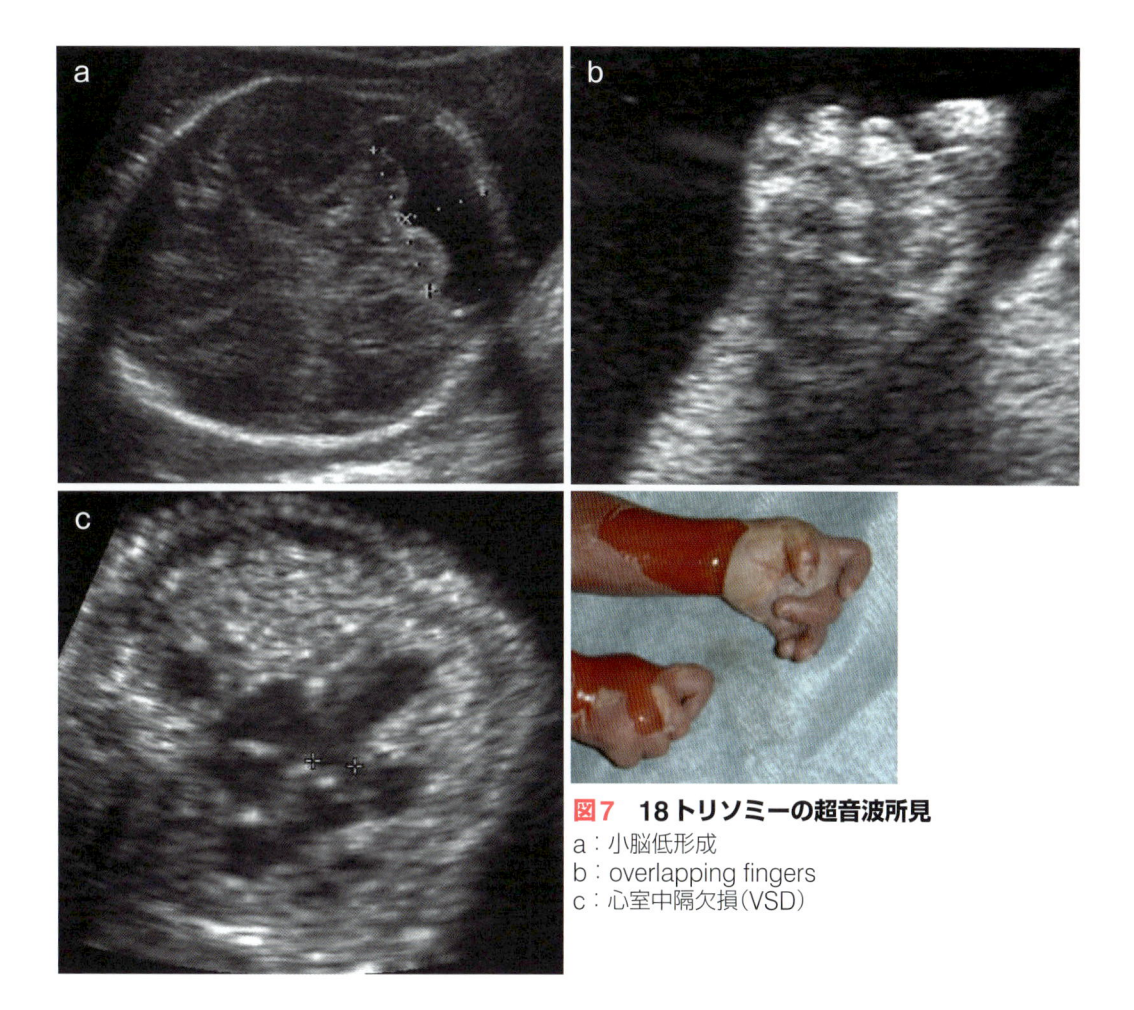

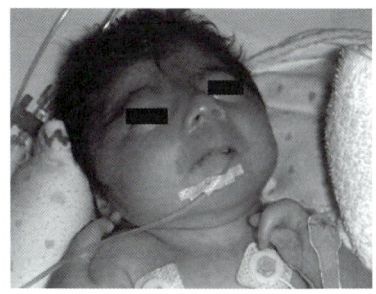

図8 FGRをきたす先天奇形症候群

Cornelia de Lange症候群	濃く癒合した眉毛
	小さな手足
Russele-Silver症候群	逆三角形の顔
	四肢に左右非対称

表5 FGRの取り扱い

1. 胎児発育の確認	超音波検査（EFW再計測）
2. FGRの原因検索	超音波検査（羊水，胎児形態，胎盤，血流ドプラ）
	母体検査（感染症，自己抗体など）
	羊水染色体検査
3. 胎児の機能評価	超音波検査（羊水，血流ドプラ）
	CTG
4. 管理方針の決定	新生児科と相談

9 ● 胎児発育の評価法と胎児発育異常

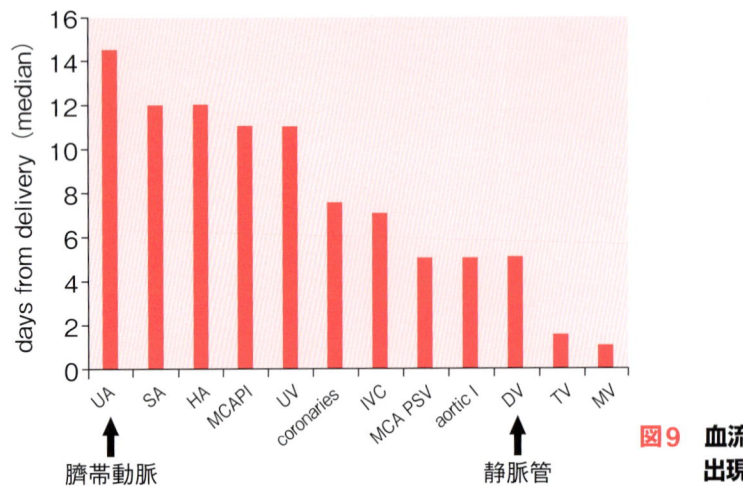

図9 血流ドプラ異常所見の出現時期

	表6　FGRフォローアップの要点	
1.	胎児発育	発育程度，経過
2.	羊水量	減少程度
3.	血流ドプラ	UA，DVの変化（absent / reverse）
4.	CTG	variability

表7　FGRの周産期管理

胎児疾患による場合は，疾患の自然歴を考慮する
母体疾患による場合は，母体管理を優先する
娩出適応・時期に関する一定の見解はなく，各施設の状況に応じて対応している
・NICUの受け入れ状況 ・早期娩出による生命予後・長期予後改善のエビデンスがない（GRIT study：32週未満は原則待機）

5　FGRの取り扱い

　FGRの取り扱いを**表5**に示す。まず，推定体重を再計測してFGRであることを確認する。次にFGRの原因検索となる。精査超音波検査で胎児の形態異常がないかをよく観察する[2]。また母体の精査も必要であり，感染症や自己抗体の検査も行う。羊水染色体検査は，必要性と患者の希望を考慮して行う。次に胎児の機能評価を行い胎児の状態を評価する。そして管理方針を決定する。

　胎児の機能評価法には羊水量，血流ドプラ法，胎児心拍数モニタリング（CTG）がある。羊水過少は児の状態があまりよくないサインである。児の状態が悪化すると種々の血流ドプラに異常所見がみられるが，早期には臍帯動脈の血流異常（拡張期血流の途絶）がみられはじめ，末期になると静脈管血流の逆流がみられるようになるといわれている（**図9**）。

　FGRのフォローアップの要点を**表6**に示す。胎児発育，羊水量，血流ドプラ（臍帯動脈血流，静脈管血流），CTGによって総合的に判断する。

　FGRの周産期管理の原則について**表7**に示す。FGRの管理については娩出適応や娩出時期についていまだ一定の見解はなく，各施設の状況に応じて対応している状態である。

表8　巨大児（macrosomia）

出生体重が 4,000 g 以上の児＞＞分娩の問題		
推定体重が＋1.5 SD 以上を目安とし，＋2.0 SD 以上は臨床的に問題となる		
原因	母体	糖尿病
	胎児	Beckwith-Wiedemann 症候群（臍帯ヘルニア，巨舌，巨大腎・膵臓）
		Sotos 症候群

6 巨大児

　もうひとつの発育異常は巨大児である．原因として，母体因子はまず糖尿病が考えられる．胎児疾患としては，Beckwith-Wiedemann 症候群，Sotos 症候群が有名である（**表8**）．

〈国立成育医療センター　左合治彦〉

●文　献●

1) 日本超音波医学会：超音波胎児計測の標準化と日本人の基準値 2003 年．J Med Ultrasonics 30：J415-440, 2003
2) 左合治彦，林　聡，湊川靖之，他：胎児の超音波診断．Jpn J Med Ultrasonics 34（4）：427-437, 2007

産科　Ⅲ．妊娠中後期（胎児）

10 胎児中枢神経系の見方と異常

1 はじめに

　胎児診断は最近の超音波検査機器の技術向上により，かなり詳細かつ客観的なものになってきた。筆者は1996年より胎児中枢神経系異常の診断を経腟超音波で行ってきている[1]。さらに1998年からは3次元超音波を導入し，胎児外表異常診断，経腟3次元超音波法[2,3]による脳内解析や脳内血流解析など3次元超音波技術を駆使している。"水頭症の疑い"と紹介される症例が多いが，脳室拡大例でもその原因疾患はさまざまであり，単純水頭症は意外に少ないのが現状である。また顔面形成は脳と切り離せない場合も多い。

2 妊娠中後期の胎児中枢神経系の見方

　脳は3次元的に観察することが必須である。脳の基本3断面を図1に示す。特に一般的に観察される水平断だけでなく，矢状断・冠状断での観察をすることが脳診断に必要となる。矢状断・冠状断での観察は骨盤位や横位の胎児では経腹的に行うことができる（図2）。頭位胎児では，経腹的アプローチが無理な場合に経腟的アプローチにより観察すると，頭頂部からの観察が容易となる（図3）。さらに3次元超音波を併用することで脳の観察はさらに正確かつ客観的になる（図4）。脊椎・脊髄の見方は矢状断面で頸部から仙骨部まで観察する（図5）。

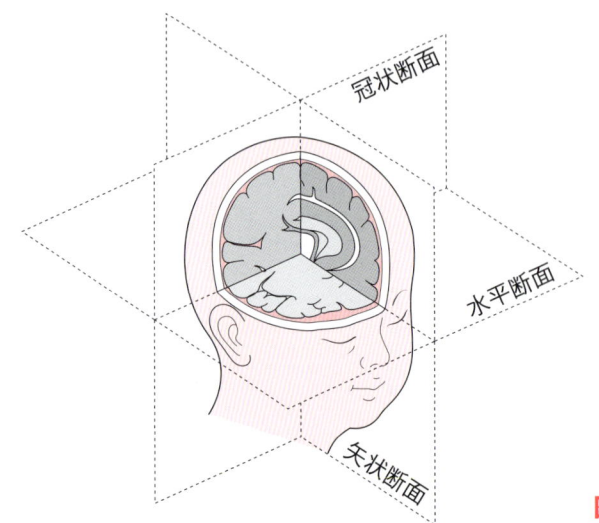

図1　脳の基本3断面

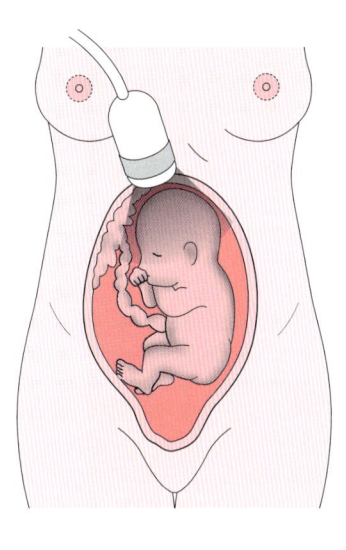

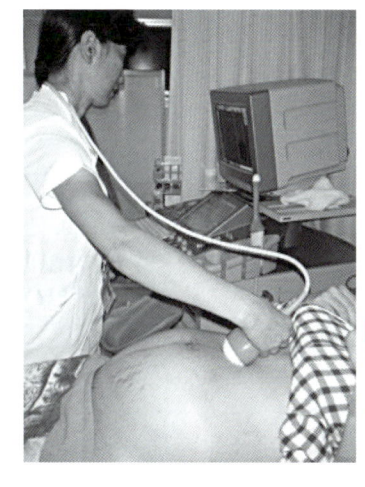

図2
骨盤位胎児なら脳の頭頂部からの観察は意外に簡単。見えにくいときには左手でそっと胎児を動かしてみよう。

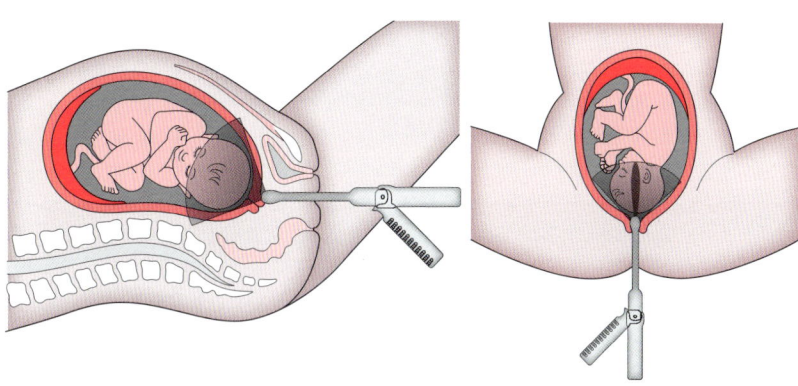

図3
頭位胎児なら経腟超音波があれば，問題は解決する。

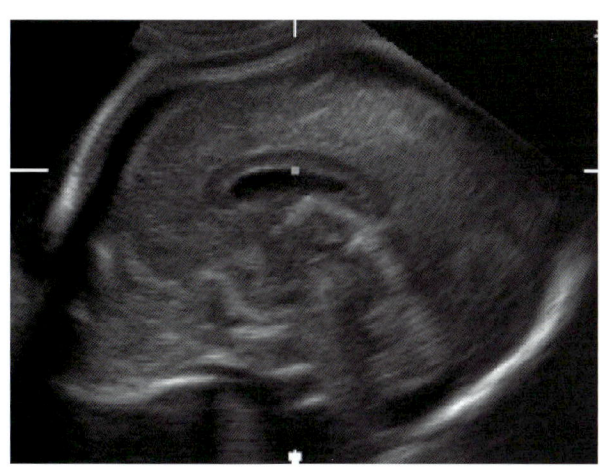

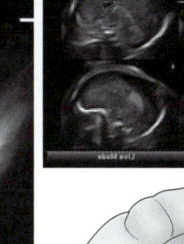

22W 正常胎児脳　正中矢状断面

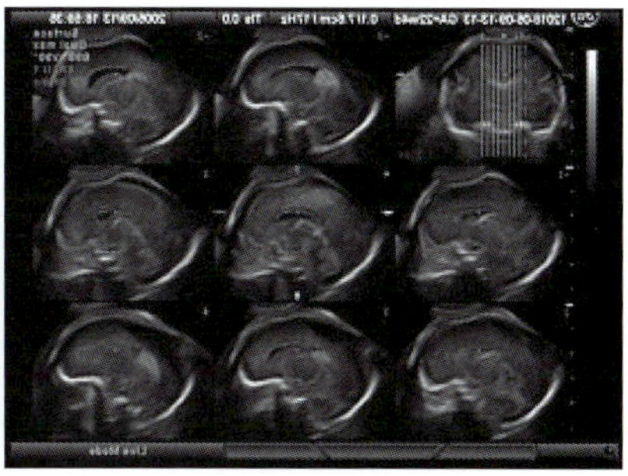

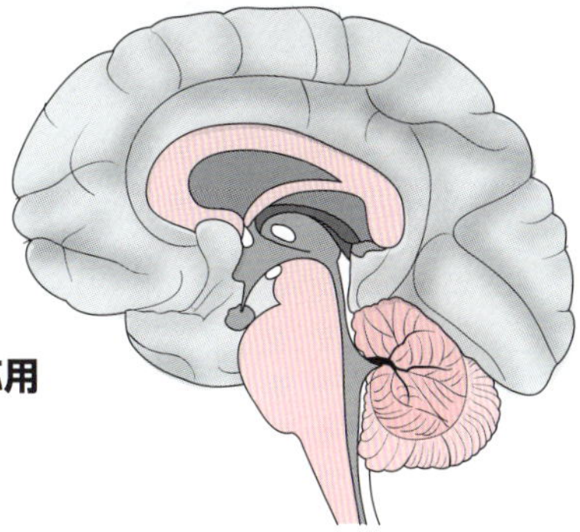

図4　3次元超音波の応用

10●胎児中枢神経系の見方と異常　89

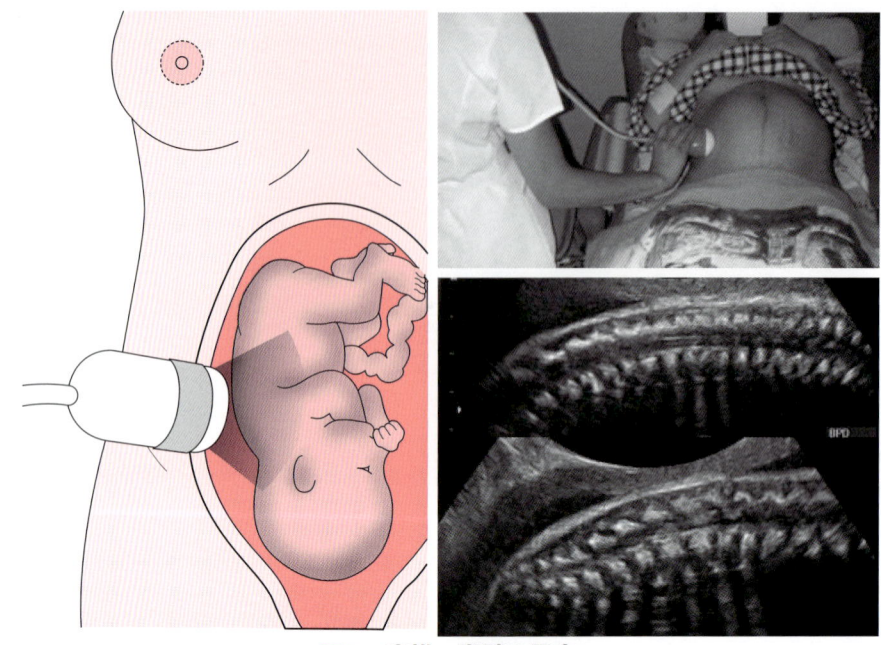

図5　脊椎・脊髄の見方

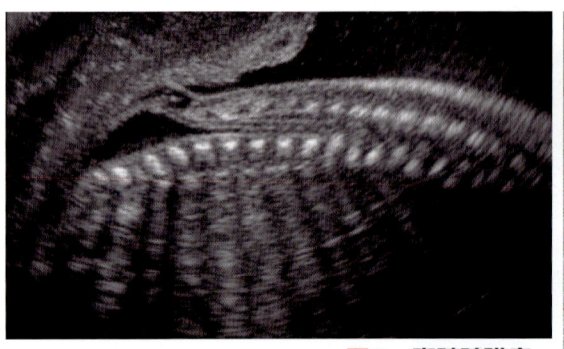

図6　脊髄髄膜瘤

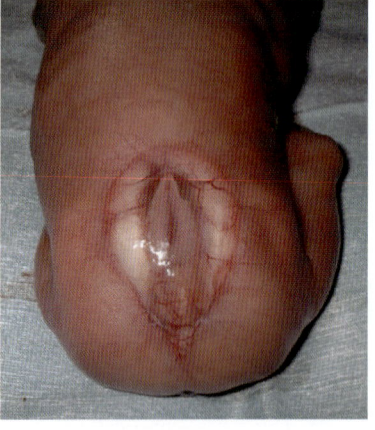

　胎児背部が子宮壁に密着している場合には，背部をプローブで圧迫して素早く圧迫を解除すると胎児背部が壁から離れるため，背部表面皮膚の観察が容易となる。

3　胎児期に診断される疾患と画像診断

1．神経管閉鎖不全

　神経管の閉鎖は妊娠初期に起こるが，実際の胎児の頭蓋骨・脊椎は妊娠前半期にその目ざましい発育が観察される。神経管閉鎖不全には顕在性と潜在性があるが，胎児期に診断されるのはほとんど顕在性神経管閉鎖不全である。よくみられるものとしては，無頭蓋症，腰仙部の脊髄髄膜瘤（図6），髄膜脳瘤である。3次元超音波法での骨描出法により二分脊椎のレベル診断も可能となり（第17章「胎児診断における3次元超音波の意義」参照），二分頭蓋の

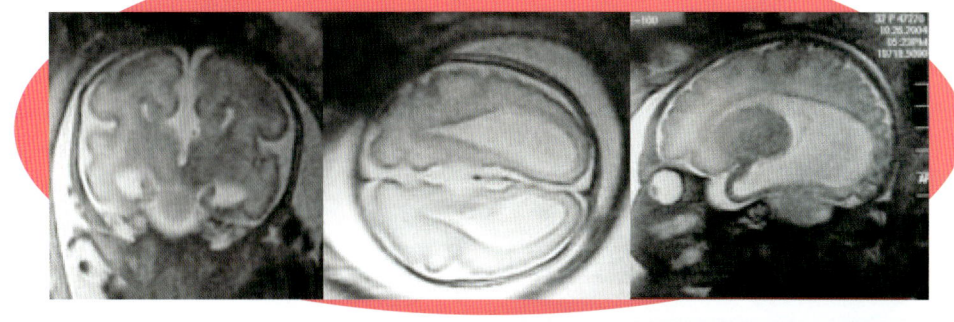

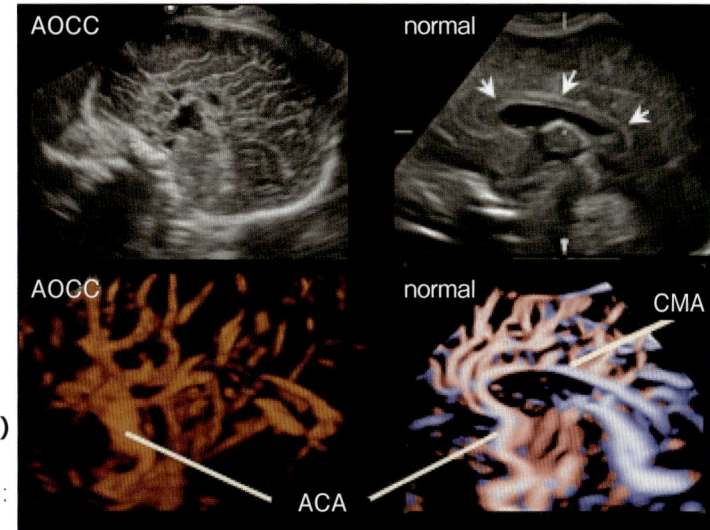

図7 脳梁欠損（AOCC）の矢状断面像
ACA：前大脳動脈，CMA：脳梁周動脈

頭蓋骨欠損部の診断も可能である。

2. 大脳・脳梁形成異常

　大脳が左右に分離するのは妊娠9週ごろから超音波像で確認しうる。全前脳胞症の無葉型，半葉型では顔面異常（眼窩狭小，単眼症，無鼻，象鼻，口唇口蓋裂など）を伴うことが多く，予後不良例が多い。また脳梁は妊娠18週以後の正常例では全例で観察できうる。脳梁欠損や脳梁低形成による直接の神経障害は少ないとされており，ほかの中枢神経系異常の有無に予後が左右される場合が多いとされている。脳梁低形成例，脳梁欠損例では冠状断面前方スライスで脳室全角が牛角状になり，水平断では後角優位な涙状の脳室拡大がみられることが多く，傍矢状断ではコルポセファリー型の脳室が観察される（図7）。脳室拡大をみたときにこれらの形状が観察されたら，まず脳梁があるかどうかを必ず確認しなければならない。また脳梁欠損例では大脳半球間裂囊胞が存在することもよくある。大脳皮質の発育特に脳回は，妊娠28週以後，週数が進むにつれ数が増加していくのが明瞭に観察される。

3. 後頭蓋窩異常

　後頭蓋窩は水平斜断面と矢状断面で確認することが望ましい。図8に正常後頭蓋窩の図を

正常冠状遮断面　　　　　　正常矢状遮断面

側脳室前角　　　　　　　　脳梁

第4脳室
小脳
大槽
テント　小脳虫部　　　　　テント

図8　正常後頭蓋窩

IIIrd ventricular deformation
elongation of aqueduct
elongation of IVth ventricle
medullary kink
herniation of cerebellar tonsil into vertebral column

レモンサイン　　バナナサイン

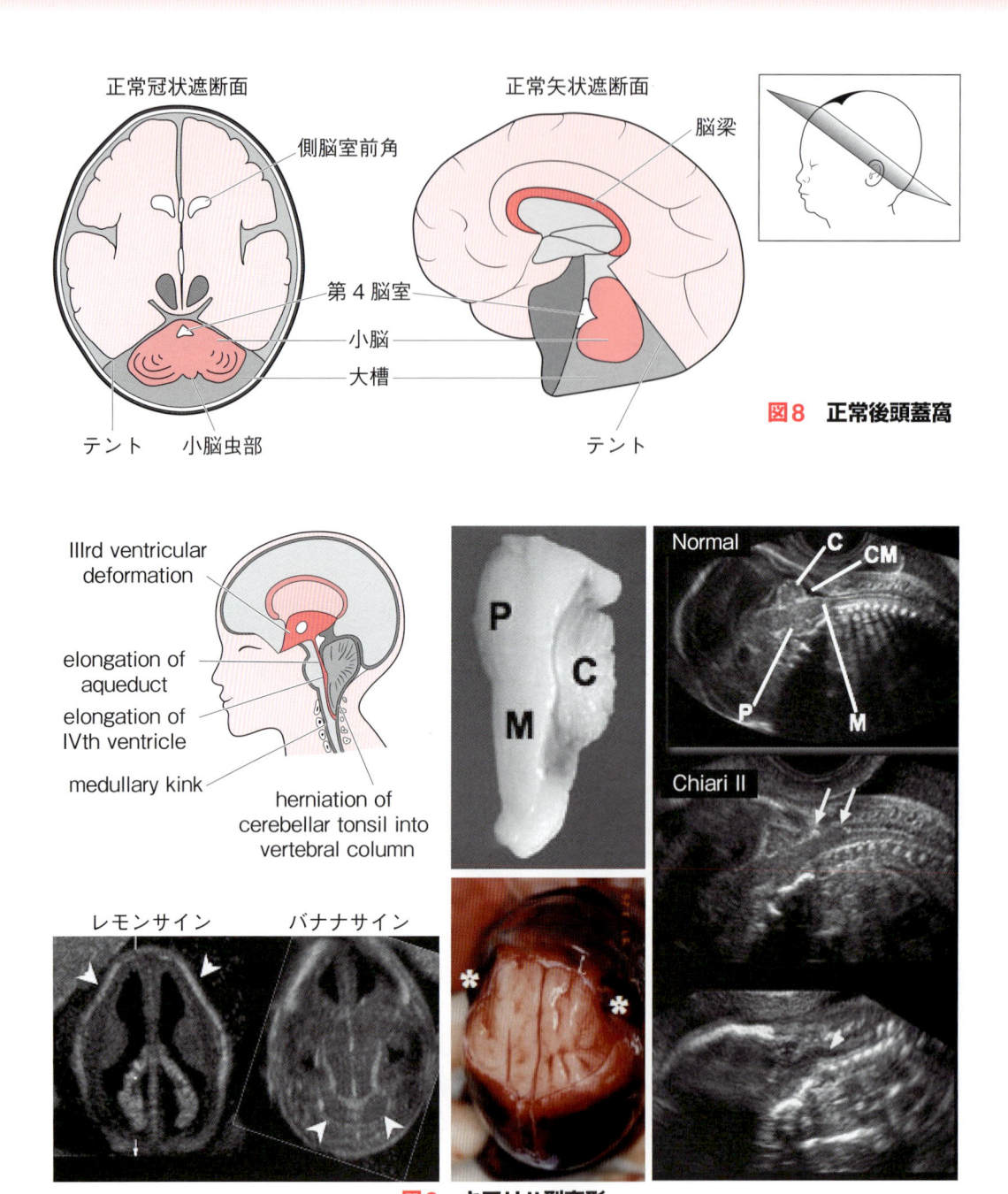

図9　キアリⅡ型奇形

あげる。後頭蓋窩異常で最も頻度が高いのが脊髄髄膜瘤に伴うキアリⅡ型奇形（Chiari Ⅱ）であり，レモンサイン，バナナサイン[4]によりスクリーニングされるが，さらにキアリ奇形そのものを描出することも可能である（図9）。また，ダンディーウォーカー奇形（Dandy-Walker malformation），後頭蓋窩を占拠する囊胞性病変などが後頭蓋窩異常としてあげられる。後頭蓋窩に低輝度エコーがみられる場合の鑑別を図10に示す。"ダンディーウォーカー"という名前があまりにも有名なためすぐ使用される傾向にあるが，実際に第4脳室が

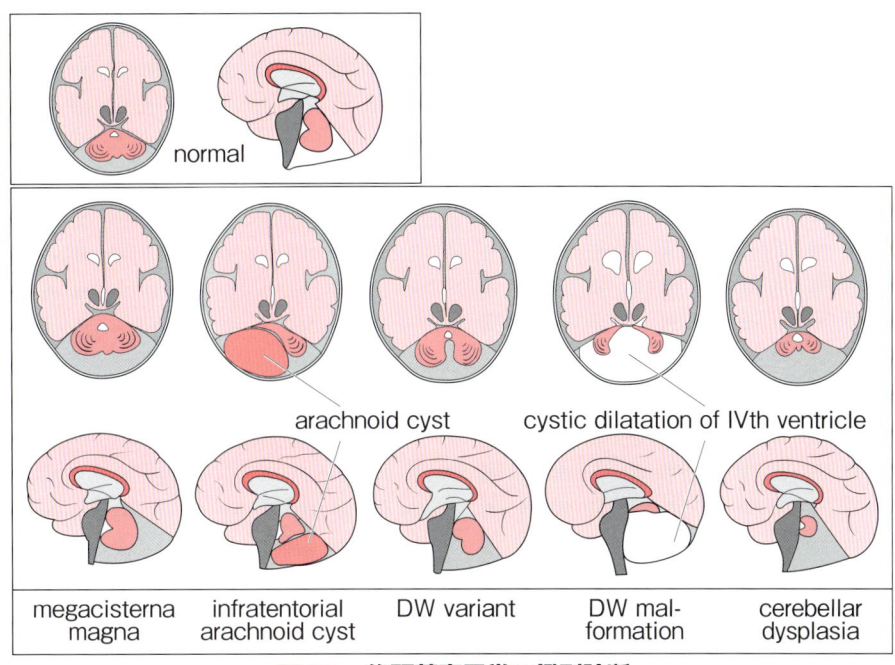

図10　後頭蓋窩異常の鑑別診断
DW：ダンディーウォーカー

図11　ダンディーウォーカー奇形
★：第4脳室の囊胞状拡大

　囊胞状に拡大して大槽内を占拠しているダンディーウォーカー奇形（図11）の症例は少なく，診断には慎重を要する。大槽が拡大しているだけで小脳形態や小脳発育が正常な例は正常バリアントで神経予後もまったく良好であり，また，ダンディーウォーカーバリアントとされる小脳虫部低形成の場合も予後良好例が多い。ダンディーウォーカー奇形では染色体異常や他の合併異常を伴うことも多いが，単独例では予後良好例もある。

4. 頭蓋骨異常
　頭蓋骨は，胎児期全期を通じて目ざましく発達・骨化し，正常例でも前頭縫合，冠状縫合，矢状縫合，人字縫合などの縫合や大泉門，小泉門，前側頭泉門などの泉門は妊娠期間中に徐々に狭小化していく。頭蓋骨早期癒合症では妊娠第2三半期から徐々に前頭突出・低鼻梁やそ

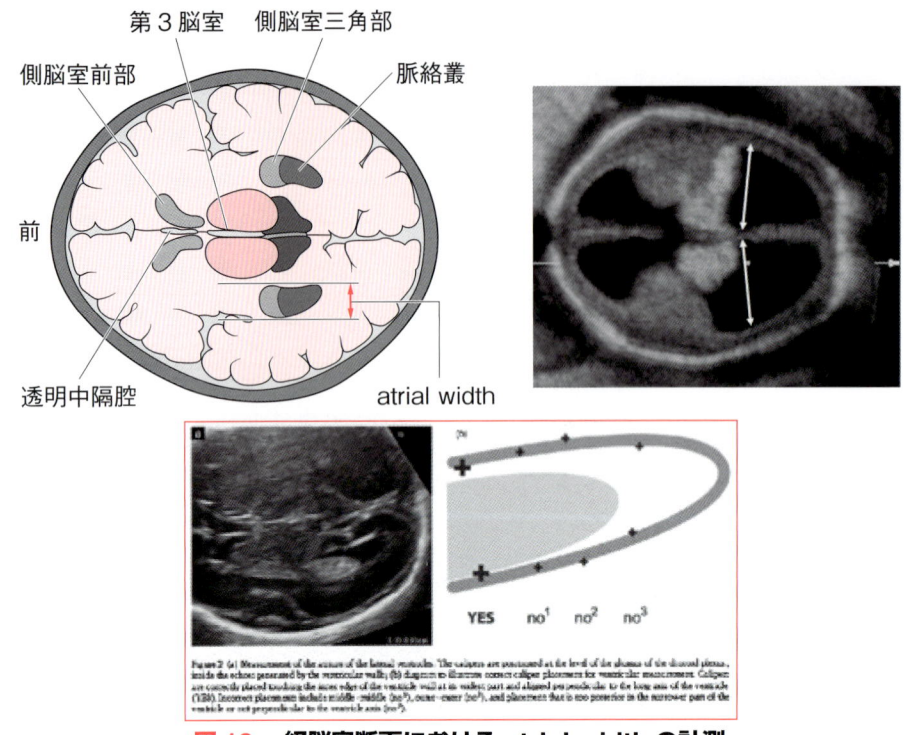

図12　経脳室断面における atrial width の計測

のほかの顔面異常の徴候が出てくる[5]ため，胎児期の診断は難しい。

5. 脳室拡大・水頭症

　"水頭症"や"脳室拡大"は疾患名ではなく脳内の状況を示している用語であり，重要なことはその状況になっている原因疾患が何かということである[3]。胎児頭部に液体貯留している場合に"胎児水頭症"という用語が総称して使用されている傾向があるが，脳形態異常の有無，中枢神経系以外の合併異常の有無により原因疾患が異なれば，当然予後や転帰も異なってくる。したがって水頭症や脳室拡大を十把ひとからげに論じて，安易に神経学的予後などについてのカウンセリングをすることはできないのである。脳室拡大にくも膜下腔の消失と脈絡叢の圧縮所見を伴う場合には頭蓋内圧の上昇が考えられ，非交通性水頭症つまり脳脊髄液の経路がどこかで閉塞したために脳室内に髄液が貯留した状態ということができる。脳室が拡大していてもくも膜下腔が正常に存在し，脈絡叢も圧縮されていない場合は上述した水頭症とは違って頭蓋内圧も上昇していない側脳室拡大であり，原因はさまざまであるが，脳梁欠損や大脳発育遅延，染色体異常，ウイルス感染などに伴うことが多い。水頭症は脳脊髄液循環経路に限局される発達異常による単純性水頭症，中枢神経系発育異常による水頭症，脳腫瘍，脳内感染症，頭蓋内出血などの頭蓋内の病的条件により生じる二次性水頭症に分類される。

　胎児側脳室拡大の画像評価は難しい。特に妊娠前半期では，正常でも脳室の頭蓋内の占拠率は高い。胎児脳室拡大の一次スクリーニング検査としては atrial width の測定[6,7]（10 mm

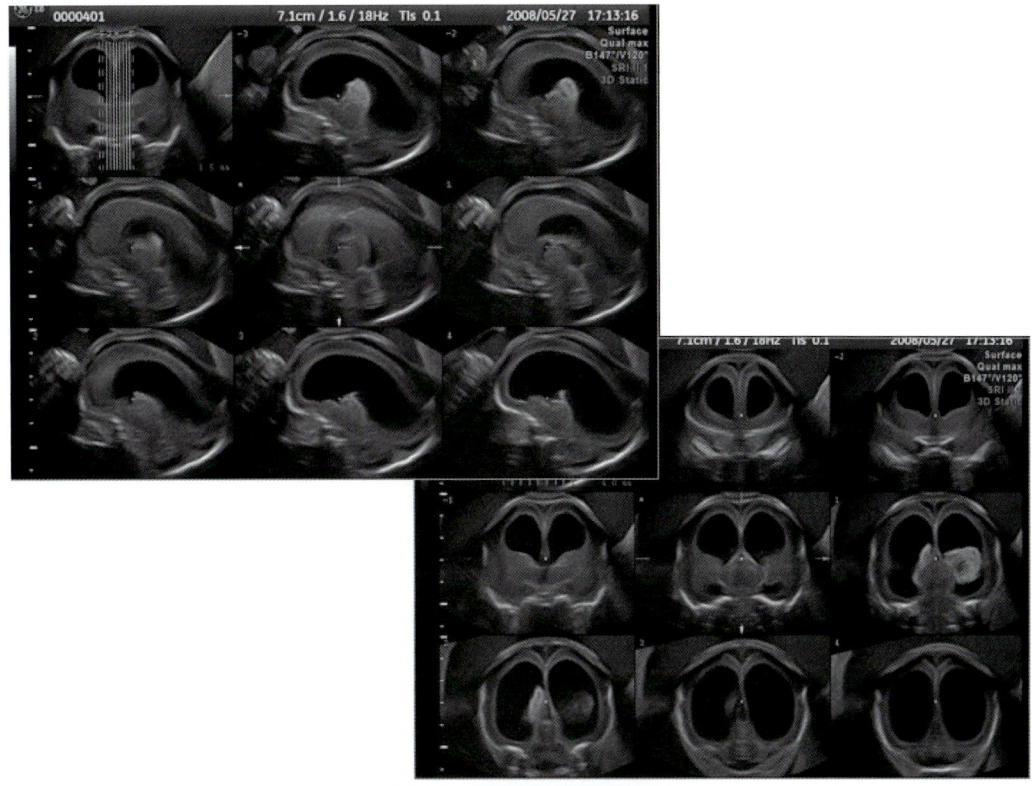

図13　妊娠20週水頭症

が脳室拡大のカットオフ値）が簡便かつ合理的な脳室評価法としてあげられる（図12）。atrial width 10〜12 mmである場合には正常範囲内の側脳室拡大の可能性も十分ある[8]。二次的な検査としては，脳室拡大・水頭症の原因を特定するために行われる。経腹超音波法のほか経腟超音波法や胎児MRIなどの検査により，脳梁，脳室の左右対称性，脈絡叢の状態，後頭蓋窩における小脳・大槽の状態，頭蓋骨の形態などについて観察しなければならない。単純性水頭症は予後良好症例もあり，また上述した脳梁欠損に基づく脳室拡大例などは無処置で経過良好である例が多い。したがって正確な脳内構造の診断は重要である。図13は妊娠20週における水頭症を示す。また，中枢神経系以外の異常（顔面や手指足趾）は中枢神経系異常との関連も深く，注意深い確認が必要となる。脳室拡大例で中枢神経系以外の異常を合併する例においては，染色体異常や症候群性である確率が高い。

　脳室拡大が実際に進行しているかどうかは判断が難しい。2次元超音波法ではatrial width測定値の増大，脈絡叢の形態，くも膜下腔の存在，脳静脈血流の波動消失，BPDの拡大など，いろいろな状況証拠から脳室拡大が進行しているかどうかを判断しなければならない。筆者は3次元超音波法で脳室体積や頭蓋内における脳室占拠率などを経時的に測定する方法[2,3]を使用しているが，一般的な方法ではない。一過性に拡大が進行するように見受けられる場合でも，その後それほど進行しなくなる例もあり，一時的な進行のみで分娩まで

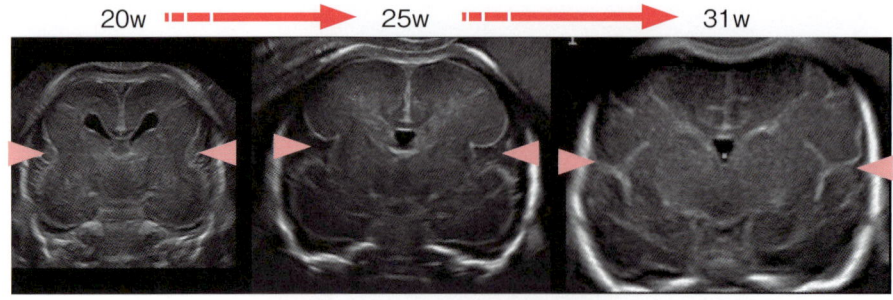

図14 シルビウス裂の正常変化

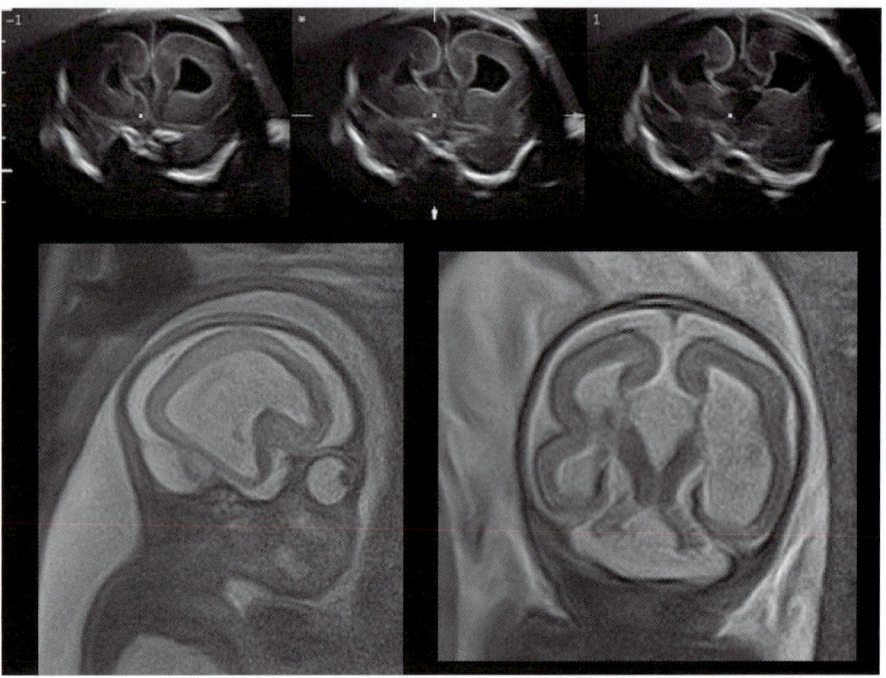

図15 滑脳症(lissencephaly)

の増悪を予測しうるものではない[9]。軽度脳室拡大といわれるatrial width 10〜15 mmの例では拡大が進行するものは14%で，自然軽快するものが29%であると報告されている[10]。

6. 神経遊走異常

　神経遊走(migration)は妊娠3〜5カ月に起こるが，その表現型としての脳回脳溝形成は妊娠8カ月ごろから明らかになる。神経遊走異常の診断のひとつの指標として，シルビウス裂の形状がある[11]。シルビウス裂の正常変化を図14にあげたが，妊娠20〜30週で図に示すようにシルビウス裂は外側溝に変化していく。神経遊走異常には滑脳症(スムース脳タイプ(図15)と丸石脳タイプがある)，厚脳症(図16)，裂脳症などが含まれる。

7. その他

　その他の異常として，先天性血管病変，嚢胞性病変，腫瘍性病変，子宮内で脳の発育途中に起こった原因による脳障害などがある。嚢胞性病変では脳梁欠損に伴う大脳間裂嚢胞，中

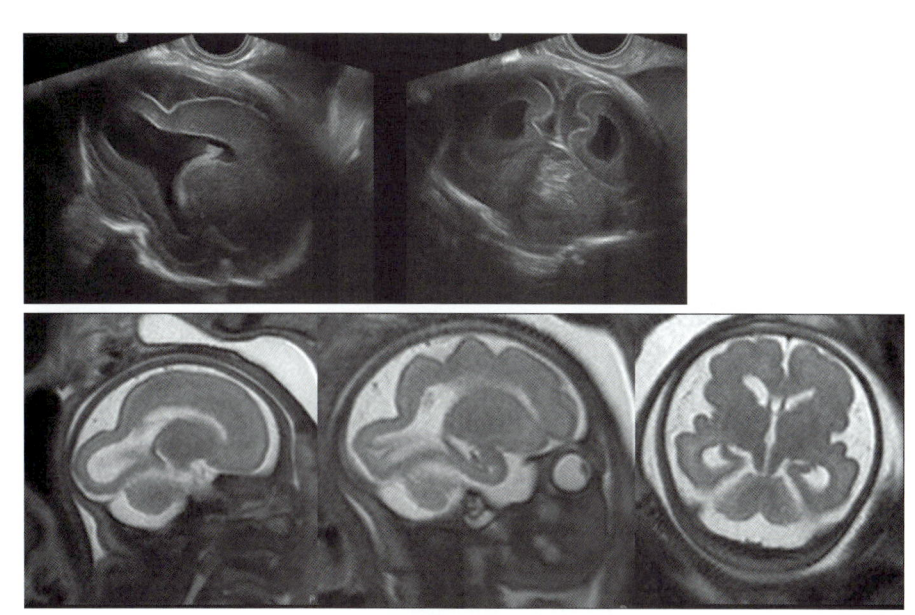

図16 厚脳症(pachygyria)

	大脳間裂囊胞	中頭蓋窩くも膜囊胞	鞍上部くも膜囊胞
USG			
MRI			

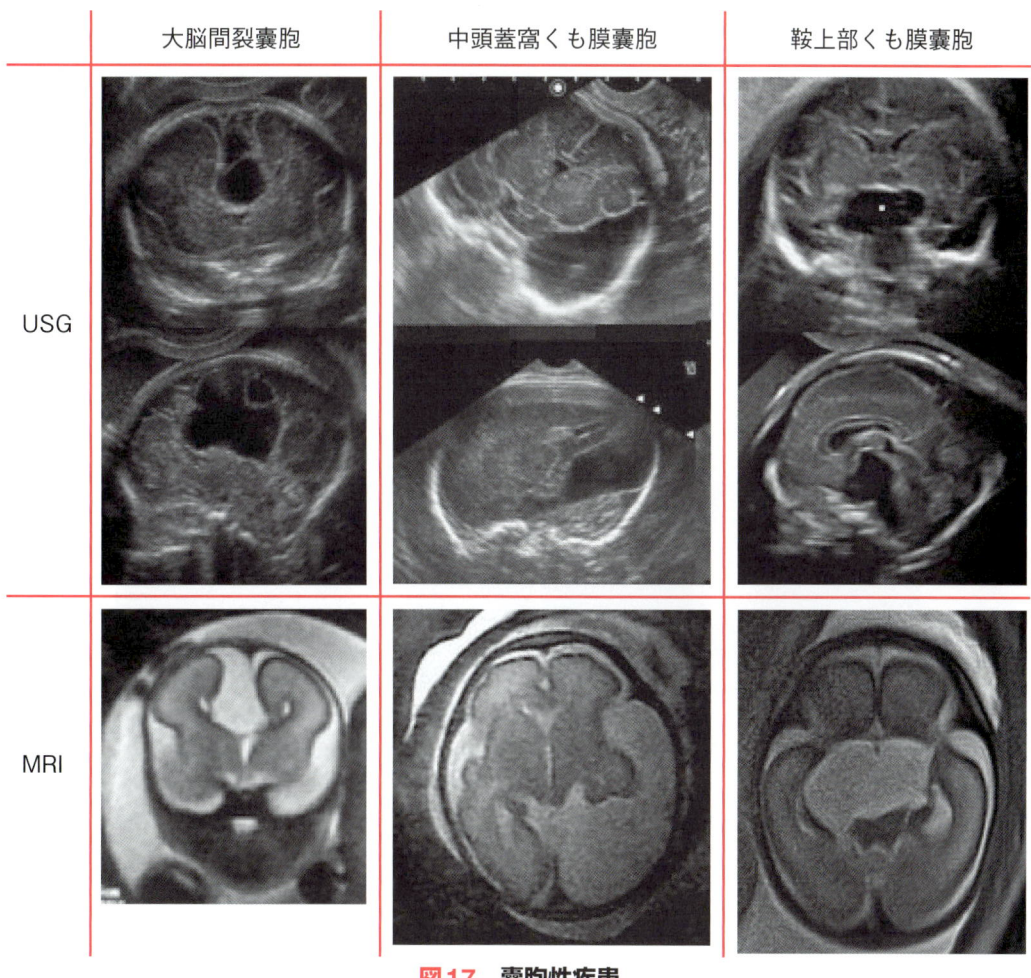

図17 囊胞性疾患

10●胎児中枢神経系の見方と異常

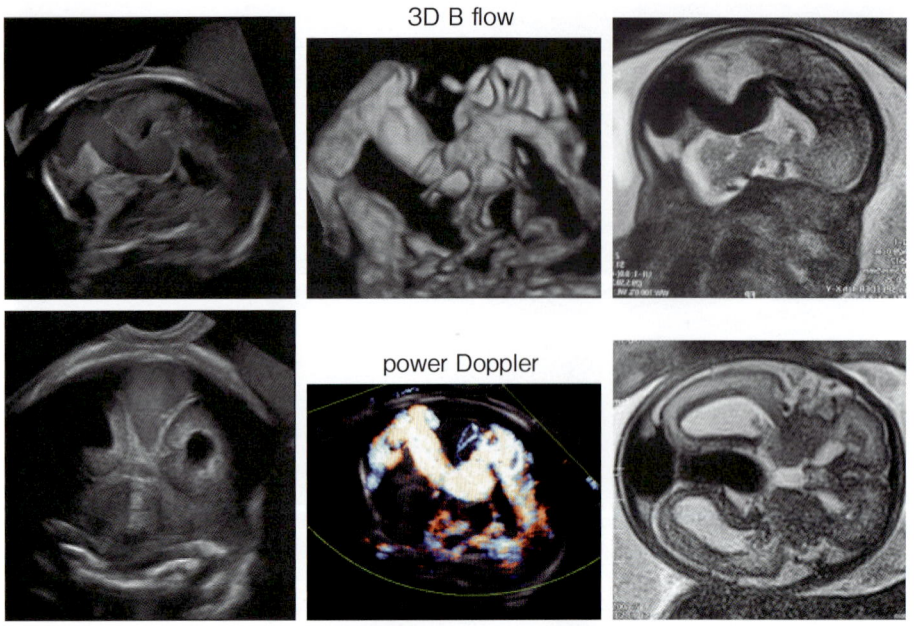

図18 血管異常（ガレン大静脈瘤）

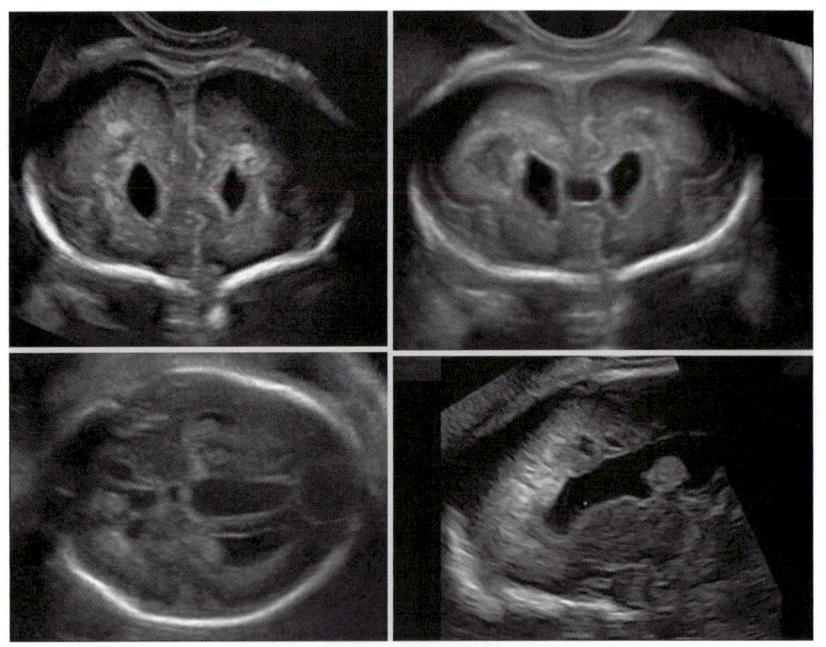

図19 28週 子宮内多発脳障害

頭蓋窩くも膜嚢胞が多いが，まれに鞍上部くも膜嚢胞例もある（図17）．多くは予後良好である．ガレン大静脈瘤では頭蓋中心の血流表示法により，aneurysmal sacに直接流れ込む動脈が表示され，実際には静脈瘤というより動静脈シャントであることがわかる（図18）．心拍出量の増加のため心拡大や心不全徴候を呈する例も多く，また脳内血流の変化に伴う胎

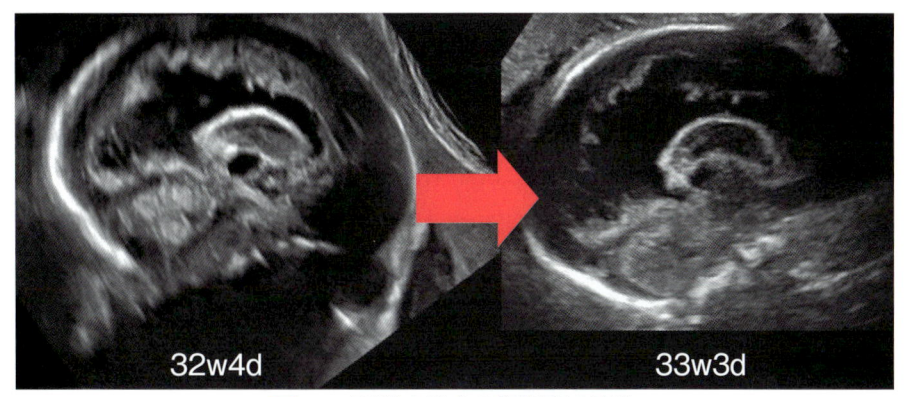

図20 頭蓋内出血の短期間の変化

児期脳障害を呈する例もある（図19）。胎児期の頭蓋内腫瘍性占拠病変はまれで内部出血を起こす場合もあり，種々の像を示す。脳内出血例（図20）では，出血部位は初期には高輝度に描出され，その後短期間で内部が低輝度となり嚢胞化する経過をとることが多く，出血が側脳室内に穿破すると脳室内出血像や脳室拡大を伴う。脳内出血例では予後良好例もみられる。

4 おわりに

　胎児脳の画像評価が非常に難しいとされる理由は，子宮内での胎児の脳の発育がめざましく，また胎児脳の立体構造を正確に把握することが難しいからであろう[12]。本稿で供覧したような脳内詳細診断はまだ一般産科領域で行われているものではないが，胎児診断が曖昧であった時期から比べると，最新機器を導入した詳細診断とシリアルスキャンによる経時的観察により胎児期中枢神経系異常のベールが徐々に剥がされてきたように思われる。しかしながら中枢神経系異常を伴っている児の診断，両親のカウンセリングは慎重に行わなければならない[12,13]。正確な情報とエビデンスに基づいた出生前カウンセリングが必要であり，小児神経内科や小児脳神経外科などの専門家に橋渡しを行わなければならない。

　　　　　　　　　（クリフム夫律子マタニティクリニック臨床胎児医学研究所　夫　律子）

文　献

1) Pooh RK：Neuroscan of congenital brain abnormality. Fetal Neurology, Jaypee Brothers Medical Publishers, New Delhi, pp 59–139, 2009
2) Pooh RK, Pooh KH：The assessment of fetal brain morphology and circulation by transvaginal 3D sonography and power Doppler. J Perinat Med 30：48–56, 2002
3) Pooh RK, Maeda K, Pooh KH：An atlas of fetal central nervous system disease. Diagnosis and management. Parthenon CRC Press, London and New York, 2003
4) Nicolaides KH, Campbell S, Gabbe SG, et al：Ultrasound screening for spina bifida：cranial and cerebellar signs. Lancet 2 (8498)：72–74, 1986

5) Pooh RK, Nakagawa Y, Pooh KH, et al：Fetal craniofacial structure and intracranial morphology in a case of Apert syndrome. Ultrasound Obstet Gynecol 13：274-280, 1999
6) Alagappan R, Browning PD, Laorr A, et al：Distal lateral ventricular atrium: reevaluation of normal range. Radiology 193：405-408, 1994
7) Twickler DM, Reichel T, McIntire DD, et al：Fetal central nervous system ventricle and cisterna magna measurements by magnetic resonance imaging. Am J Obstet Gynecol 187：927-931, 2002
8) Signorelli M, Tiberti A, Valseriati D, et al：Width of the fetal lateral ventricular atrium between 10 and 12 mm：a simple variation of the norm? Ultrasound Obstet Gynecol 23：14-18, 2004
9) Pooh RK, Pooh KH：Fetal ventriculomegaly. Donald School J Ultrasound Obstet Gynecol 2（2）：40-46, 2007
10) Kelly EN, Allen VM, Seaward G, et al：Mild ventriculomegaly in the fetus, natural history, associated findings and outcome of isolated mild ventriculomegaly：a literature review. Prenat Diagn 21：697-700, 2001
11) Pooh RK：Fetal neuroimaging of neural migration disorder. Ultrasound Clinics, Elsevier 3（4）：pp541-552, 2008
12) 夫　律子：胎児異常 胎児頭部，顔面異常．産婦の実際 57（3）：487-500, 2008
13) Pooh RK, Pooh KH：Antenatal assesment of CNS anomalies, including neural tube defects. In Levene MI, Chervenak FA（ed）：Fetal and neonatal neurology and neurosurgery, 4th ed, Elsevier, pp 291-338, 2008

産 科　Ⅲ．妊娠中後期（胎児）

11 胎児の顔，頸部および腋下の異常

1 はじめに

　超音波断層法が産科診療に導入されて久しいが，機器の改良はさらに進化を続けている。単一の探触子を手動走査した時代から30年，電子スキャン，経腟超音波，カラードプラ法，さらには3次元表示法と新しい機器は次々に登場し，そのたびに描出される胎児は現実感を増してきた。電子スキャンによる胎児のポートレイトからは出生後の子どもの顔が想像できるまでになった。胎児を"見る"ことができるようになったことは，両親に多大なインパクトを与えたであろうし，胎児を"家族"としてとらえる気持ちを強くさせたのではないだろうか（図1）。医療者に与えたインパクトの大きい事項をひとつあげるなら，胎児顔面の立体表示により表情の把握が可能になったことがある。2次元表示において単なる口の開閉であった所見は，3次元表示では，あくび顔や笑い顔や泣き顔に見えるのである（図2）。

　このような新しい方法論が実際の臨床においてどのような目的で用いられるのか，その可能性の一端を示しながら，胎児の顔，頸部および腋下の異常について解説する。特に胎児期の異常として頻度の高いヒグローマについて少し詳しく述べてみたい。

2 顔の異常

　胎児の顔の異常を見るためには，ポートレイト像（胎児の横顔）と鼻・口唇像（図3）が大事

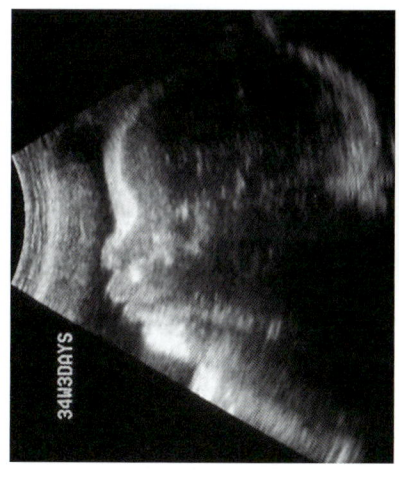

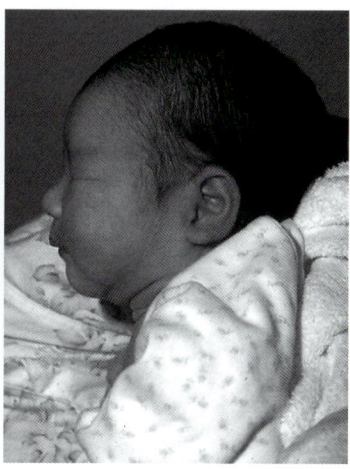

図1 "見る"というインパクト：家族

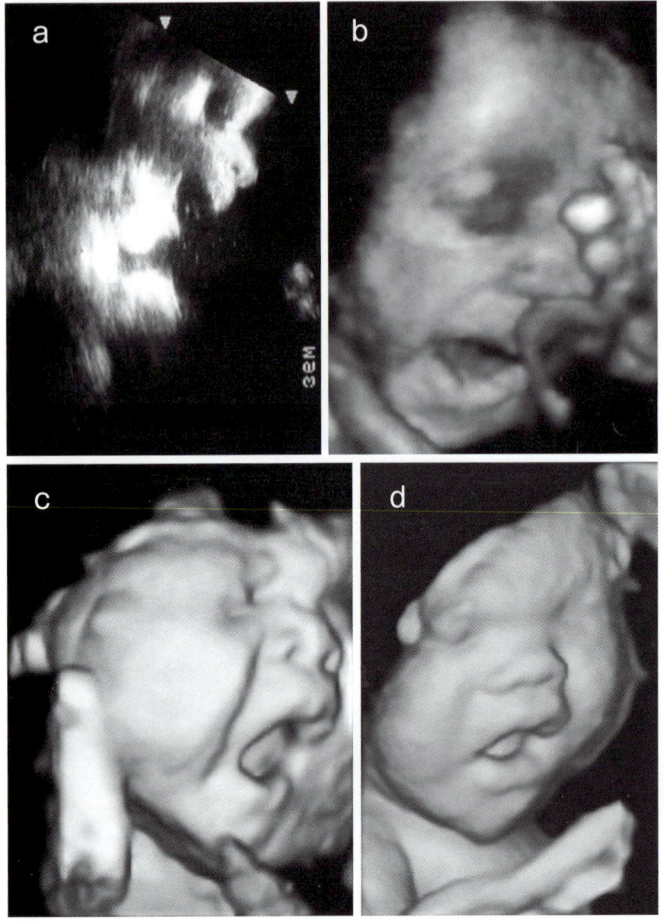

図2　3次元超音波のインパクト－2次元と3次元の表情の比較
a：胎児の横顔：2次元表示，b：あくび，c：泣き顔，d：笑い顔

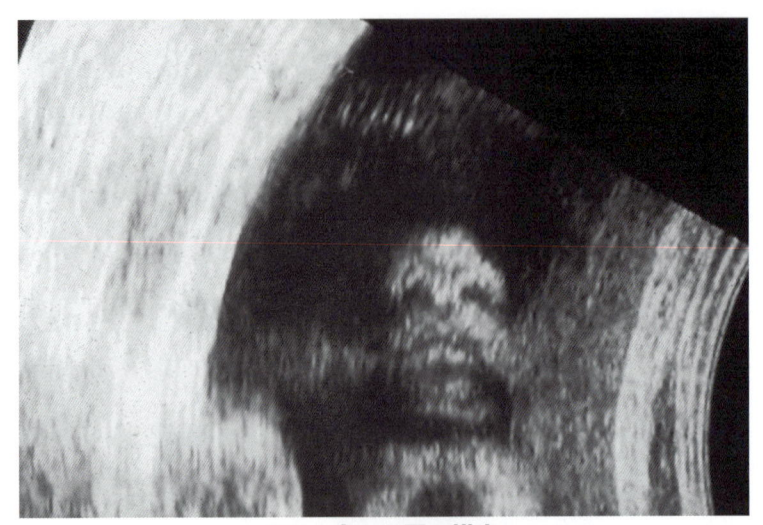

図3　鼻と口唇の描出

である。前者から診断される異常のひとつとして下顎低形成がある。ここでは2次元超音波検査，3次元超音波検査およびMRIで描出した下顎低形成の像を示す（図4，5）。本例は嚥下障害による羊水過多（羊水量5L）が認められた。

　鼻・口唇像から口唇裂や鼻の異常が診断される。口唇裂は片側口唇裂，両側口唇裂および正中口唇裂に分けることができる（図6）。両側口唇裂や正中口唇裂は片側口唇裂に比べて合併奇形を伴う頻度が高い。特に正中口唇裂は全前脳胞症にしばしば合併する。単鼻孔もまた全前脳胞症との関連が深い（図7）。無顎症では小口が認められる（図8）。

3　頸部の異常

　胎児頸部の異常で頻度の高い疾患に嚢胞性ヒグローマがある。妊娠初期は増大したＮＴとの鑑別は困難だが，経腟超音波検査で多房性（多くは3房性）であればヒグローマと診断でき

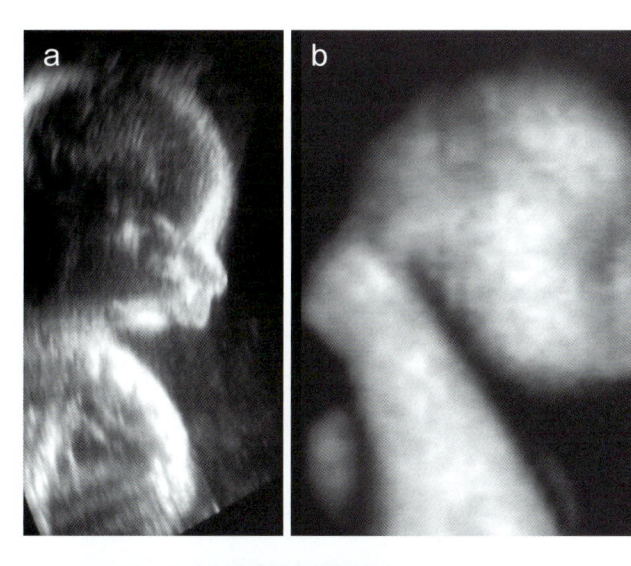

図4　顔の異常：下顎低形成
a：2次元超音波，b：3次元超音波

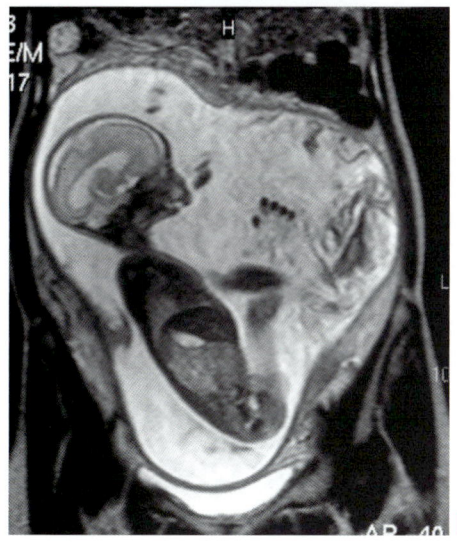

図5　下顎低形成（MRI）

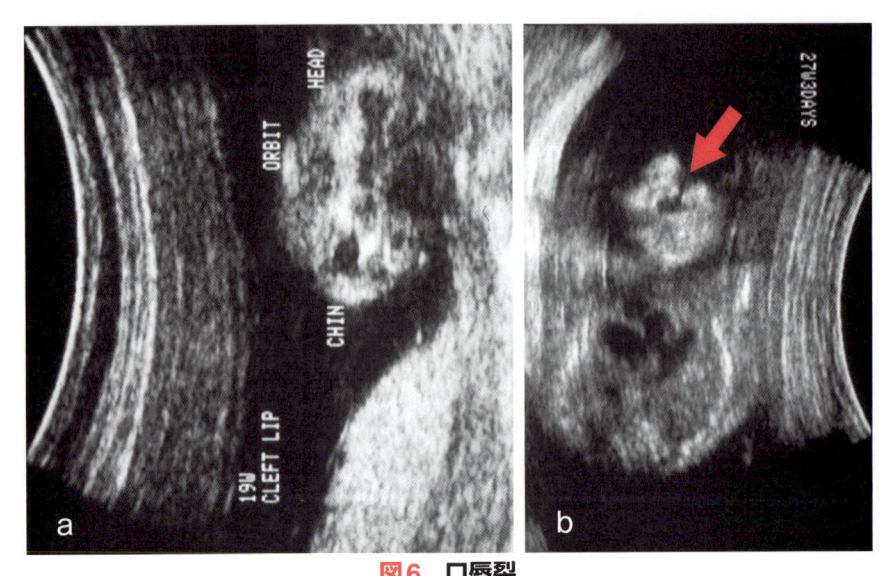

図6 口唇裂
a：正中口唇裂，b：片側口唇裂（矢印）

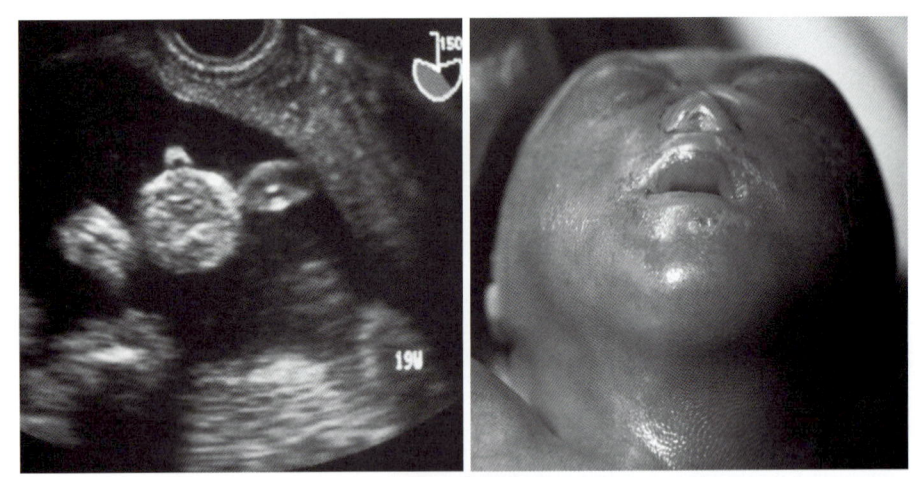

図7 単鼻孔

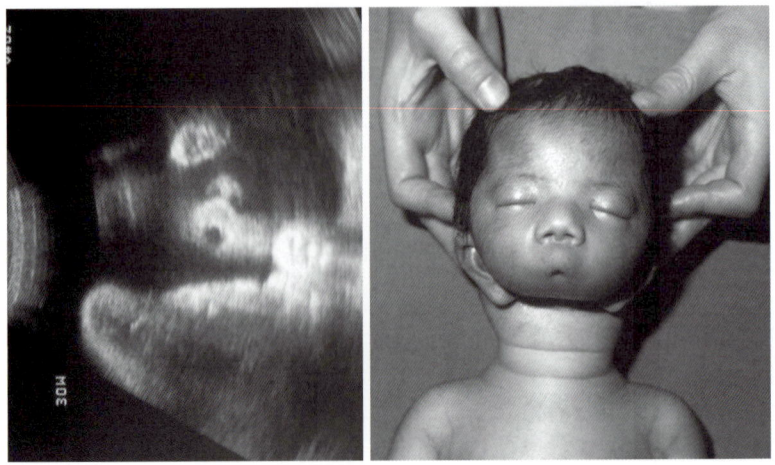

図8 無顎症

る(図9)．ＮＴは妊娠中期までに消失するものがほとんどなので，妊娠中期以降に胎児頸部に囊胞像が見られたらヒグローマの可能性が高い(図10)．

頸部囊胞性ヒグローマは臨床経過から，①胎児水腫をきたし予後不良なもの，②妊娠中期から出産まで継続して存在するもの，③妊娠中に縮小ないし消失するものの3つのタイプに分類できる．

1．予後不良なヒグローマ

多くは妊娠初期の後頭部から後頸部に出現し，次第に増大し，やがて胎児水腫になって死亡する．染色体異常の頻度が極めて高い(図11)．

2．出産まで存続するヒグローマ

妊娠中期以降に出現し，多くは片側に偏って存在する．頬部にあるものが多く，ある程度まで増大すると，その後の大きさは不変かいくぶん縮小する．染色体異常を伴う頻度は低く，出生後に手術などの治療が必要だが生命予後は良好である．リンパ管腫ではないかと考

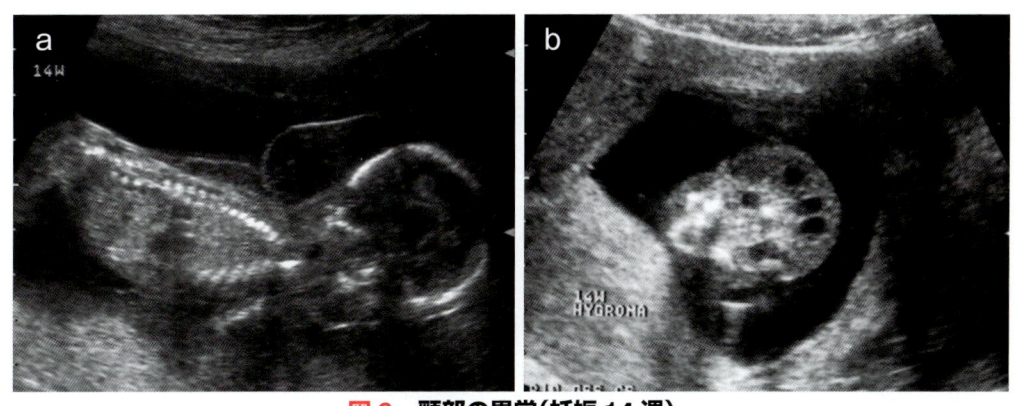

図9　頸部の異常(妊娠14週)
a：経腹法：後頸部の肥厚，b：経腟法：ヒグローマ

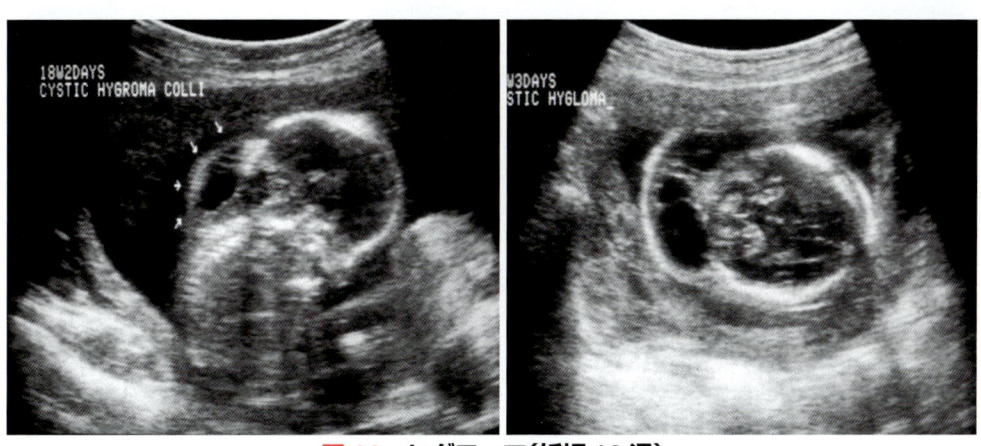

図10　ヒグローマ(妊娠18週)

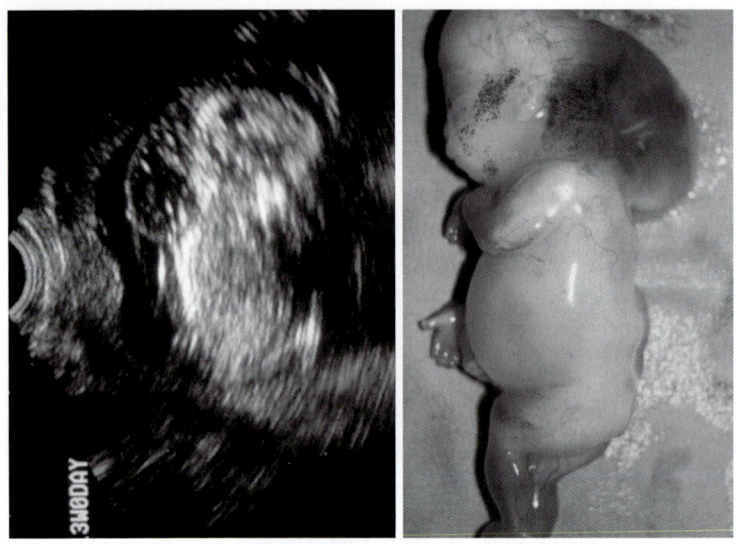

図11 予後不良なヒグローマ（胎児水腫）

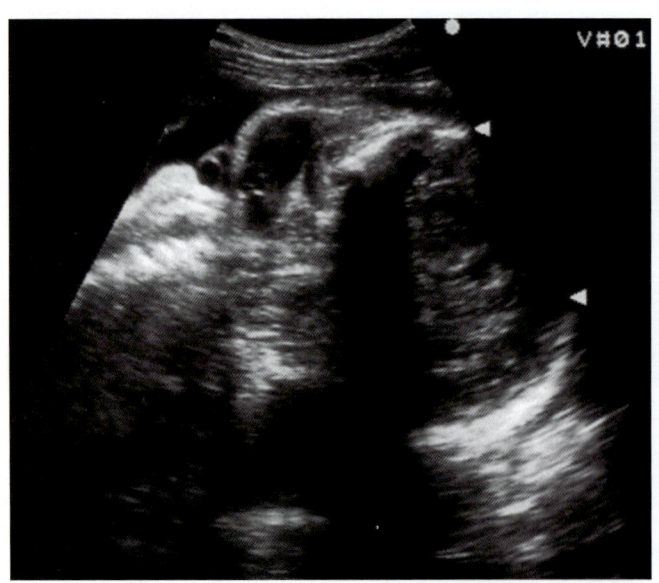

図12 片側性ヒグローマ（リンパ管腫）

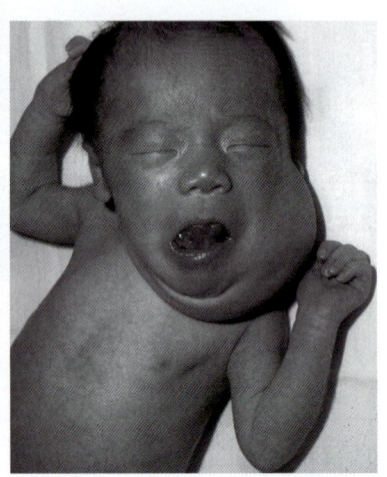

図13 ヒグローマ（リンパ管腫）

えられる（図12，13）。下顎部に生じた例の2次元超音波像，3次元超音波像，MRIおよび新生児所見を示す（図14，15）。

3．縮小・消失するヒグローマ

妊娠初期から後頭部ないし後頸部に出現し，超音波所見は予後不良なヒグローマに類似する。しかしある程度大きくなるとその後は次第に縮小・消失する（図16，17）。染色体異常の合併は少ないが，その他の種々の先天異常を伴っていることがある。

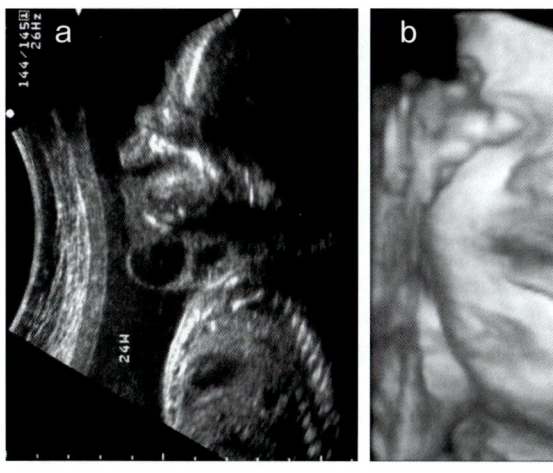

図14　リンパ管腫
a：2次元超音波，b：3次元超音波

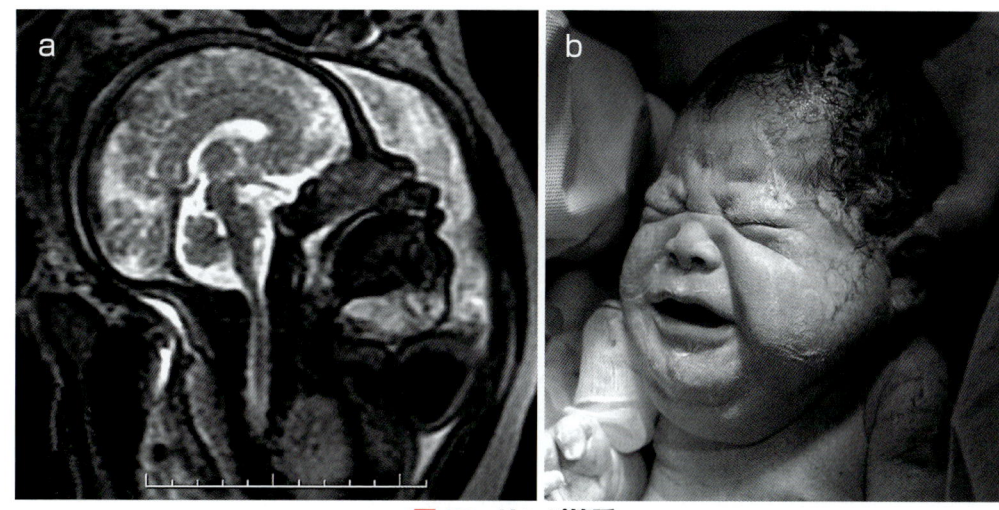

図15　リンパ管腫
a：MRI，b：新生児所見

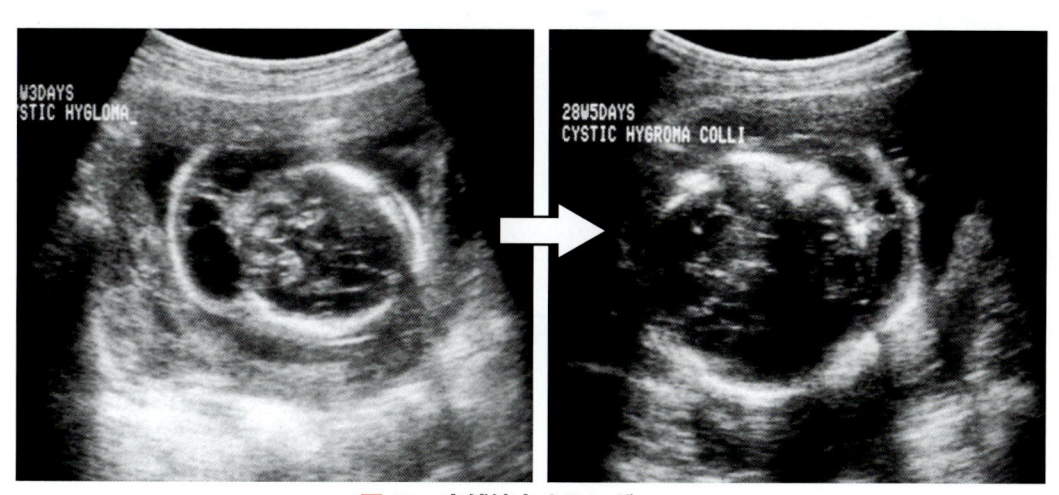

図16　自然縮小するヒグローマ

11●胎児の顔，頸部および腋下の異常

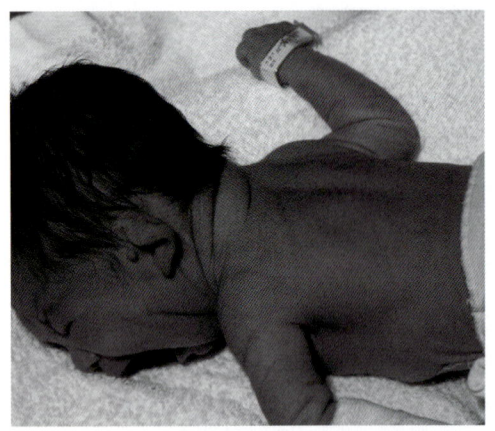

図17 ほぼ消失したヒグローマ

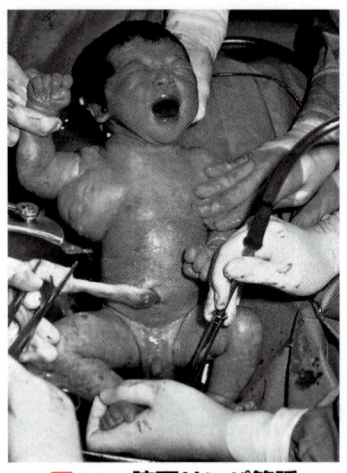

図19 腋下リンパ管腫

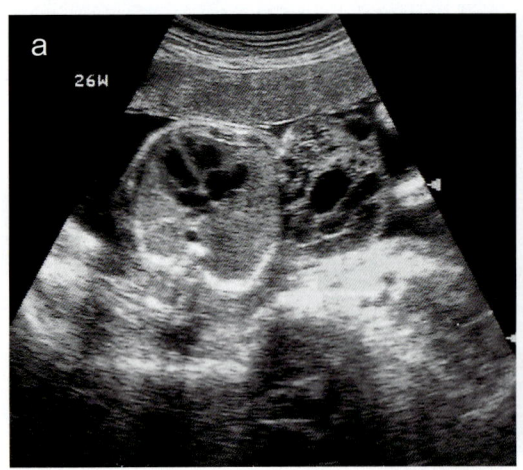

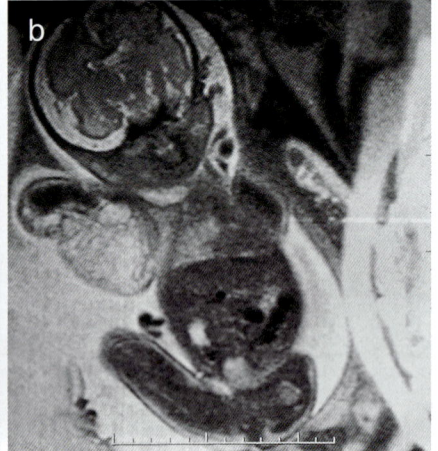

図18 腋下リンパ管腫
a：超音波，b：MRI

4 腋下の異常

　胎児の腋下に認められる異常としてはリンパ管腫があり，腋下から外方に発育した内部エコーのある腫瘤像を呈する．確定診断にはMRIが有用である（図18, 19）．

5 ヒグローマについて

　当科で経験した65例のヒグローマについて検討したところ，子宮内胎児死亡ないし人工流産を受けたものは49例，生存が16例であった．ヒグローマが出産まで存続したのは6例で，妊娠中に消失したのは9例，胎児水腫になった1例が早産して新生児期に死亡した（図20）．これら65例のうち染色体検査を行ったのは45例で，そのうち23例（51%）は染色体異常を伴っていた．その内訳は，およそ半数がターナー症候群，1/3がダウン症候群であ

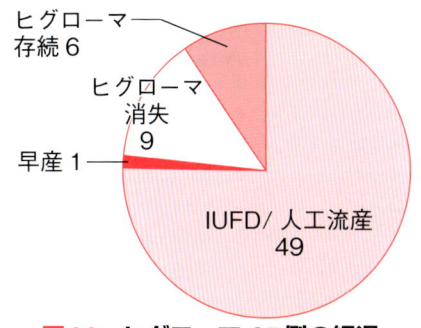

図20 ヒグローマ 65例の経過

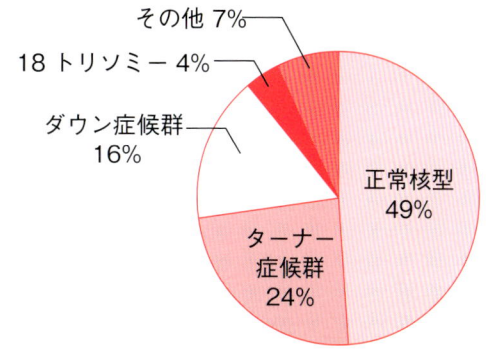

- ヒグローマ存続 6
- ヒグローマ消失 9
- 早産 1
- IUFD/人工流産 49

図21 ヒグローマにおける染色体異常

- その他 7%
- 18トリソミー 4%
- ダウン症候群 16%
- 正常核型 49%
- ターナー症候群 24%

表 出生例のヒグローマの転帰

CH存続	6例	5例 要治療
CH消失	9例	4例 合併症なし
		心奇形
		XY female
		Klippel-Feil症候群
		Turner症候群
		Noonan症候群

り，残りは18トリソミーなどが認められた（図21）。

　出生した16例のうち新生児死亡した1例を除くと，出生時まで片側のヒグローマが存続したものは6例であった。そのうち5例は手術などの治療を受け，残る1例は無治療で，いずれも生存している。一方，妊娠中にヒグローマが自然縮小・消失したものは9例で，4例は合併症を認めなかったが，その他の5例は何らかの合併症が存在した（表）。

　以上から嚢胞性ヒグローマの妊娠経過と生命予後について考察すると，全体の半数は染色体異常を有しており，それらは胎児水腫をきたして生命予後は不良である。片側性で出産まで存続するものは合併症のないリンパ管腫であり，予後は良好と考えられる。一方，妊娠中消失する場合は合併症に関する注意が必要であろうと考えられた。

6 おわりに

　胎児の顔，頸部および腋下の異常について解説した。顔面の異常として口唇裂は特に頻度が高い。妊娠中に顔面の異常が見られた場合，両親はかなり気にすることが多いので，小児科や形成外科，あるいは口腔外科などの専門医に出生後の治療の件を説明してもらうとよいであろう。その際3次元超音波で胎児の所見を両親や他科の医師に提示することは，事前のカウンセリングは当然必要だが，症例を選べば有用なことも少なくない。

　嚢胞性ヒグローマは胎児期に見られる異常として頻度の高い疾患であり，その予後は症例ごとに異なっている。染色体異常や胎児水腫の有無，嚢胞の位置，妊娠中の大きさの推移な

どに注意して評価することが重要である。

(長崎大学　増﨑英明)

● **文　献** ●

1) 増﨑英明：臨床産科超音波診断改訂 2 版，メディカ出版，大阪，2009

12 産科 Ⅲ．妊娠中後期（胎児）

胎児心臓の見方

1 胎児診断の現状と課題

　心疾患の頻度は従来から100人に1人と報告されている。しかし，この統計は生産児で診断された症例の統計であり，流産児や死産児は含まれていない。最重症例の多くは流産死産することが胎児診断の普及により明らかになってきた。したがって，胎児における心奇形の頻度は生産児の報告よりもはるかに多いと推定される。先天性心疾患はほかのどの先天異常よりも頻度が多い先天異常である。

　重症心疾患の治療技術の進歩により，多くの重症心疾患が救命できるようになってきた。動脈管依存性の心疾患では動脈管が閉鎖すると高度の低酸素血症や多臓器不全に陥り，手術自体のリスクを高めるとともに，救命できたとしても神経学的後遺症を残すことが少なくない。胎児診断症例ではプロスタグランジンE1（PGE1）による動脈管閉鎖の予防，バルーン心房中隔裂開術（BAS）など早期の治療介入が可能となり，合併症を防ぎ後遺症を減らすことが可能である。

　これまで先天性心疾患は，他の先天異常に比べて胎児診断が困難な先天異常とされてきた。しかしながら，近年，重症心疾患の胎児診断は急速に普及しつつある。欧米からのpopulation based studyでは，重症心疾患の半数以上が胎児診断されるようになってきた。当院でも胎児診断症例は年々増加している。我が国では先天性心疾患およびその胎児診断率の登録システムがないため，population based studyでの正確な胎児診断率は報告されていないが，当院における最新のデータによれば，生後1年以内に手術される重症心疾患のうち，約半数が胎児診断されている。最近3年間の胎児診断率を各心疾患別にみると，無脾症，左心低形成症候群では約70％，ファロー四徴症（TOF）では約50％，完全大血管転位20％以下であった。また，単独の総肺静脈還流異常の児診断率は極めて低率である。流出路，大動脈弓，肺静脈のスクリーニングが今後の課題である[1]。

2 胎児心スクリーニング（レベルⅠ）

　我が国における胎児心スクリーニングの普及をめざして，2006年に胎児心臓病研究会より胎児心エコー検査ガイドラインが作成された[2]。本稿ではガイドラインに従ってレベルⅠのスクリーニング法を解説する。

1. スクリーニングと精密検査の違い

　スクリーニング（レベルⅠ）とは，大多数の正常例の中から少数の異常例を"選び出す"ことである．1例ごとに正確な診断をつける精密検査（レベルⅡ）とは大きく異なる．また，スクリーニングは忙しい妊婦健診の合間に短時間で済ませなければならない．1例に十分な時間をとることのできる精密検査とはかけられる時間が違う．また，スクリーニングは心臓に詳しくない産科医や超音波技師でも実行可能でなければならない．精密検査には特殊な技術と経験が必要とされる．スクリーニングにとって最も大切な点は，異常例を見逃さない（＝偽陰性をなくす）ことである．そのためには，ある程度の偽陽性（正常例を異常とするエラー）は許容される．一方，精密検査にはあくまでも正確さが要求され，診断の誤りは許容されない．すなわち，スクリーニングに必要とされるのは簡便性，スピード，効率であり，一方，精密検査に必要とされるのはあくまでも正確性である．

2. レベルⅠの胎児スクリーニングの進め方

　見落としを可能な限り少なくするために大切なことは，一定の手順でスクリーニングを行うことである．"木を見て森を見ない"轍を踏まないために，まず全体の観察から始めて部分へと観察の範囲を狭めていく．また，その時点のスクリーニングで確認できたことと確認できなかったことをはっきりさせ，一定の書式で記録に残し，次回のスクリーニングにつなげることが大切である．

3. スクリーニングの対象

　母体疾患や薬物摂取，先天性心疾患（congenital heart disease：CHD）の家族歴など母体のハイリスク群だけを対象にしたスクリーニングが従来行われてきたが，心奇形のほとんどはローリスク群から出生する．母体ハイリスク群だけのスクリーニングは非効率的である．一方，発育不全（IUGR），心外奇形，羊水過多・過少などの胎児ハイリスク群のスクリーニングは，重症CHDが多くスクリーニングされるので効率がよい．しかし，この群から見つかる心疾患の多くが超重症例であったり，重篤な染色体異常や予後不良の心外奇形を合併しているため，手術適応にならないことも多い．近年，NT（nuchal translucency）が染色体異常のみならず心奇形を含む胎児異常のスクリーニングとして有用であることがわかってきた．欧米ではNTを活用したCHDのスクリーニングシステムが確立されている．しかし，我が国ではNTの計測はルーチンには行われていない．また，すべてのCHDがNTでスクリーニングされるわけではなく，全CHDの半数以下しかスクリーニングできないと推測されている．したがって，ガイドラインでも，母体や胎児のリスクによらず，すべての妊婦を対象に胎児心スクリーニングすべきと記載されている．

4. 回数と方法

　心臓のスクリーニングに使える時間は非常に短い．妊婦健診の限られた時間内で有効な胎児スクリーニングを行うには，毎回の健診でほんの一瞬心臓を"ながめる"やり方ではスクリーニングはできない．通常の健診では心臓はあえて見ない"勇気"も必要である．一定の週

数を決めてそのときに集中的に心臓を"観察"し，しっかりしたスクリーニングを行うほうが効率的である．現在妊婦健診で使用されている超音波の性能をもってすれば，妊娠18～20週頃には重症心疾患のほとんどがスクリーニング可能である．半月弁の狭窄疾患や房室弁の逆流疾患の一部は週数とともに形態異常が目立つこともあるので，30週頃にもう一度スクリーニングすることが望ましい．すなわち，すべての胎児を最低2回スクリーニングすることが勧められる．

　スクリーニングの精度を上げるには，超音波画像の質を高める必要がある．しかし，最新鋭で高機能の超音波機器を使えばスクリーニング率が向上するとはいえない．胎児心スクリーニングに使用する超音波機器およびプローブは，通常の妊婦健診で使い慣れたもので十分である．これらをうまく使いこなすことこそが大切である．

　小さくて速く動く心臓を観察するには，胎児心臓用の特別な条件設定が必要である．最近の超音波機器には胎児心臓用の条件があらかじめpresetされていることが多いので，是非とも活用したほうがよい．

　最近の超音波機器ではひとつのプローブで複数の周波数が選択できることが多い．観察の対象物が近くあり，小さい場合にはできるだけ周波数を高くして観察するほうがよい．対象が遠くあり，途中で超音波が減衰する場合は周波数を下げ減衰させない工夫が必要である．すなわち，週数が早い場合は周波数を上げ，週数が遅い場合や，腹臥位，羊水過多・過少の場合などは周波数を下げて観察するほうがよい．

　妊婦健診では明るい診察室内で超音波検査を行うことが多い．しかし，明るい場所で観察するには断層エコーのゲインは高めにせざるを得ない．ゲインを上げすぎると断層エコーもカラードプラも画質は落ちてしまう．手持ちの機器でできるだけ画質を高めるためには，室内の照明を暗くして，超音波のゲインを低めにするほうがよい．

　小さい心臓の内部を細かく観察するには画像の拡大（ズーム）が必要である．従来の機器では拡大すると必然的に画質が荒くなったが，最近の超音波機器の一部ではズームを用いるとむしろ画質がより鮮明になり，かつフレームレートを上げられるようになっている．したがって，ズームはできるだけ活用するほうが良い画像が得られる．

　レベルⅠのスクリーニングは断層エコーのみで十分可能であり，カラードプラは必ずしも必須ではない．しかしながら，房室弁逆流（エプスタイン病），半月弁狭窄（大動脈弁狭窄），malalignmentを伴わない心室中隔欠損，総肺静脈環流異常など，カラードプラでなければ観察できない重要な情報があることも事実である．妊婦健診に汎用される超音波機器にはカラードプラが可能な機種が多い．レベルⅠのスクリーニングでもカラードプラを活用することにより，スクリーニングにかかる時間の短縮とスクリーニング率の向上が期待できるので，できればカラードプラを使うことを推奨する[3]．

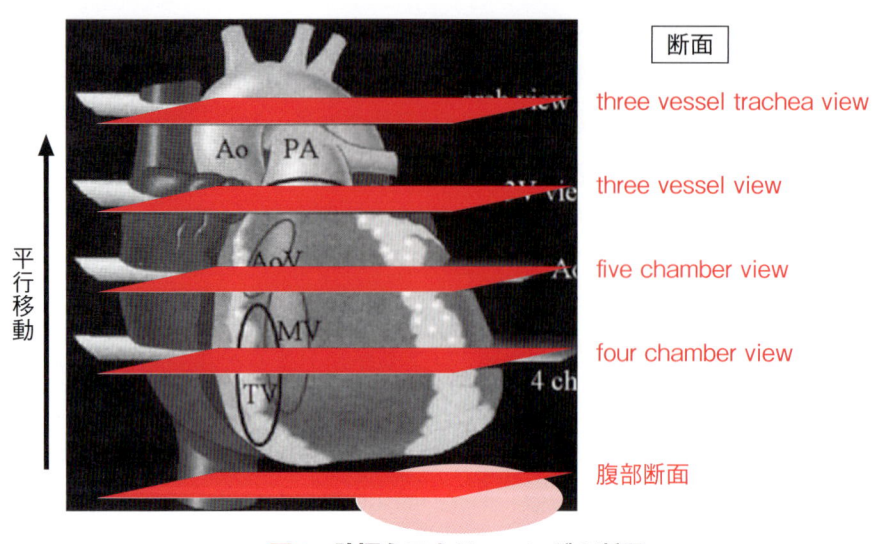

図1　胎児心スクリーニングの断面

5. レベルⅠのスクリーニングに必要な断面
1）胎児の左右の決定
　心臓や胃があるサイドを最初から左と決めてしまうような安直なやり方をしないことが大切である．胎児心臓病研究会で推奨する方法を示す．まず最初に胎児の脊柱の長軸断面を出す．胎児の頭がモニター画面の右側にくるように左右を変換するかプローブを持ち換える．ついでプローブを反時計方向に回転させて横断面を出す．背骨を見つけて，時計の文字盤をあてはめる．脊柱を12時とすると，3時の方向が左，9時の方向が右となる．

2）観察に必要な断面
　四腔断面だけのスクリーニングでは，CHDの半数しかスクリーニングできないといわれる．四腔断面だけでなく，心臓の下（腹部）から心臓の上（流出路，大血管）まで広い範囲を観察する．
　まず腹部断面から観察を始める．プローブの場所を頭側に少しずつ平行移動しながら，四腔断面，five chamber view，three vessel view，three vessel trachea viewと各断面を観察する（図1）．胎児が仰臥位をとっている場合は，平行移動以外に，プローブの場所は固定してプローブの角度を胎児の足側に倒す方法も推奨できる．
　各断面を飛び飛びの離れた平面として観察するのではなく，連続した立体と認識して観察する．胎児が小さくてよく動く場合は，検者がプローブを動かさなくともすべての断面が観察できることも多い．

6. レベルⅠのスクリーニングポイント
スクリーニングポイント1：胃が右にある
　正確に胎児の左右を決定した後，胃胞が左にあることを確認する（図2）．胃胞が右にある場合は内臓錯位または内臓逆位である．内臓逆位の10〜20%，内臓錯位のほぼ100%に心

図2 胃の位置，心臓の位置

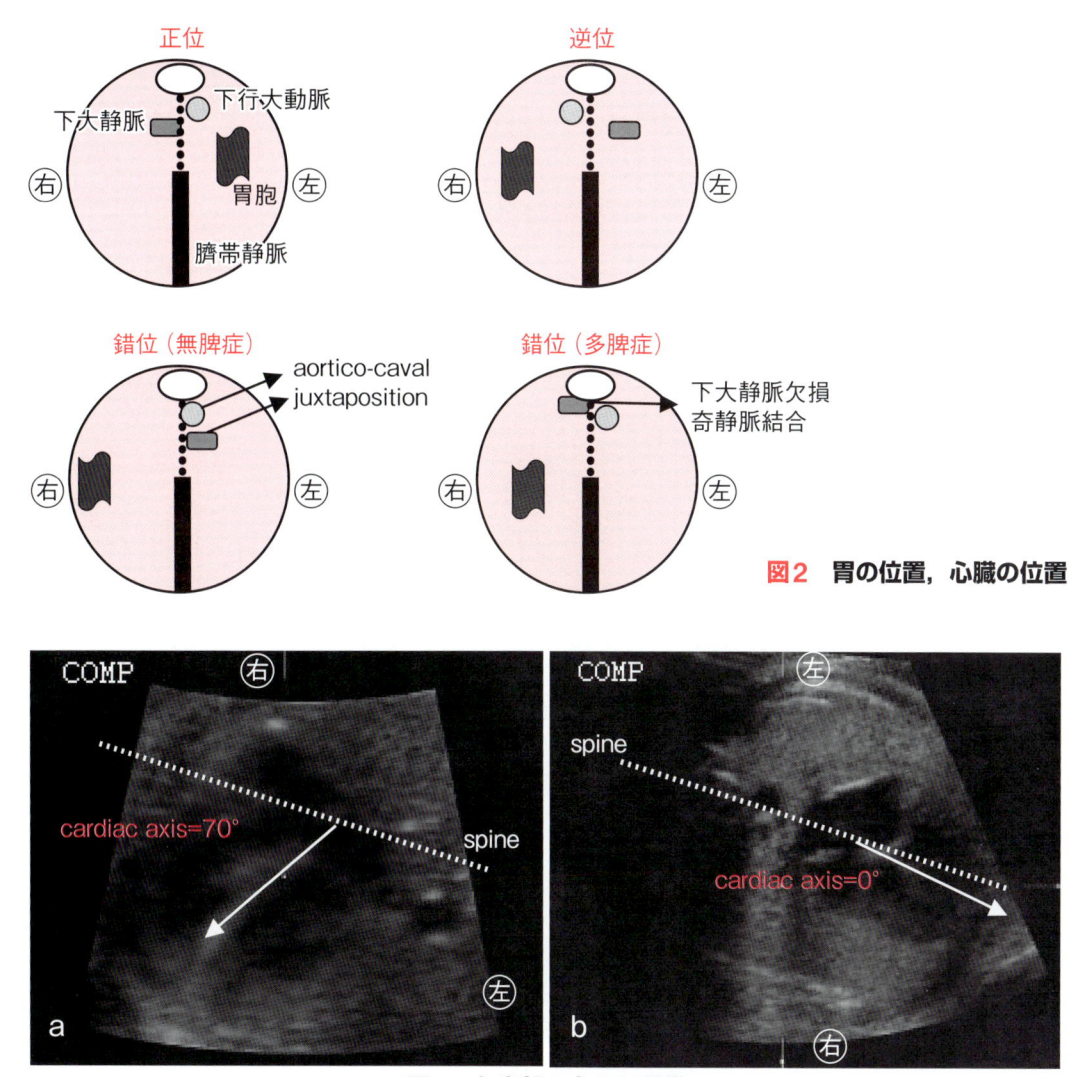

図3 心尖部の向きの異常
a：ファロー四徴症，b：修正大血管転位

奇形が合併することがわかっている。胎児診断された症例で見ると内臓錯位は内臓逆位の約4倍多い。したがって胃胞が右にあった場合，心奇形が合併している可能性が非常に高い。

スクリーニングポイント2：心尖部の向き（cardiac axis）が変位している

四腔断面で心尖部の向きを観察する。正常では心尖部が左斜め45±20度の方向を向いている。心尖部が右を向いている場合は内臓錯位や内臓逆位の可能性が高い。心尖部が正中を向いている場合は修正大血管転位の可能性がある。心尖部が正常よりも左を向いている場合はTOF，両大血管右室起始（DORV），総動脈幹症などの円錐動脈幹奇形の可能性がある（図3）。

スクリーニングポイント3：心臓の位置（P点）がずれている

心房中隔の最も後方の点（P点）が胸郭のほぼ中央にあることを確認する。心臓の位置を偏位させてしまうほどの呼吸器疾患，先天性横隔膜ヘルニア，先天性嚢胞性腺腫様肺奇形など

図4　P点の異常

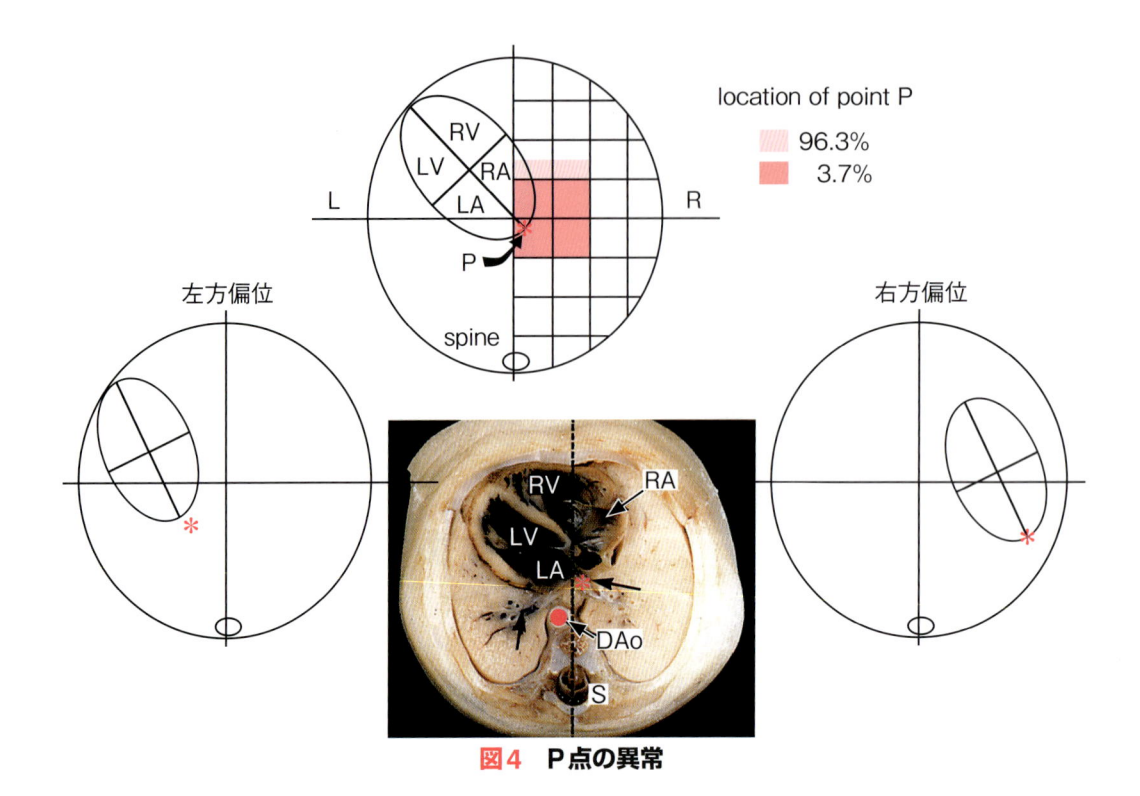

は出生直後から高度の呼吸不全で発症する．心臓の位置のずれから，このような重症の呼吸器疾患をスクリーニングすることができる（図4）．

スクリーニングポイント4：心臓が大きい

　生後1週間以内に入院する重症の先天性心疾患の約20％は，入院時のCTRが65％以上の心拡大を伴っていた．すなわち，心拡大は効率の良い先天性心疾患のスクリーニング法といえる．心拡大の評価法としては総心横径（TCD）とCTARがある．TCDが週数ミリより大であればCTARを計測する．CTARが40％以上の場合は精査に回すべきと考える．

　高度の心拡大をきたす先天性心疾患の多くは，エプスタイン病（図5）などの房室弁逆流を伴っていることが多い．胎児心拡大は，貧血，代謝異常，心筋症，動静脈シャントなどの心拡大をきたす先天性心疾患以外の疾患のスクリーニングにも役立つ．また，心拡大は肺低形成のスクリーニングにも役立つ．

スクリーニングポイント5：センターラインに欠損がある

　センターラインは受精後4〜5週頃に形成される．センターラインを観察することにより単心房，単心室，心内膜床欠損，大きな心室中隔欠損症（VSD）（図6）などが簡単にスクリーニングできる．また，多くの複雑な先天性心疾患はセンターラインの異常を伴っている．センターラインの異常を手がかりにして，複雑な先天性心疾患のスクリーニングが可能になる．

　センターラインが画面の垂直方向にある場合，超音波がうまく反射しないため実際のセンターラインよりも薄く見える．特に膜様部の心室中隔はもともと厚さが薄いため，artifact

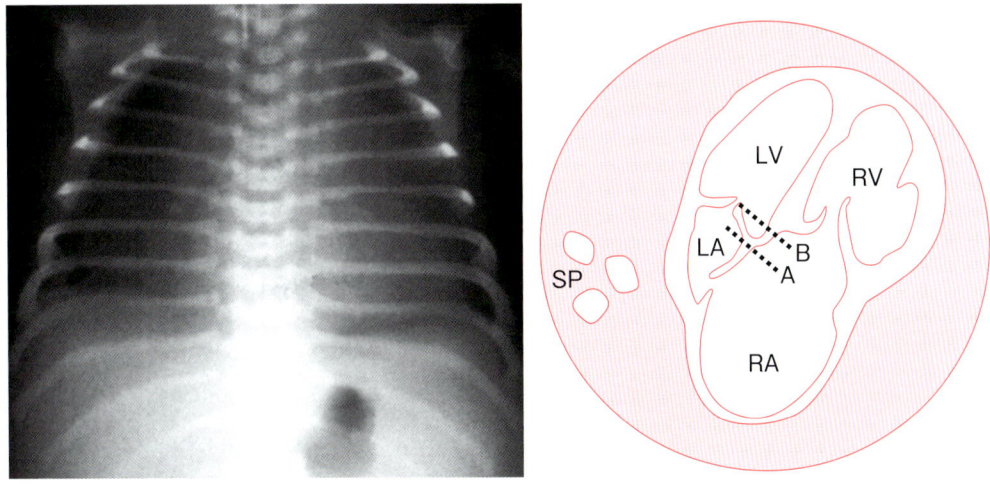

図5　心拡大（エプスタイン病）

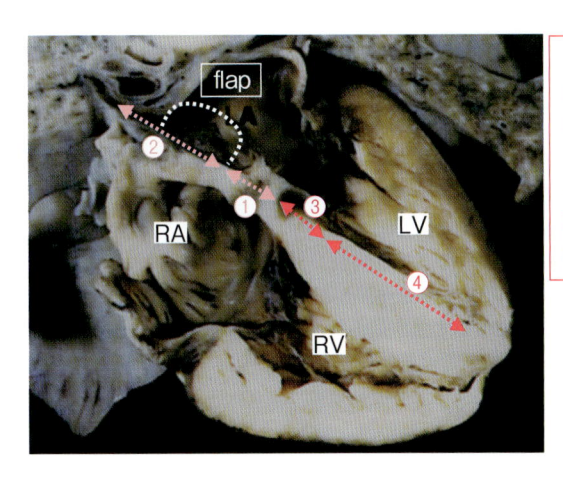

図6　四腔断面の構造

心房中隔
①一次中隔
②二次中隔

心室中隔
③膜様中隔
④筋性中隔

として欠損しているように観察されVSDと紛らわしいことがある．そのような場合，センターラインを画面の水平方向に持ってくれば，超音波がセンターラインでうまく反射し，artifactと区別が容易にできる．センターラインがなるべく水平方向にくるように，母体腹壁上でプローブの位置を工夫することが大切である．

スクリーニングポイント6：左右のアンバランスがある

センターラインを中心として心臓はほぼバランスが取れた形をしている．異常を発見する方法として，左右の心房・心室の大きさ，壁の厚さ，壁の収縮性を比較し，左右のアンバランスを観察する．左右のアンバランスがあれば流入部の狭窄疾患や流出部の狭窄疾患を疑って，スクリーニングを進める．四腔断面では流出路の異常そのものは観察できないが，左右のアンバランスから流出路の異常の存在を疑って，スクリーニングを進めることができる．

左心系が小さければ，総肺静脈還流異常，卵円孔狭窄，房室弁の狭窄や閉鎖（僧帽弁閉鎖），半月弁の狭窄や閉鎖（大動脈狭窄/閉鎖），大動脈弓の異常（大動脈縮窄症（COA），大動脈弓

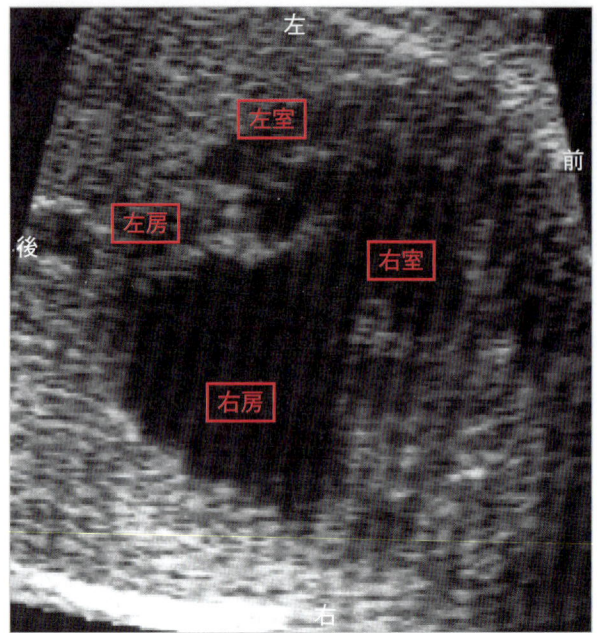

図7 左心系が小さい

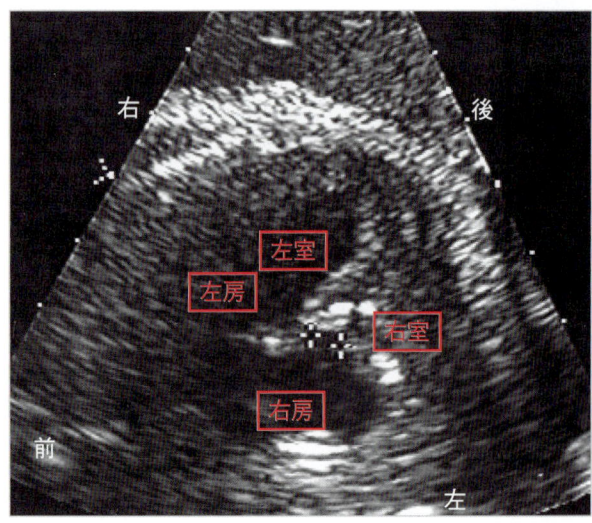

図8 右心系が小さい
右室肥大と右室内腔の狭小化

離断)などがスクリーニング可能となる。左心低形成症候群(HLHS)は左心房，左心室が非常に小さいため，四腔断面で容易にスクリーニングできる先天性心疾患である。また，five chamber view，three vessel view，three vessel trachea viewでは小さな大動脈〜上行大動脈〜大動脈弓，大きな肺動脈，動脈管から容易に診断ができる(図7)。

　右心系が小さければ，三尖弁閉鎖，半月弁の狭窄や閉鎖(肺動脈狭窄/閉鎖)(図8)，などがスクリーニング可能となる。肺動脈閉鎖は右心室が小さいため，四腔断面で容易にスクリーニングできる先天性心疾患である。また，five chamber view，three vessel view，three vessel trachea viewでは小さな肺動脈，細い動脈管，大きな大動脈，大動脈弓から容易に

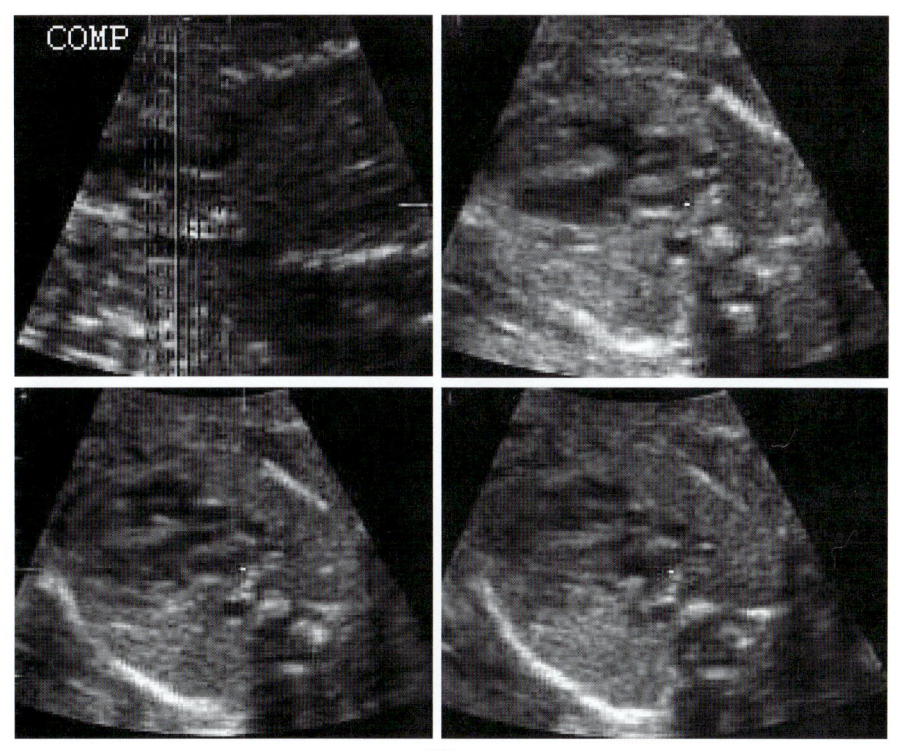

図9
心室中隔と大動脈前壁が一直線になっていない

診断ができる。

スクリーニングポイント7：心室中隔と大動脈前壁がつながらない

　five chamber viewでは心室中隔から大動脈前壁までのつながりを確認する。大動脈弁直下の心室中隔に欠損口（流出路のVSD）がないかどうかを確認する。大動脈弁直下にVSDがあり，大動脈前壁が前方にずれていたら，TOF（**図9**）の可能性が高い。逆に大動脈前壁が後方にずれていたらCOAの可能性が高い。

スクリーニングポイント8：three vessel viewで3血管のサイズが大中小の順になっていないこと，並び方が一直線になっていないこと

　three vessel viewの観察ポイントとしては，3血管のサイズが肺動脈＞大動脈＞上大静脈の順番であること，肺動脈，大動脈，上大静脈が左前から右後ろに向かって一直線に並んでいることの2点である。肺動脈が大動脈と同じか小さい場合は肺動脈狭窄/閉鎖を考える。大動脈が肺動脈の2/3以下の場合大動脈狭窄/閉鎖を考える。一直線に並んでいない場合はTOFやDORVの可能性がある（**図10**）。

スクリーニングポイント9：2本の大血管が交差しない，左室から出る大血管がすぐ二又に分かれる

　VSDや肺動脈狭窄を伴わない単独の完全大血管転位症（simple TGA）は，胎児スクリーニングが最も難しい先天性心疾患のひとつである。四腔断面には全く異常がなく，流出路の大

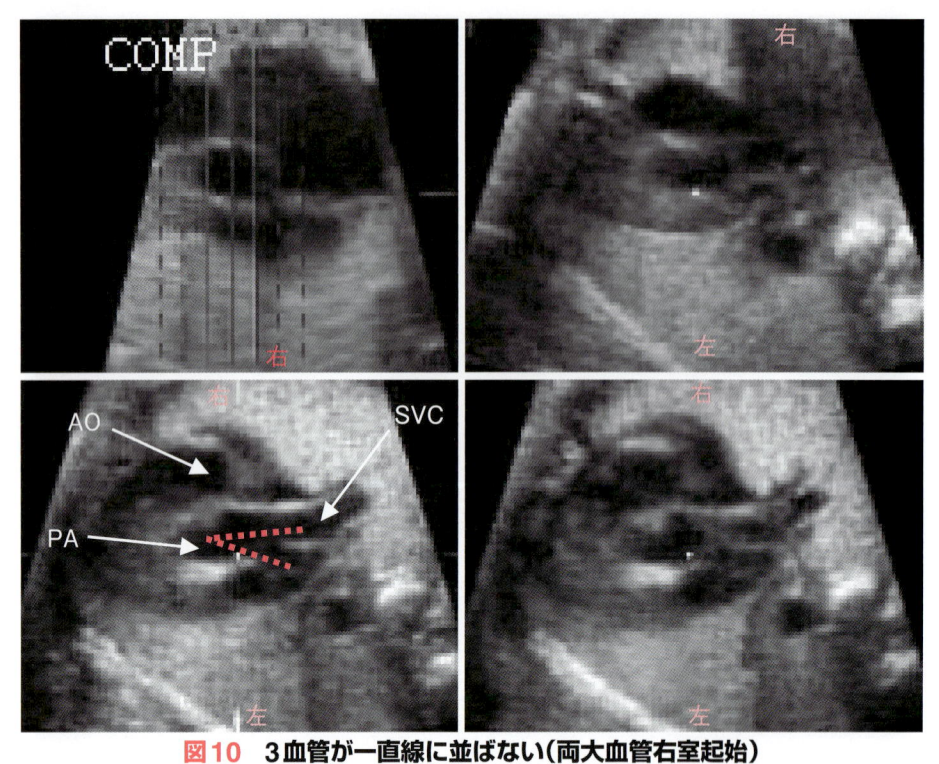

図10 3血管が一直線に並ばない（両大血管右室起始）
肺動脈（PA）が後方へ下がり，大動脈（AO）が前方へずれているため一直線に並んでいない。

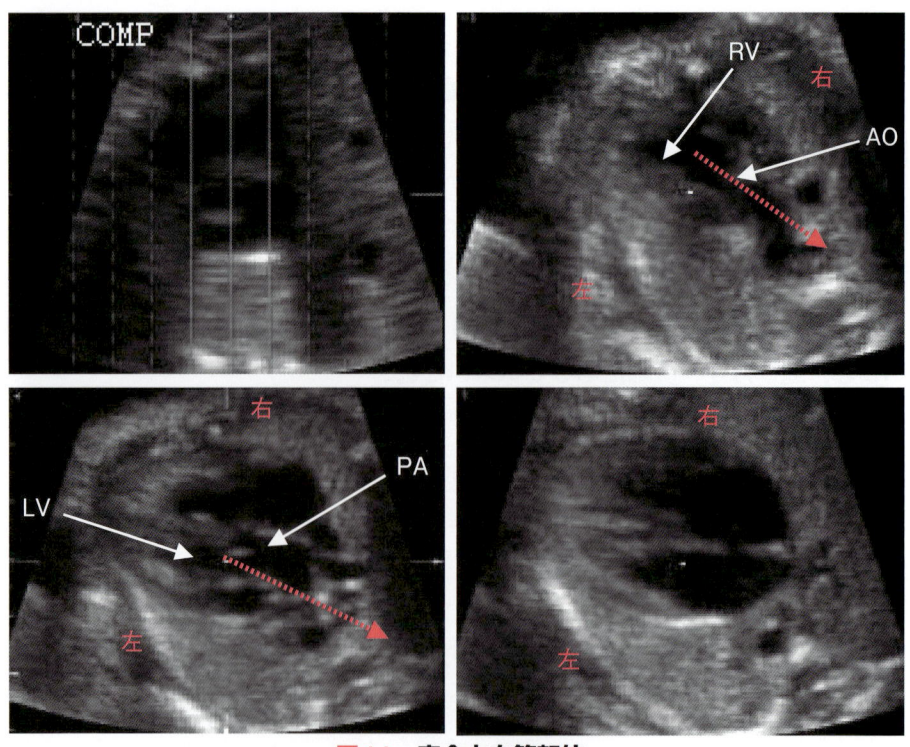

図11 完全大血管転位
大動脈と肺動脈が平行に走っている。

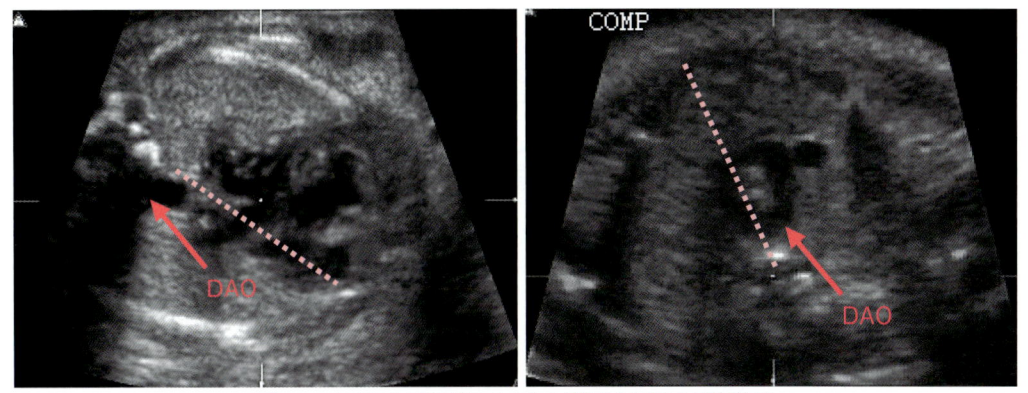

図12 下行大動脈(DAO)の位置(右側大動脈弓)
DAOが脊柱の右方にある

きさにも異常がない。他の先天性心疾患のスクリーニングに使えるこのようなスクリーニングポイントが，simple TGAでは役に立たない。

2つの大血管は正常では2本の大血管が立体交差するため同一の断面で同時に観察されることはない。もし，同一の断面上で2本の大血管が平行に走行していたら，完全大血管転位（TGA）と診断される。もうひとつのスクリーニング法は，左室から出る大血管がすぐ二又に分かれること，すなわち左室から肺動脈が出ることを見つけることである（図11）。

スクリーニングポイント10：4CVより上の断面で下行大動脈が脊柱の右前にある（図12）

正常では4CVより上の断面で下行大動脈が脊柱の左前にある。もし，右前にある場合右側大動脈弓の可能性が高い。右側大動脈弓のほとんどはファロー四徴症などの心内奇形または血管輪などの血管奇形を合併している。これらの疾患をスクリーニングする上で非常に役立つ。

（神奈川県立こども医療センター　川瀧元良）

文献

1) 川瀧元良，西畠　信，里見元義：心疾患の胎児診断―現状と展望．日児誌 105：949-953，2001
2) 里見元義，川瀧元良，西畠　信，他：胎児心エコー検査ガイドライン．日本小児循環器学会雑誌 22：591-613，2006
3) 川瀧元良：胎児心エコー診断へのアプローチ，メジカルビュー社，東京，2004
4) Kawataki M, Toyoshima K：Fetal cardiac screening by three- and four-dimensional ultrasound. The Ultrasound Review of Obstetric and Gynecology 2006：2（0）1-6，2006
5) 川瀧元良，千葉敏雄，石井徹子：胎児心エコー検査：三次元，四次元エコー診断（3D/4Dエコー）小児科診療 70：205-214，2007

13 胎児胸腹部の異常

産科　Ⅲ. 妊娠中後期（胎児）

1 はじめに

　胎児胸腹部の疾患（異常）は，胎児心奇形を除いても多岐にわたる．しかし，特徴的な超音波所見と疾患の基本概念を理解できれば，鑑別はそれほど困難ではない．本章では，代表的な疾患の超音波所見と疾患の特徴を解説する．

2 胎児胸部の異常

　心奇形を除く胎児胸部の異常は，胸水および胸腔内の占拠病変（腫瘍など）が代表である．腹部と異なり肋骨の存在があることで胸郭の大きさが変化しないため，胸腔内に病変が存在すると，肺および心臓のサイズと位置が変化すること（偏位）がポイントである．

1. 胎児胸水（図1）

　胎児胸郭に水がたまったものが胎児胸水であり，その原因により原発性と続発性に分類される．片側にのみ胸水が貯留するものと両側に貯留するものがある．胸水の量が増加すると肺や心臓を圧迫し，胸腔内圧が上昇することにより二次的に循環不全や心不全をきたすことがある．また，妊娠の早い週数から長期間胸水が貯留することで肺低形成のリスクにもなりうる．超音波検査では，胸腔内に肺を取り囲むように胸水が低輝度（無エコー）に描出されるため，診断は容易である．

1）原発性

　原発性胎児胸水は大部分がリンパ液が貯留する乳糜胸水である．片側性のことも両側性のこともある．自然に軽快するものもあるが，大量貯留により循環不全および心不全をきたし胎児水腫へと悪化することもある．

2）続発性

　続発性胎児胸水のほとんどは両側性であり，ウイルス感染（サイトメガロウイルス感染，トキソプラズマ感染など）や心不全などによる胎児水腫の症状としての胎児胸水などが代表である．ウイルス感染による胎児胸水の一部は自然に軽快することもあるが，大部分の続発性胎児胸水は原疾患が良くならない限り自然消失することはまれである．

　肺分画症に合併する続発性胎児胸水では両側性のみならず片側性の胎児胸水も存在し，自然軽快例もある．

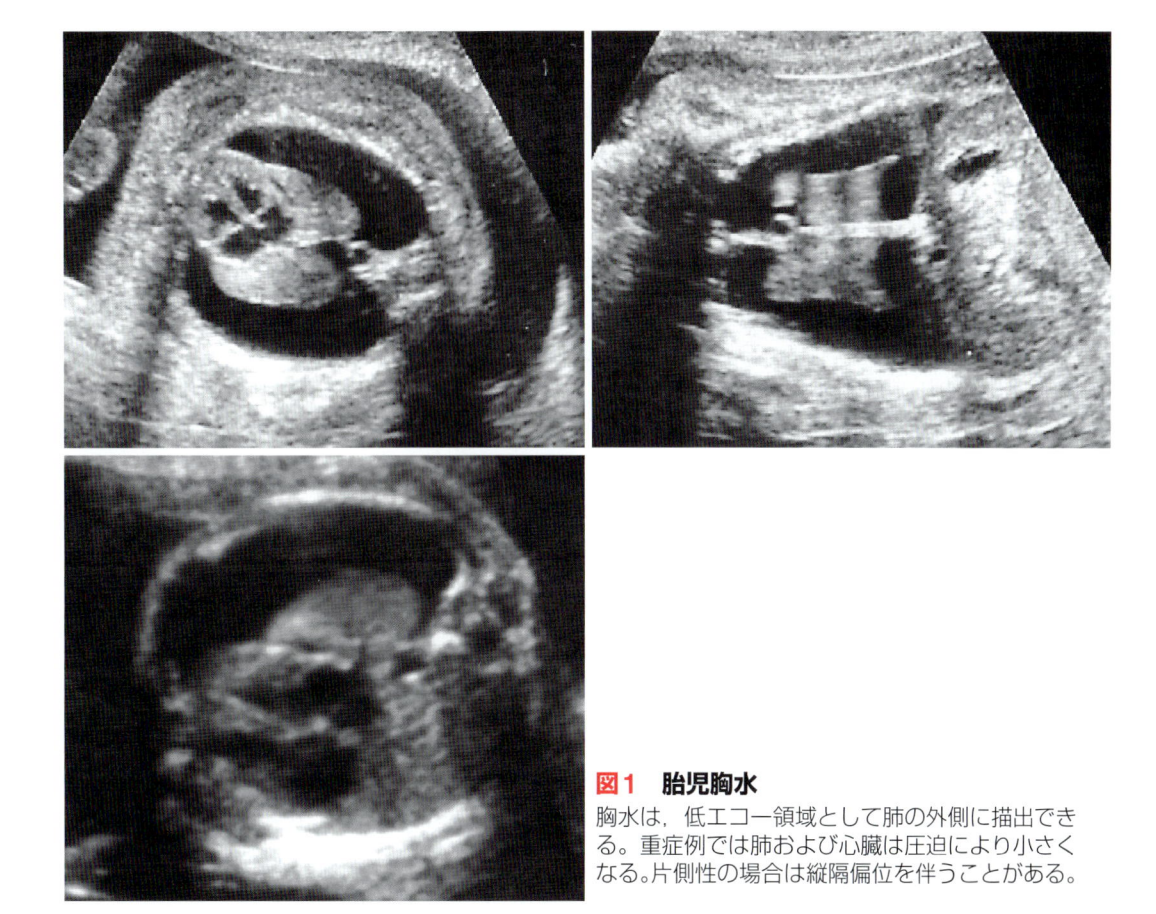

図1 胎児胸水
胸水は，低エコー領域として肺の外側に描出できる。重症例では肺および心臓は圧迫により小さくなる。片側性の場合は縦隔偏位を伴うことがある。

2. 胎児胸腔内占拠病変

　胸腔内に通常存在する臓器（肺，心臓，胸腺など）以外の臓器や腫瘍（腫瘤）などが存在することで，肺や心臓を圧迫することがある。通常は片側の胸腔内に病変があることが多いため，心臓や肺の偏位を伴うことが多い。横隔膜ヘルニア，先天性肺嚢胞性腺腫様奇形（congenital cystic adenomatoid malformation of lung：CCAM），肺分画症，縦隔奇形腫などが存在する。

1）横隔膜ヘルニア（図2）

　横隔膜に先天的な欠損があり，そこから腹部臓器（胃や小腸，肝臓など）が胸腔内に脱出している疾患。左横隔膜ヘルニア（ボホダレック孔ヘルニア）が多いが，右横隔膜ヘルニアもある。超音波検査では，心臓の四腔断面において心臓が偏位（左横隔膜ヘルニアなら心臓の右方偏位）し，胃胞（不定形の低エコー領域）や小腸（高輝度から低輝度の混ざったエコー像）が描出される。横隔膜弛緩症との鑑別が困難な症例も存在する。

2）CCAM（図3）

　肺の形成異常であり，多数の嚢胞を伴う肺の病変であり，細気管支上皮の腺腫様増殖を特徴とする。嚢胞の性状により3つのタイプに分類（Stoker分類）される。Ⅰ型：2 cm以上の

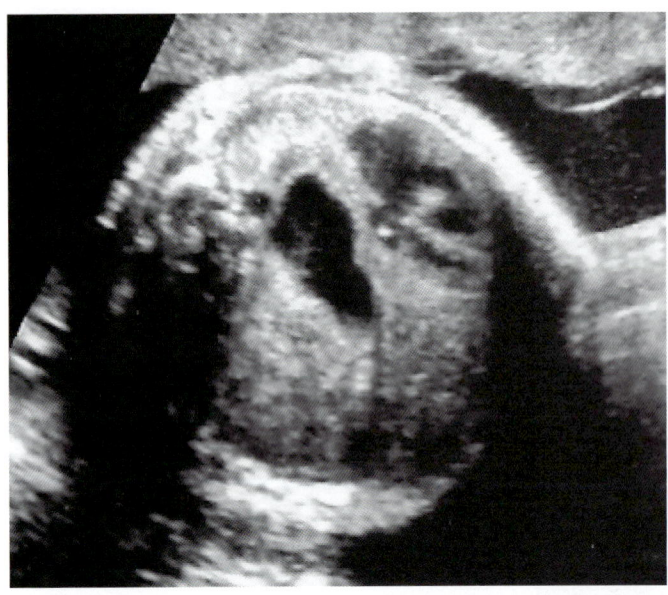

図2 横隔膜ヘルニア
胎児の四腔断面において，胃胞と消化管像を認める。また，心臓は右方に偏位している。

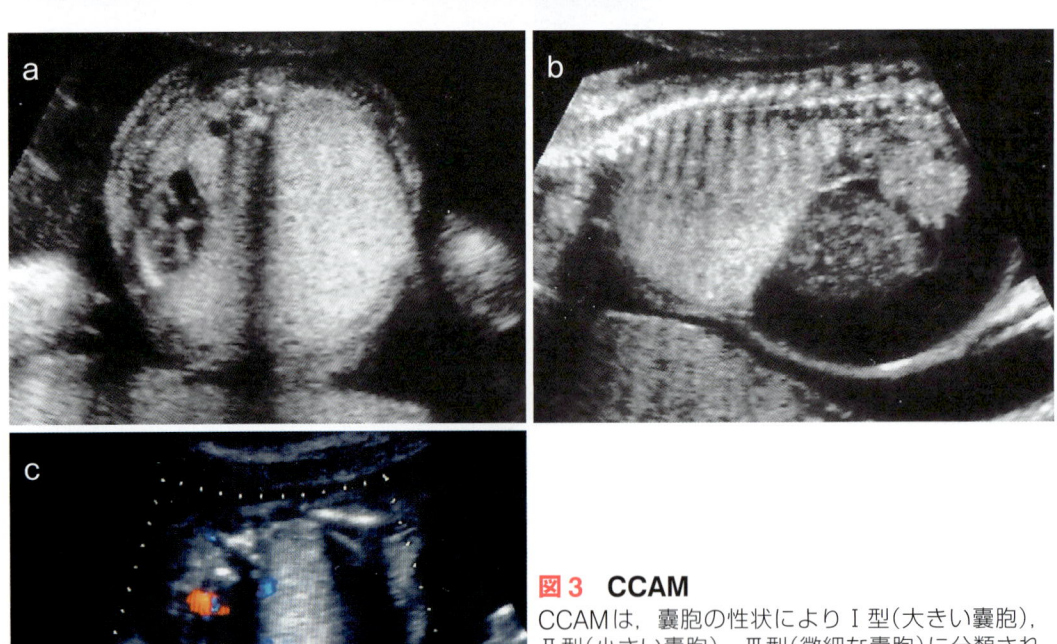

図3 CCAM
CCAMは，嚢胞の性状によりⅠ型（大きい嚢胞），Ⅱ型（小さい嚢胞），Ⅲ型（微細な嚢胞）に分類される。Ⅲ型では高輝度な均一の病変として描出されるため，肺分画症との鑑別が困難なことがある。栄養動脈が肺動脈から分岐していることが鑑別の手助けとなる。図3はいずれもCCAMⅢ型である。微細な嚢胞のため，超音波では高輝度に描出される（a, b）。栄養血管は肺動脈より分岐する（c）。

大きい嚢胞からなる，Ⅱ型：多数の小さい嚢胞（通常は1cm以下）からなる，Ⅲ型：微細な嚢胞（通常は5mm以下）からなる。Ⅰ型およびⅡ型では，胸腔内に嚢胞性病変を認めるため診断は比較的容易である。嚢胞性病変の大きさによっては心臓や縦隔の偏位を伴う。Ⅲ型は均一な高輝度領域として描出されるため，Bモード画像のみでは後述する肺分画症との鑑

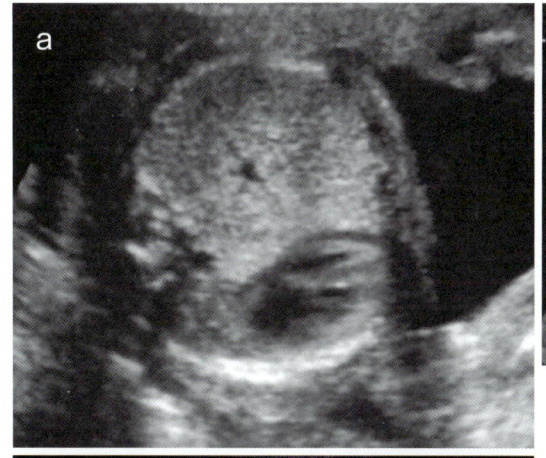

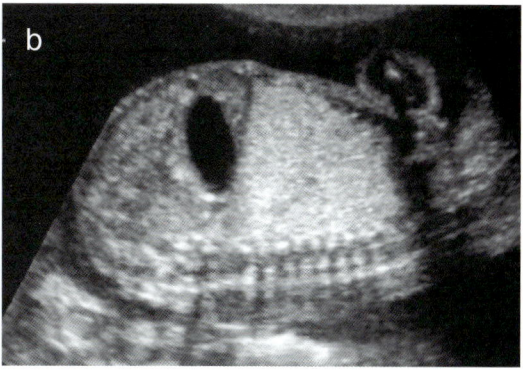

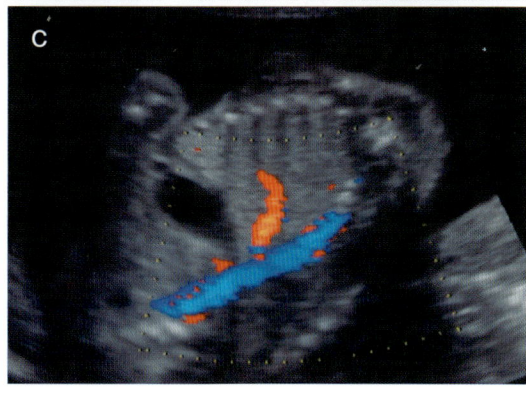

図4　肺分画症
高輝度な均一の病変として描出される。大きいものでは縦隔の偏位を引き起こす（a、b）。肺分画症の栄養血管は大動脈より直接分岐する（c）ことで、CCAM Ⅲ型と鑑別できる。

別が困難である。CCAMの栄養血管は肺動脈から分岐するが肺分画症の栄養血管は大動脈から直接分岐することで、鑑別が可能である。

CCAMは妊娠経過とともに自然に退縮することがある。

3）肺分画症（図4）

正常な肺組織とは分画された肺の発生異常であり、肺葉内肺分画症と肺葉外肺分画症に分類できる。超音波検査では均一な高輝度もしくは肺と同程度の輝度で描出されるため、小さいものでは診断が困難である。大きいものでは縦隔や心臓の偏位をきたす。大動脈から直接分岐する栄養血管によりⅢ型のCCAMとの鑑別が可能である。

胸水を合併することがある。また、CCAMと異なり自然退縮はしない。

3　胎児腹部の異常

胎児腹部の疾患（異常）は、発生部位別では、消化管疾患、腹壁異常、泌尿生殖器系異常などに分類される。形態的には囊胞性の病変をとることが多い。特に消化管疾患や尿路系の異常では羊水過多・過少などの羊水量の異常を合併することが多い。

1. 消化管閉鎖

消化管の閉鎖部位により羊水過多の程度と腹腔内の囊胞の数が異なるため、消化管閉鎖（狭

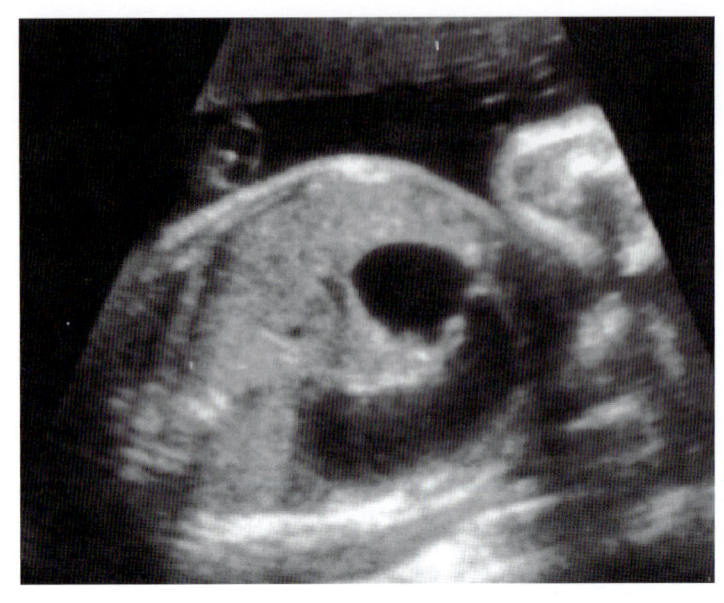

図5 十二指腸閉鎖
十二指腸の閉鎖により，拡張した胃胞と十二指腸が描出できる（double-bubble sign）。

窄)の部位診断の手助けとなる。羊水過多は28週前後頃から出現することが多い。

1）食道閉鎖

食道レベルでの羊水通過障害を認めるため羊水過多の程度は重い。胃胞は見えないか小さい（気管食道瘻を認めるタイプでは胃胞は小さいが見えることが多い）ことが特徴である。上部食道が盲端で終わり，下部食道が気管につながっているGross C型が最も多い。

2）十二指腸閉鎖（図5）

十二指腸が狭窄および膜様閉鎖などにより羊水の通過障害を起こすため，羊水過多を伴うことが多い。典型的な超音波像はdouble-bubble signとして表現され，胃および十二指腸の拡張が認められる。

3）小腸閉鎖（図6，7）

小腸レベルでの狭窄および閉鎖による通過障害である。胃・十二指腸に加えて小腸の拡張像も認める。より口側での通過障害である空腸閉鎖のほうが回腸閉鎖に比較して羊水過多を合併する頻度が高い。超音波検査では胎児腹部のmulti-bubble signとして描出されるが，空腸閉鎖より回腸閉鎖のほうが囊胞の数が多い。

まれに，胎児腹部のmulti-bubble signと羊水過多を呈するが，小腸閉鎖と鑑別が困難な疾患に，小腸にまで病変が及ぶヒルシュスプルング病（図8）やクロル漏出性下痢症（図9）がある。胎児期での小腸閉鎖との鑑別は困難である。

4）胎便性腹膜炎（図10，11）

小腸閉鎖や軸捻転などにより小腸の拡張や腸穿孔を起こし，胎児期に無菌性の腹膜炎を起こした病態である。胎児期の超音波像はその時間経過や病状により多彩である。

図10に同一症例の時間経過とともに消化管閉鎖から小腸の部分的拡張，腹水を呈した症

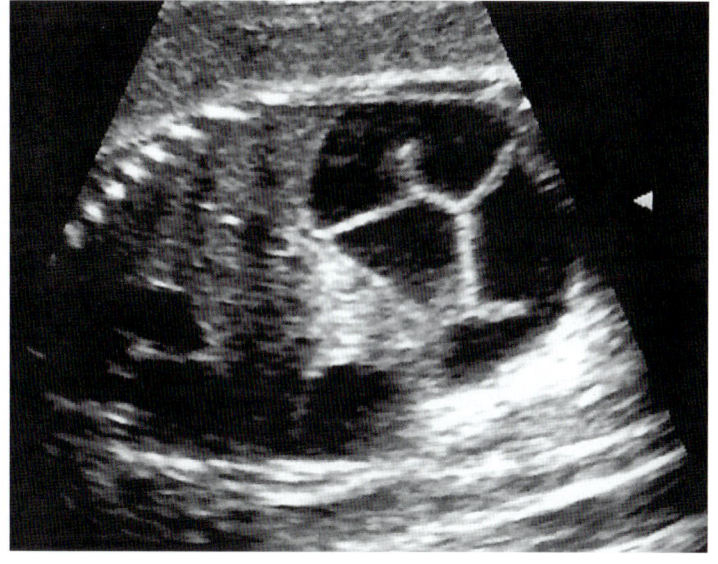

図6 空腸閉鎖
空腸閉鎖では閉鎖の部位により数個から多数の消化管拡張像（multi-bubble sign）として描出される。

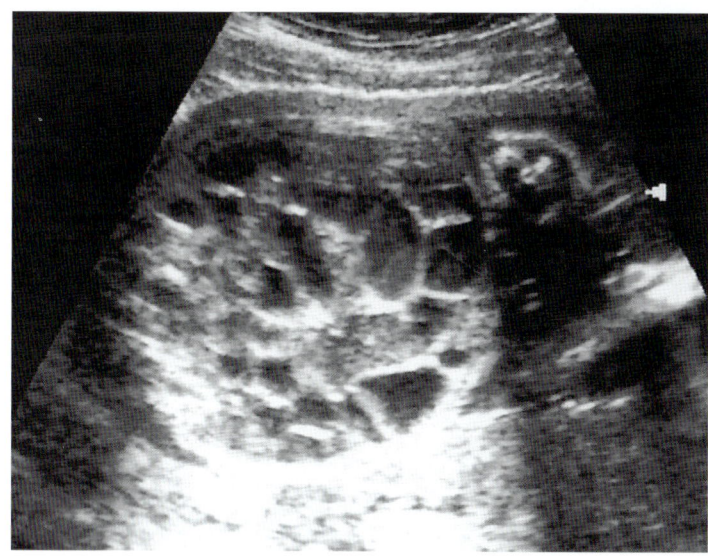

図7 回腸閉鎖
回腸閉鎖は空腸閉鎖より閉鎖部位が肛門側のため，多数の拡張した消化管像として描出される。閉鎖部位によっては羊水過多症を伴わないこともある。

例の超音波像を示す。時間経過とともに多彩な超音波像を呈している。巨大囊胞性胎便性腹膜炎（giant cystic meconium peritonitis）では囊胞内の液体成分が鏡面形成を呈することもある（図11）。

5）小腸軸捻転（図12）

小腸軸捻転を胎児期に引き起こした場合，超音波検査で，生後と同様な渦巻き状の消化管像（whirlpool sign）を認めることがあり診断の手助けとなる。

2．腹壁異常

腹壁の形成異常により腹部臓器（消化管や肝臓）が体外に脱出した状態であり，腹壁破裂と臍帯ヘルニアに分類される。

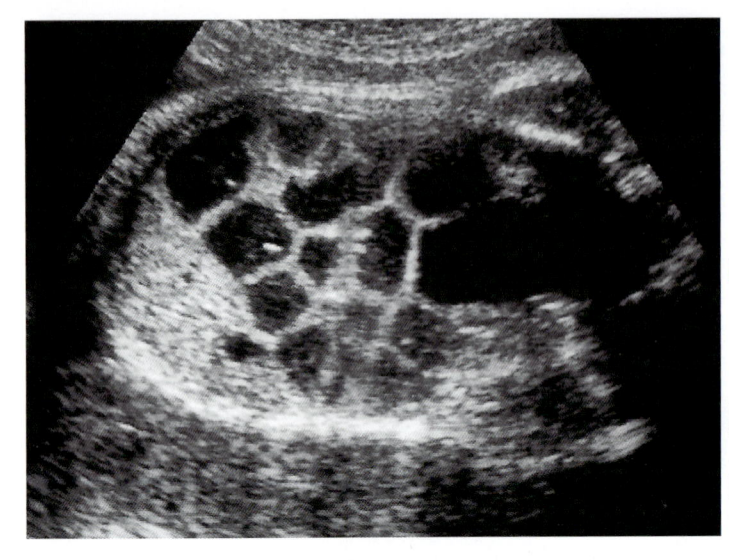

図8 小腸まで病変が及ぶヒルシュスプルング病（広範囲無神経節症）
ヒルシュスプルング病の中でも小腸まで病変が及ぶ広範囲無神経節症では，機能的に小腸閉鎖と同様の胎児超音波所見（multi-bubble sign，羊水過多）を呈することがある。

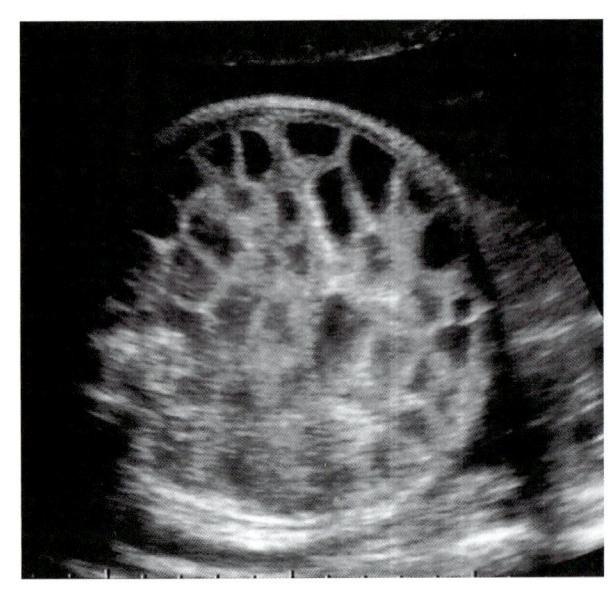

図9 クロール漏出性下痢症
まれな疾患であるが，クロール漏出性下痢症も小腸閉鎖と同様なmulti-bubble sign（honeycomb sign）と羊水過多を呈する。

1）腹壁破裂（図13）

腹壁の破裂孔より小腸などが直接胎外へ脱出している。母親は若年者が多く，他の合併奇形を認めることはまれである。超音波検査では脱出腸管が直接羊水腔内に描出されるため診断は比較的容易である。経過とともに消化管壁の浮腫などを認めることがある。臍帯の右側に破裂孔があることが多い。

2）臍帯ヘルニア（図14）

脱出臓器がヘルニア囊に包まれている。染色体異常や心奇形など，他の合併奇形を伴うことが多い。

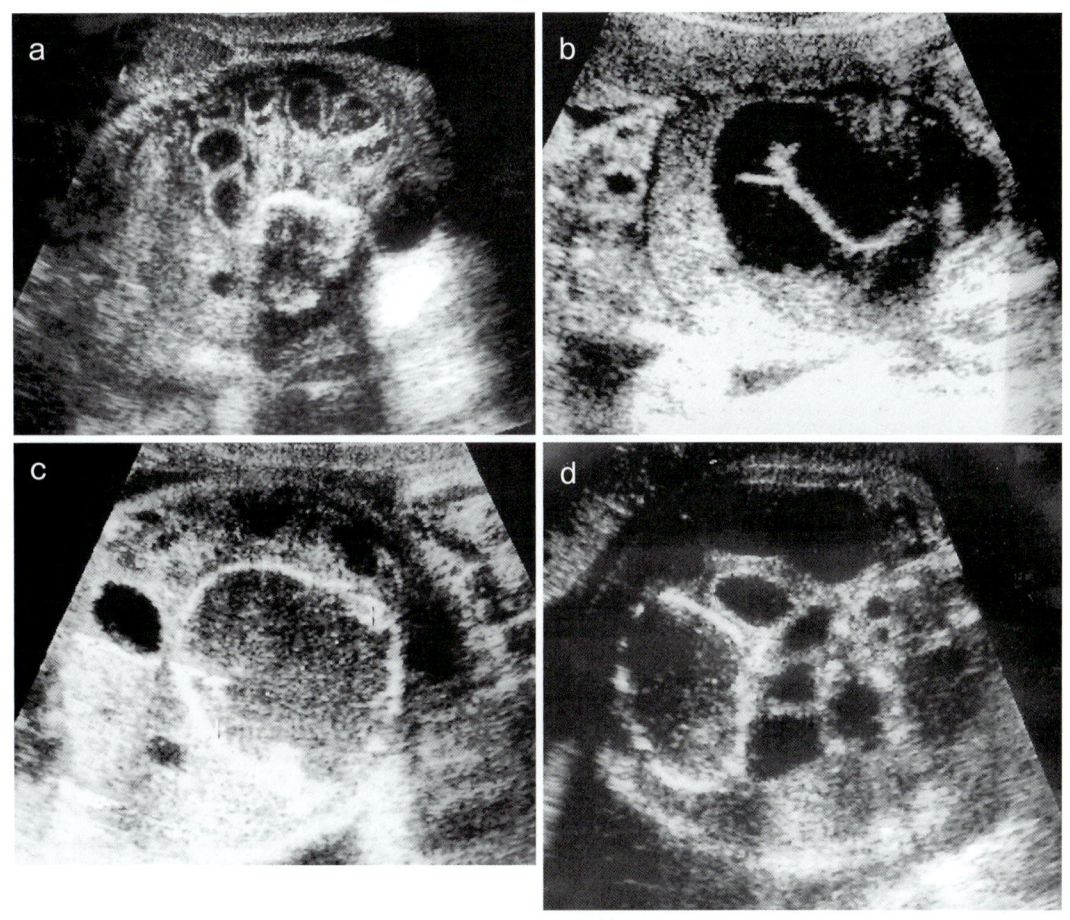

図10 胎便性腹膜炎（時間経過）
同一症例の時間経過を示す。小腸閉鎖における腸管拡張（a）が、一部の小腸の拡張（b）となり、その後、消化管穿孔から腹水が出現（c, d）した。消化管壁も輝度が高く、胎便性腹膜炎の典型的な超音波所見である。

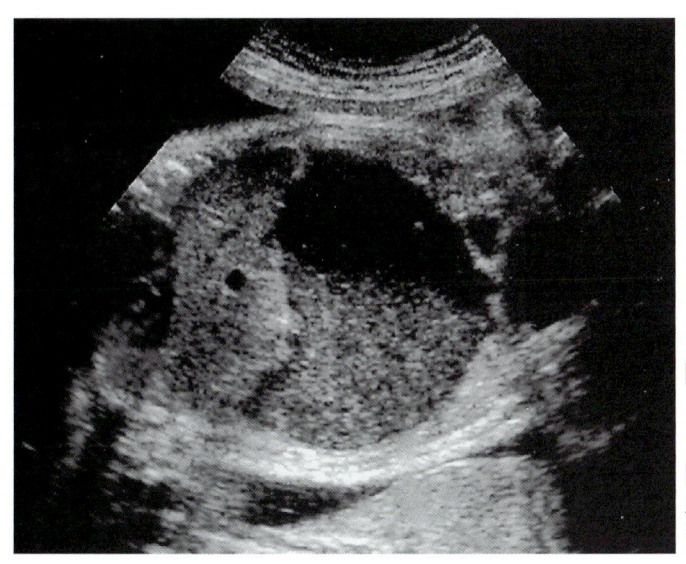

図11 巨大囊胞性胎便性腹膜炎（giant cystic meconium peritonitis）
巨大囊胞性胎便性腹膜炎の超音波所見。巨大囊胞内に鏡面形成像も確認できる。

13 ● 胎児胸腹部の異常

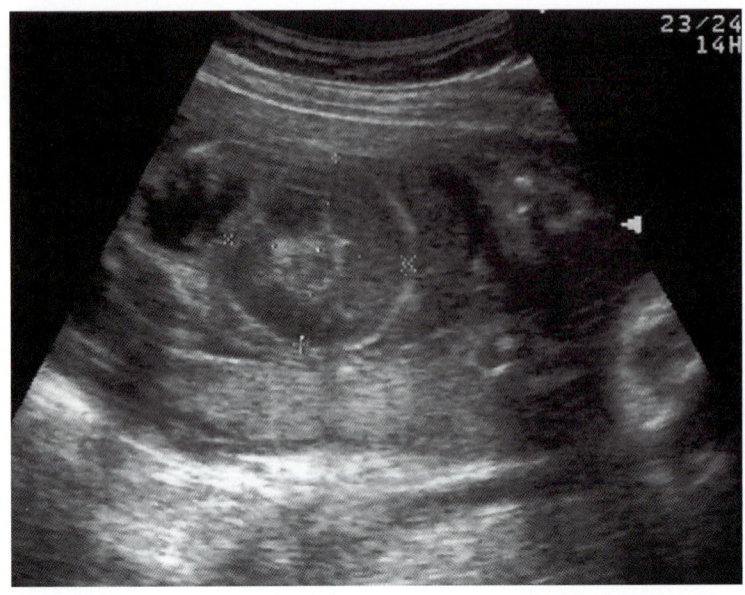

図12 小腸軸捻転（whirlpool sign）
小腸軸捻転により渦巻き状に消化管が捻れている（whirlpool sign）のが確認できる。

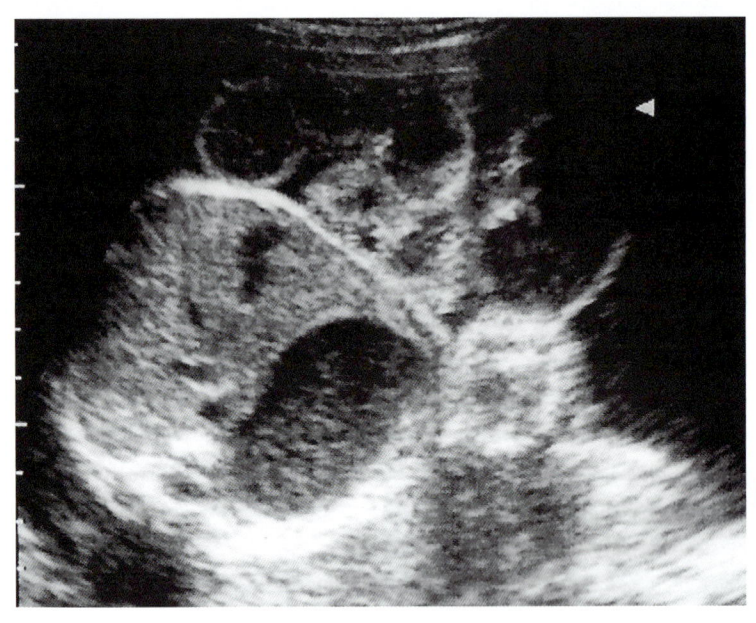

図13 腹壁破裂
羊水腔に直接消化管（小腸）が脱出しているのが確認できる。

3. 泌尿生殖器系異常

　胎児尿は，腎臓で産生され腎盂，尿管を通り膀胱に貯留し，その後尿道を通過し排尿され羊水となる。この尿路のどこかに通過障害があればそれより上流に尿の異常貯留として，超音波検査では低エコーの囊胞像として描出される。また，腎臓そのものの発生異常もある。腎臓および膀胱を描出することで診断は比較的容易にできる。

1）水腎症（図15，16）
　尿管狭窄や膀胱尿管逆流などで腎臓で産生された尿が腎盂に異常貯留する。進行すると水

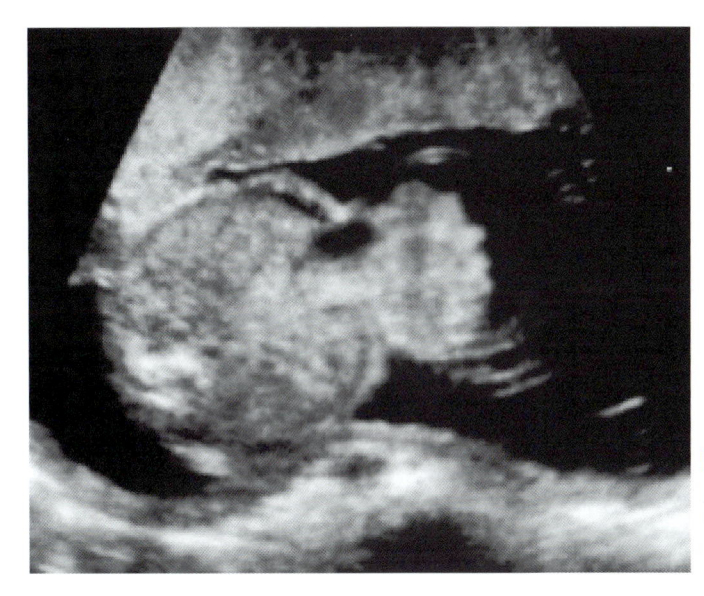

図14　臍帯ヘルニア
臍輪部から消化管（小腸）が脱出している。脱出臓器はヘルニア嚢に覆われている。

尿管症も合併する。水腎症の程度が強いと腎盂・腎杯の構造がはっきりせず単純な嚢胞像に近く描出されるため，鑑別が困難なこともある。

　先天的な重複腎盂，重複尿管および尿管瘤に，水腎症を合併することもある。水腎症を認めた場合，膀胱内に嚢胞を観察できれば，尿管瘤と診断できる。

2）異形性多嚢腎（multicystic dysplastic kidney：MCDK）（図17）と多嚢胞腎（polycystic kidney）（図18）

　先天性の腎発生異常として，異形性多嚢腎（MCDK）と多嚢胞腎があり鑑別が大切である。
　MCDK（図17）は片側のことも両側のこともある。大小不同の嚢胞が腎実質に認められるが，正常の腎臓の構造はほとんど認められないことが多い。腎臓は腫大していることも小さく萎縮していることもある。片側の場合は健常腎の働きに問題がなければ膀胱は正常に描出され羊水過少も認めない。しかし，両側の場合は尿産生がないため膀胱が描出できず，羊水過少となる。
　多嚢胞腎（polycystic kidney）は，その名称からは超音波検査にて嚢胞が描出されると誤解されるが，肉眼的には嚢胞としては観察されず腎臓全体がスポンジのように腫大する。超音波検査では，両側の腫大した高輝度の腎臓として描出される。両側性の変化であり，腎臓は機能しないため，膀胱は描出されず羊水過少となる。多嚢胞腎は常染色体劣性遺伝形式をとるため同胞発生率は25％となる。

3）下部尿路閉鎖（図19，20）

　下部尿路（尿道）の通過障害があると，排尿が困難となるため膀胱が腫大し，二次的に水尿管症および水腎症となる。また，羊水過少も伴う。先天的に完全に下部尿路に閉鎖があると第1三半期の終わり頃（12～13週頃）から巨大膀胱として描出できる（図19）。
　男児では，前部と後部の尿道の接合がうまくいかず膜様の弁構造を伴う後部尿道弁が存在

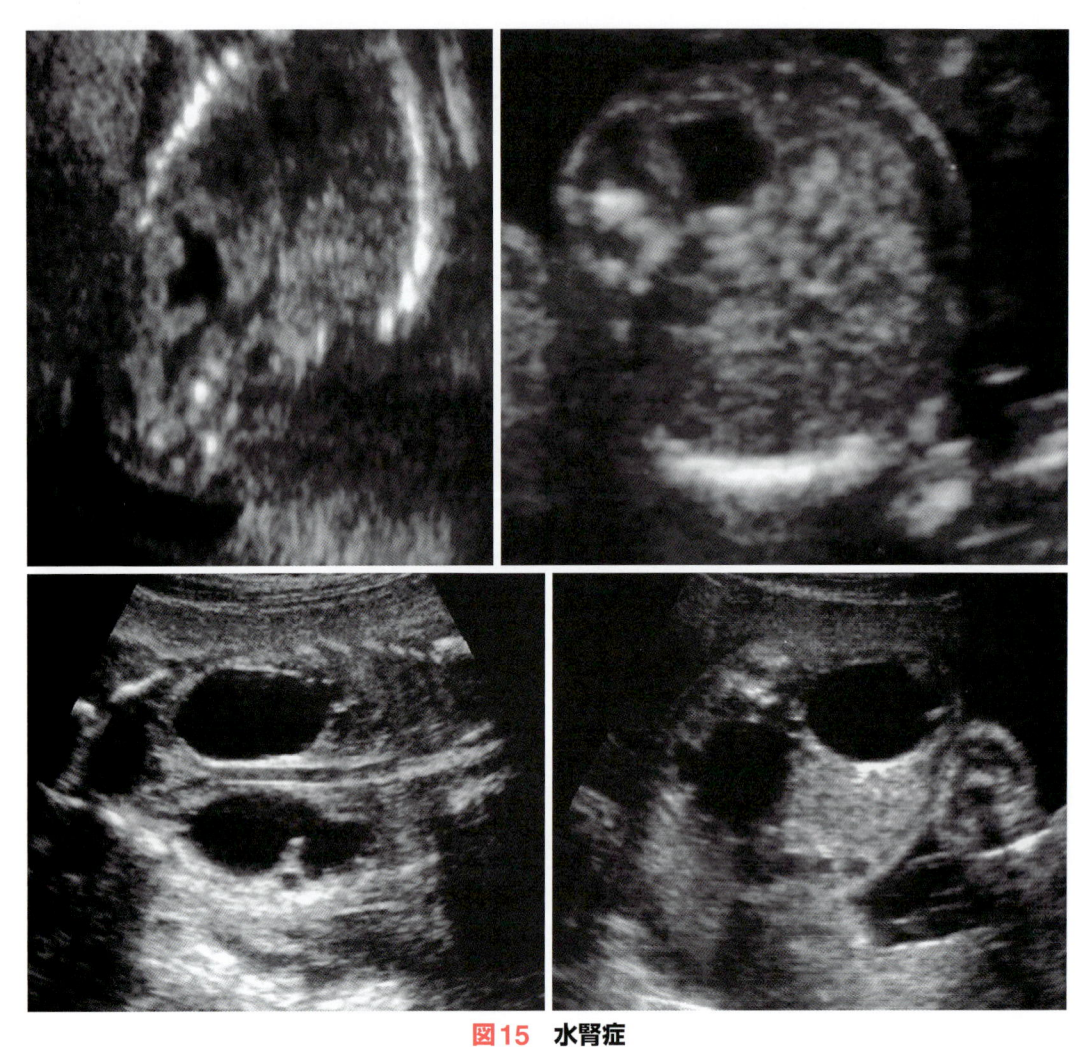

図15 水腎症
水腎症の程度により，腎杯や腎盂の形態が保たれているものから，単純性嚢胞と区別が困難なものもある。また，水尿管症を合併することも多い。

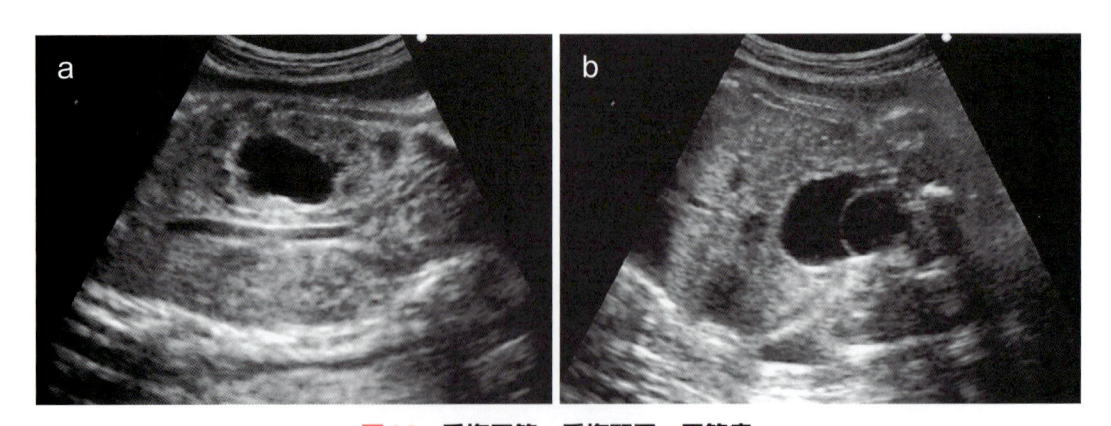

図16 重複尿管，重複腎盂，尿管瘤
水腎症は上極の腎臓に発生し，下極の腎臓は正常形態を保っている(a)。膀胱内に嚢胞（拡張した尿管瘤）を認める(b)。

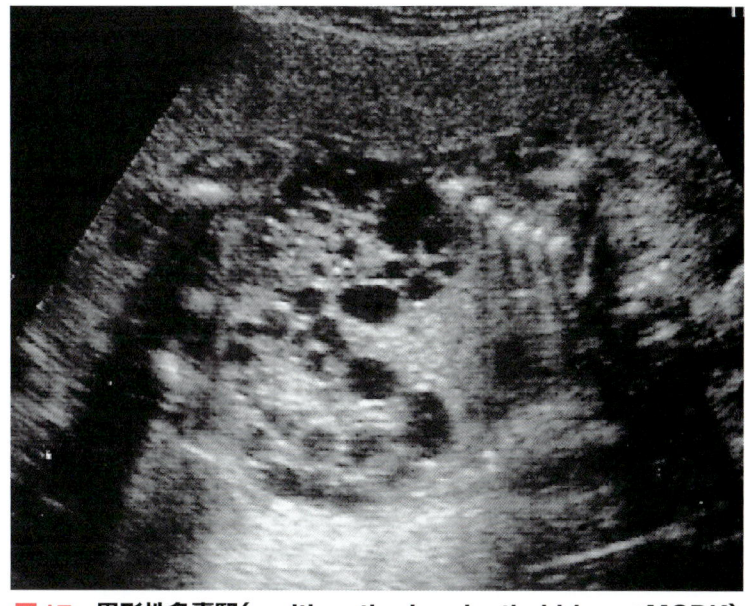

図17 異形性多嚢腎（multicystic dysplastic kidney：MCDK）
両側腎臓に大小不同の嚢胞を認める。

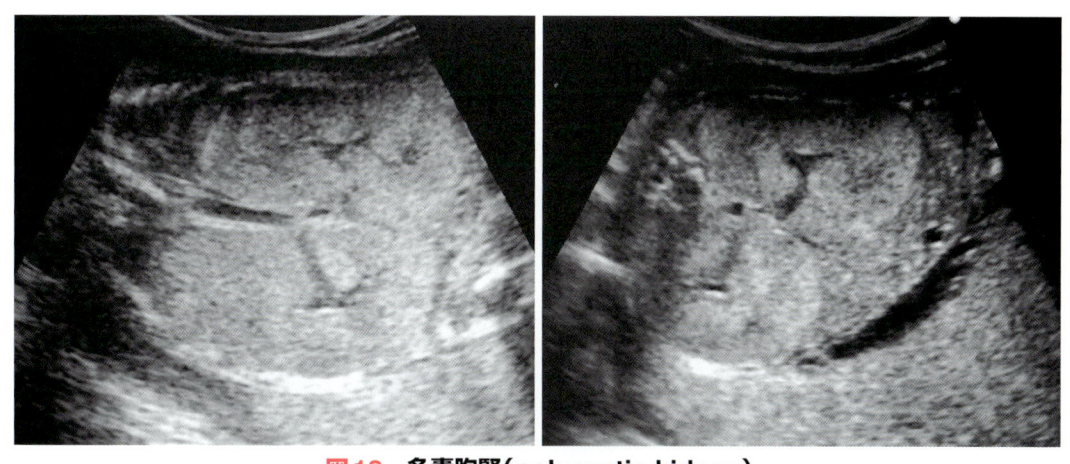

図18 多嚢胞腎（polycystic kidney）
両側の腎臓は高輝度に腫大している。肉眼的に微小な嚢胞は確認できない。

する。尿の通過の程度により，下部尿路閉鎖と同様の巨大膀胱および羊水過少を伴うものから，羊水過少を伴わない（排尿が可能）軽症まで存在する。膀胱から後部尿道にかけての拡張があるため，超音波検査では特徴的なkeyhole signを呈する（図20）。

4．その他

1）胎児卵巣嚢腫（図21, 22）

女児の場合，胎児の卵巣が母体のホルモン刺激により卵巣嚢腫となることがある。出生後，通常は経過観察のみで自然に消退していくことが多いが，胎児期でも卵巣嚢腫の茎捻転を起

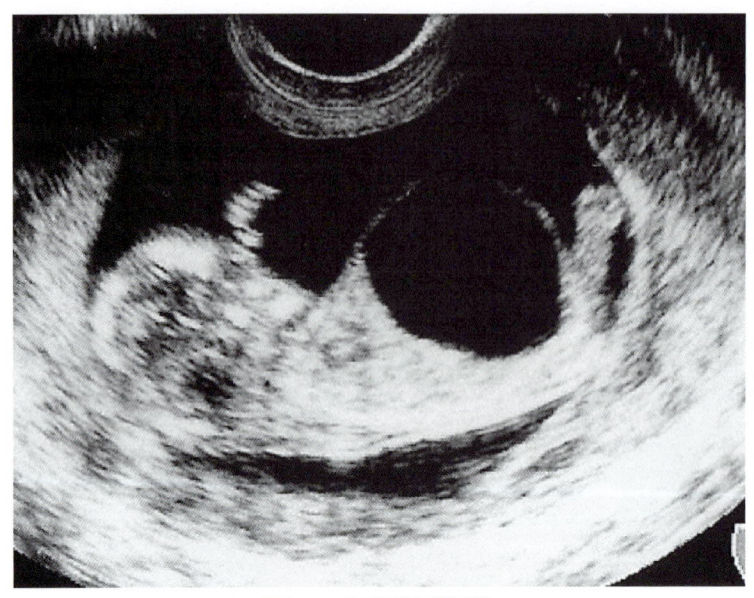

図19　下部尿路閉鎖
下部尿路閉鎖により拡張した膀胱が観察できる。

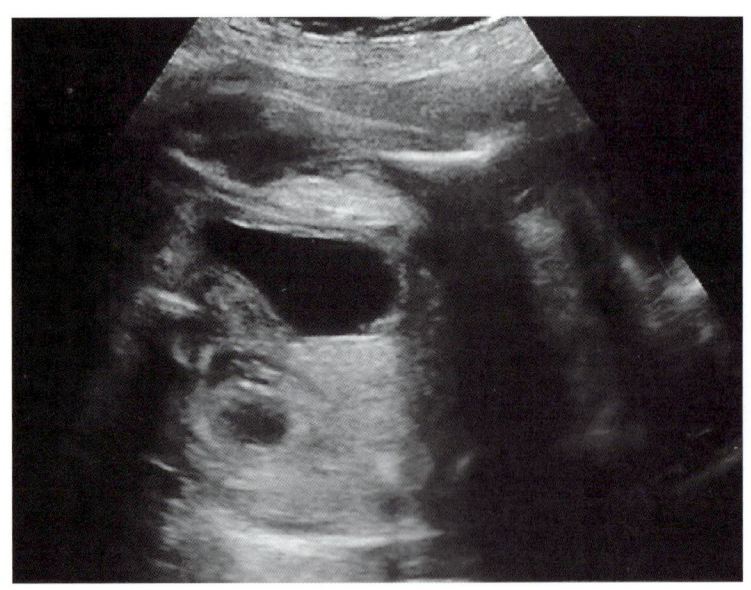

図20　後部尿道弁（keyhole sign）
拡張した膀胱と後部尿道が確認できる。keyhole signを示している。

こすことが知られている。超音波検査では，女児の腹部に単房性もしくは囊胞内にdaughter cystを伴った囊胞として描出される（図21）。消化管や腎臓，胆囊などの他臓器の形態異常を伴わないことなどの除外診断が必要である。

　卵巣囊腫が茎捻転を起こすと，出血などで囊腫内部の性状が変化するため多彩な超音波像を示す（図22）。卵巣囊腫を診断（疑診）した場合は，経時的な変化の観察が必要である。

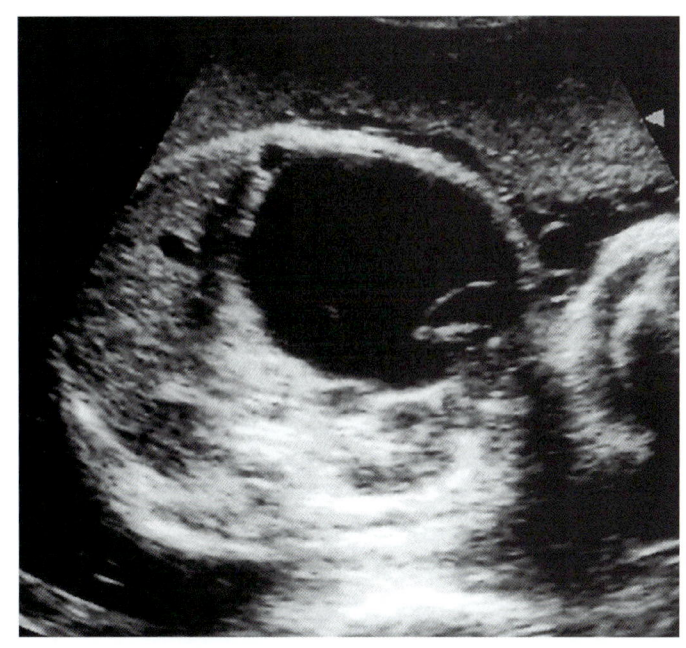

図21　卵巣嚢腫
女児の腹部に単純性嚢胞を認める。
嚢胞内にdaughter cystを認める。

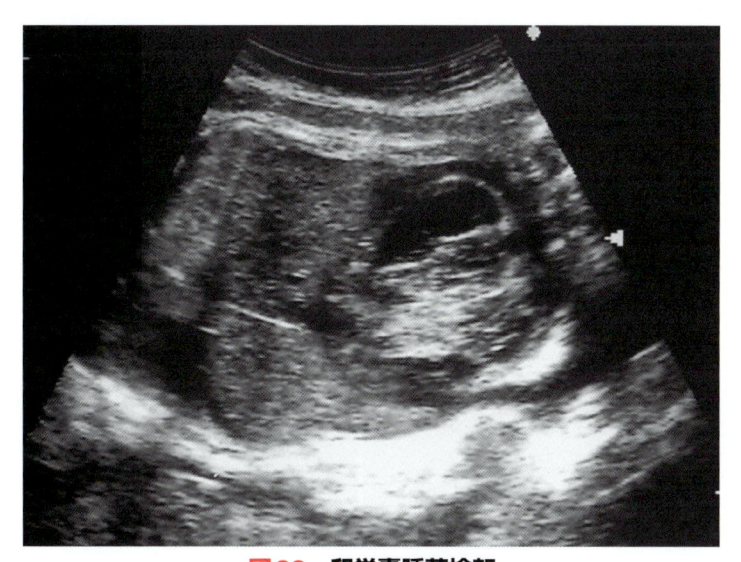

図22　卵巣嚢腫茎捻転
卵巣嚢腫の茎捻転により嚢胞内部が複雑な超音波像を示している。

2）副腎嚢胞（図23，24）

　副腎嚢胞は単房性の嚢胞として描出されることが多く，卵巣嚢腫など他の嚢胞性疾患との鑑別がやや困難である．嚢胞の性状そのものでの鑑別は困難であり，正常臓器の除外診断が必要である．また，副腎嚢胞は後腹膜臓器のため，肝臓などとの位置関係により嚢胞の部位診断が可能なことがあり，診断の助けとなる（図24）．

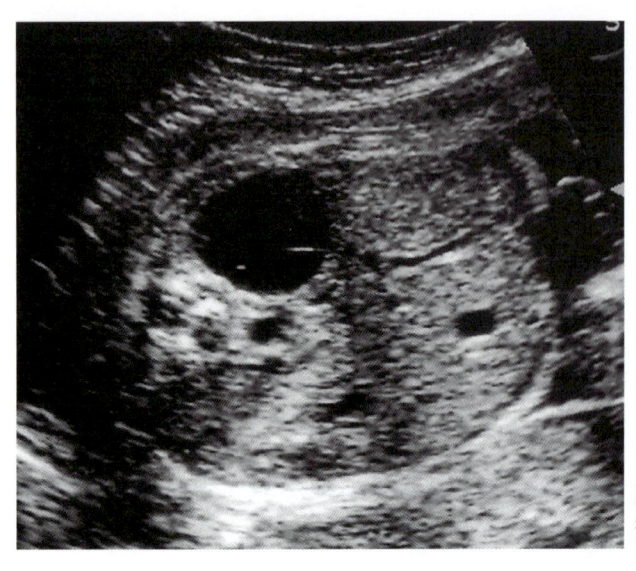

図23 副腎嚢胞・神経芽細胞腫
後腹膜に単純性の嚢胞を認める。

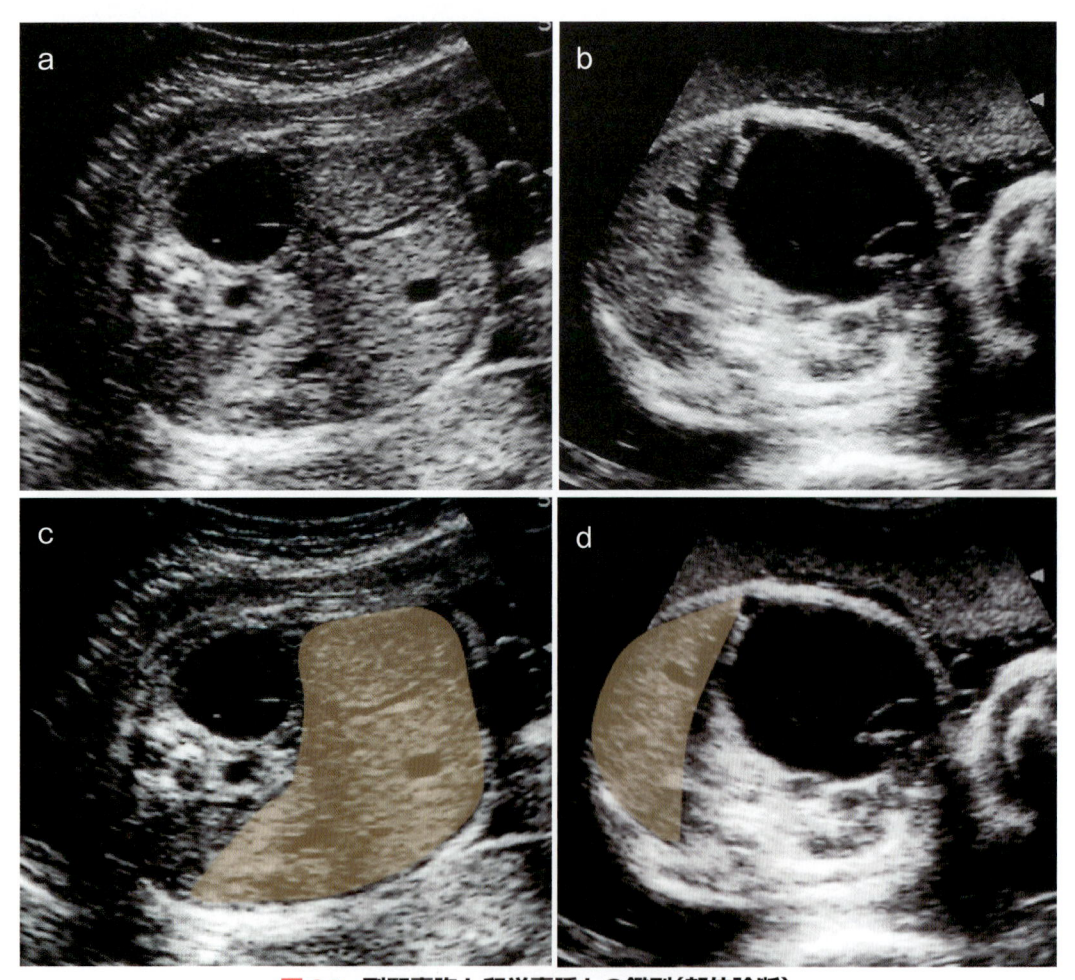

図24 副腎嚢胞と卵巣嚢腫との鑑別（部位診断）
肝臓との位置関係により副腎嚢胞は後腹膜に存在（a，c）し，卵巣嚢腫は腹腔内に存在（b，d）することで鑑別できる。

表　胎児腹部嚢胞性疾患の鑑別

部位	疾患	嚢胞の数	嚢胞の性状
消化管	十二指腸閉鎖（狭窄）	2	simple
	小腸閉鎖	multiple	simple
	胎便性腹膜炎	1～multiple	simple～complex
腎	水腎症	1～2	simple
	水尿管症	1～2	simple
	異形成多嚢腎（MCDK）	multiple	complex，大小不同
	多嚢胞性腎（PCK）	なし（腎の腫大）	homogenous
	腎嚢胞	1～2	simple
副腎	副腎嚢胞	1	simple
	副腎出血（神経芽細胞腫）	1	simple～complex
卵巣	卵巣嚢腫	1	simple～complex
膀胱	膀胱憩室	1	simple
	尿膜管嚢胞	1	simple
	cloaca anomaly	1～multiple	simple～complex

4　胎児腹部嚢胞性疾患の鑑別

　胎児腹部嚢胞性疾患の鑑別には，嚢胞の数（1個か，数個か，多数か），嚢胞の性状（単純性嚢胞か，複雑性嚢胞か，低輝度エコーか，高輝度エコーか），嚢胞の位置（後腹膜か，腹腔内か，他の臓器との位置関係は）などを評価することが大切である（**表**）。それに加えて，嚢胞の発生部位と病態から，羊水量の変化（羊水過多・過少）を考慮すれば，大部分の腹部嚢胞性疾患の鑑別は可能である。

（聖隷浜松病院　村越　毅）

14 産科 Ⅲ. 妊娠中後期（胎児）

胎児骨格・四肢の異常

　骨系統疾患は，先天的な骨や軟骨の形成障害により骨格の異常をきたす疾患群であり，**表1**に示すように全体で1/4,000人の発生頻度とされる．ほとんどは単一遺伝子の障害によるものとされているが実際の疾患としては極めて多岐にわたり，最も発生頻度が高いとされる軟骨形成不全症（achondroplasia）で1/25,000人程度の発生頻度である．大別して骨軟骨異形成症（osteochondrodysplasia）と異骨症（dysostosis）の2種類に分けられる．骨系統疾患の確定診断は，X線写真上の骨形成の所見に加え，近年では次々と疾患遺伝子も発見され，遺伝子診断も可能となってきている．なお，単一遺伝子障害の場合の遺伝形式，再発率について**表2**にまとめた．

　また，骨形成（**表3**）には，一般的に頭蓋冠などの平面的な骨の形成が行われる膜性骨化と，大腿骨のような管状骨の伸展における骨形成を司る軟骨内骨化があり，それぞれ異なる課程によって骨形成が進行する．

表1　骨系統疾患総論

- すべての骨系統疾患をあわせると発生頻度は1/4,000
- 200あまりの多岐にわたる疾患があり，最も頻度が高いとされるachondroplasiaで1/25,000程度

1. osteochondrodysplasia（骨軟骨異形成症）	
	骨，軟骨の成長や分化の遺伝子異常による障害
	狭義の骨系統疾患
2. dysostosis（異骨症）	
	特定の骨のみの形成異常

表2　骨系統疾患での遺伝相談

- 常染色体優性遺伝
  - 再発危険率50%
  - 新突然変異（家族歴なし）は，再発危険率ほぼなし
  - 性腺モザイクによる同胞発症の可能性あり
- 常染色体劣性遺伝
  - 再発危険率25%，正常50%，保因者25%
- X連鎖劣性遺伝
  - 男児で50%発症，女児で50%保因者

表3　骨形成

膜性骨化	未熟間葉組織が骨芽細胞によって直接骨化する
	管状骨の皮質，頭蓋冠，下顎骨，鎖骨，顔面骨
軟骨内骨化	軟骨の分化，成長→軟骨の変性，石灰化→一次骨梁の形成→二次骨梁の形成
	管状骨の海綿骨部，後頭部，頭蓋底，脊椎骨，扁平骨の大部分

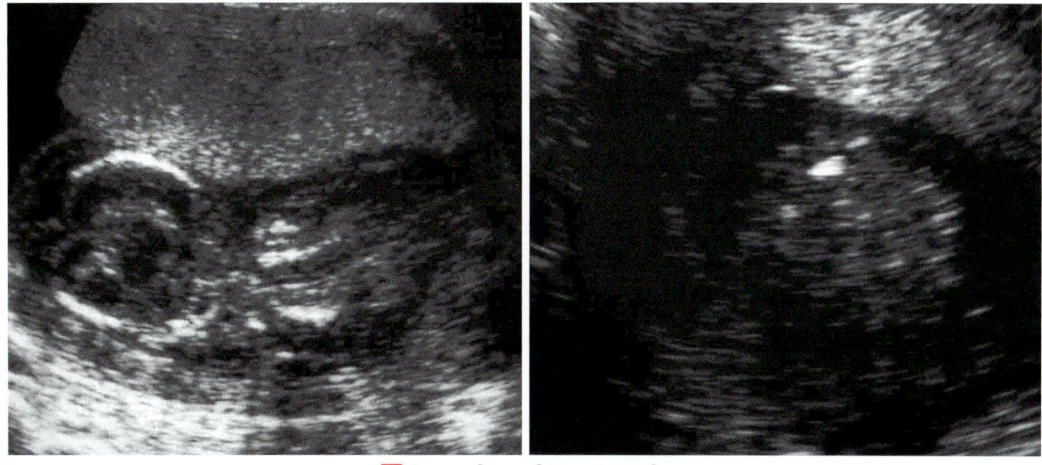

図1　achondrogenesis
頭蓋の拡大，骨形成不全

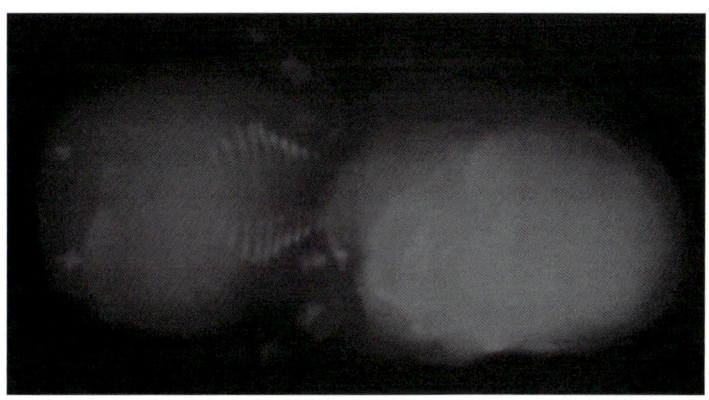

図2　achondrogenesis

　周産期領域における骨系統疾患診断の重要性は，特に周産期死亡をきたす可能性がある予後不良疾患を診断することである．しかしながら，個々の疾患の診断において，胎内における超音波断層法による骨折，骨形成不全を評価することは非常に困難である場合も多く，最終的には骨形成不全に伴う胸郭形成不全および肺低形成を診断することが重要である．

　図1，2にachondrogenesisの例を示す．四肢に比べ極端に大きな頭蓋と長管骨の変形・形成不全を認める疾患である．膜性骨化に比較して軟骨内骨化の不全が目立つ疾患として知られている．

　図3，4にosteogenesis imperfecta type IIの症例を呈示する．本疾患は，コラーゲン遺伝子の異常に伴う軟骨の形成不全による骨形成不全が原因とされ，胎内での超音波所見としては，長管骨の多発骨折による短縮および頭蓋骨の菲薄化による頭蓋骨の易変形性および脳実質の易観察性を特徴とする．

　図5，6にosteogenesis imperfecta type IIIの症例を呈示する．前述のtype IIとの違いは，骨折および頭蓋骨の形成不全が軽度であるとされている点である．本症例では，出生前には

14●胎児骨格・四肢の異常　139

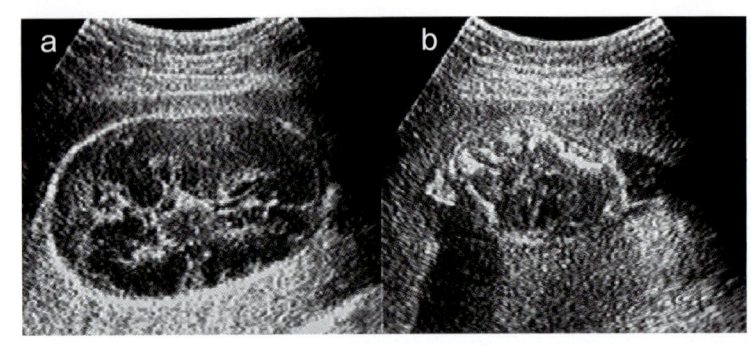

図3 osteogenesis imperfecta（OI）type II
a：頭蓋骨, b：肋骨

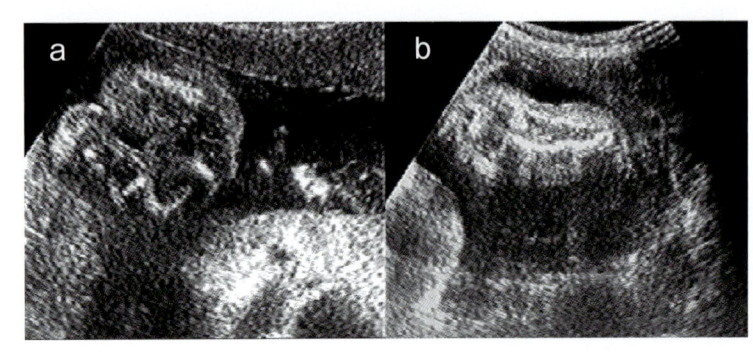

図4 OI type II
a：大腿骨, b：上腕骨

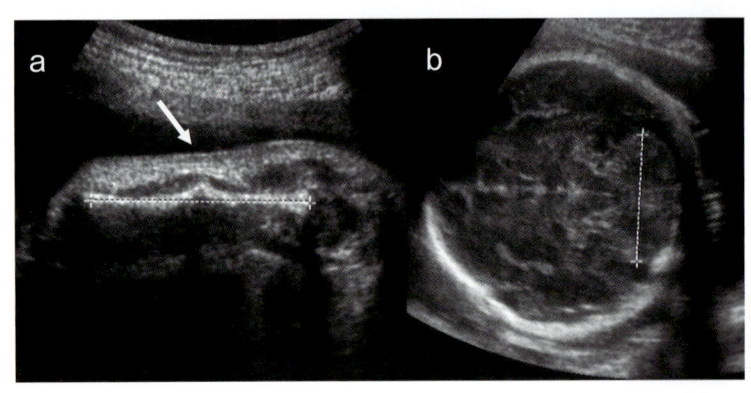

図5 OI type III
a：大腿骨骨折, b：頭蓋骨菲薄化

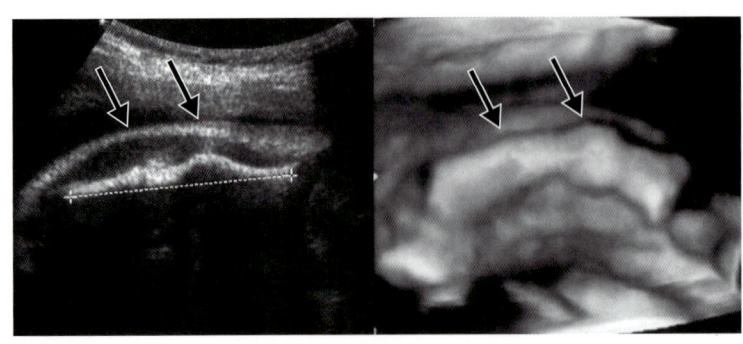

図6 OI type III
大腿骨（2カ所骨折）

140 産　科●Ⅲ. 妊娠中後期（胎児）

2カ所の大腿骨が骨折して，頭蓋骨が比較的菲薄化していることが特徴である。

表4に主な骨系統疾患の出生前超音波所見の比較を示した。

いわゆる骨系統疾患とは異なるものの胎児骨格・四肢の異常を特徴とするlimb body wall complexの症例を**図7，8**に示す。本疾患は，胸腹壁破裂，脊椎側彎，四肢欠損，短い臍帯，胚外体腔内の腸管脱出を特徴とする絶対的予後不良疾患であり，無頭蓋症とともに妊娠初期・中期までにスクリーニングすべき胎児異常である。

表4　骨系統疾患の出生前超音波所見

疾患	長管骨	その他の特徴
OI type II	多発性骨折 不規則な彎曲	肋骨骨折
		胸郭低形成
		骨量減少
achondrogenesis	彎曲 骨折は稀	頭蓋の拡大，骨形成不全
		低身長
		小胸郭
hypophosphatasia	形成不全，彎曲 骨折時々	頭蓋は膜様，薄い
		四肢短縮
atelosteogenesis	形成不全	手根骨，足根骨遠位部で骨化・近位部で骨化不全

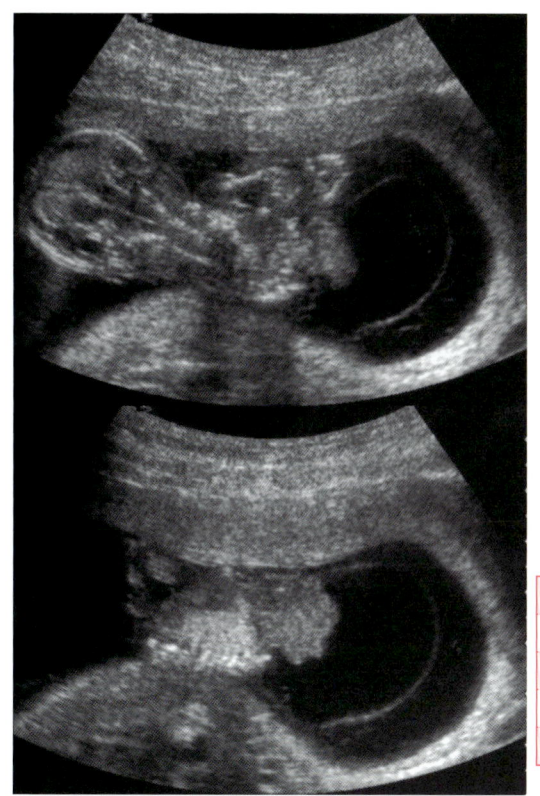

胸腹壁破裂	
脊椎側彎	左記を特徴とする
四肢欠損	絶対的予後不良疾患
短い臍帯	
胚外体腔内の腸管脱出	

図7　limb body wall complex

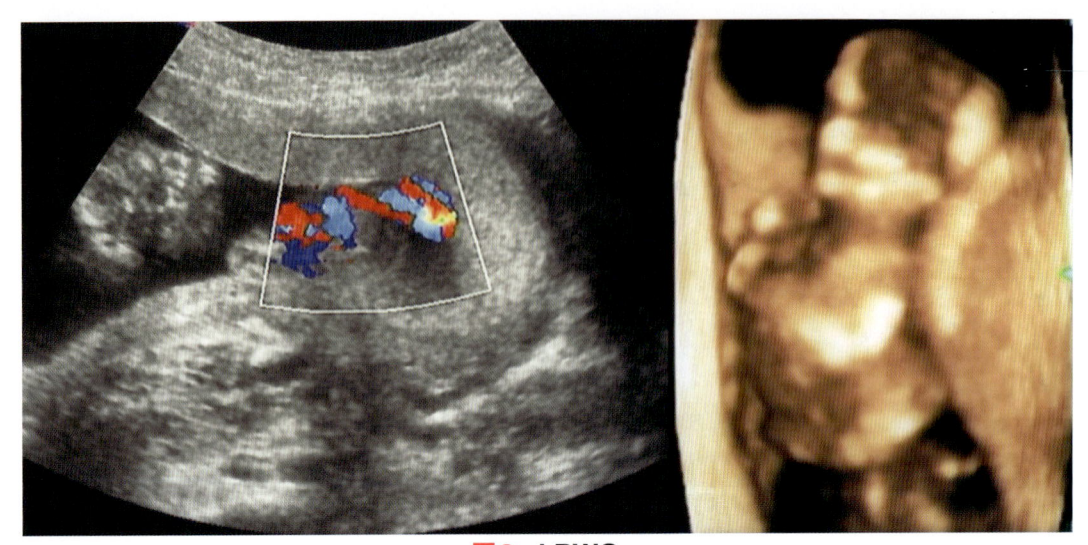

図8 LBWC
短い臍帯,脊椎側彎

表5 骨系統疾患の出生前診断のポイント

・胎児計測でFLが極端に短い時は精査を行う
・その他の長管骨の計測を行う。特に骨折をチェック
・胸郭の形成を確認する
・頭蓋骨の形成を確認する(脳実質の見え方を確認)

FL:femur length(大腿骨長)

最後に骨系統疾患の出生前超音波所見のポイントを**表5**に示した。

(慶應義塾大学　田中　守)

15 羊水・臍帯・胎盤の超音波診断

産　科　Ⅳ. 胎児付属物・子宮頸管

1 羊水の超音波診断

1. 羊水ポケット（amniotic fluid pocket：AP）

　羊水腔の中で胎児部分，臍帯を含まないように円を描き，その円の最大径（図1）。8 cm 以上を羊水過多，2 cm 未満を羊水過少と診断する[1]。

2. 最大羊水深度（maximum vertical pocket：MVP）

　羊膜腔内の最大羊水腔を検索し，最も深いものの深さ方向の径（図2）。8 cm 以上を羊水過多，2 cm 未満を羊水過少と診断する[2]。twin-to-twin transfusion syndrome（TTTS）の診断では AP でなく MVP 法を用いる[2]。

3. amniotic fluid index（AFI）

　プローブを妊婦の長軸に沿って超音波探触子をベッドに対して垂直に立て，4分割した子宮それぞれのMPVを求めてそれらを総和する（図3）。25以上を羊水過多，5以下を羊水過

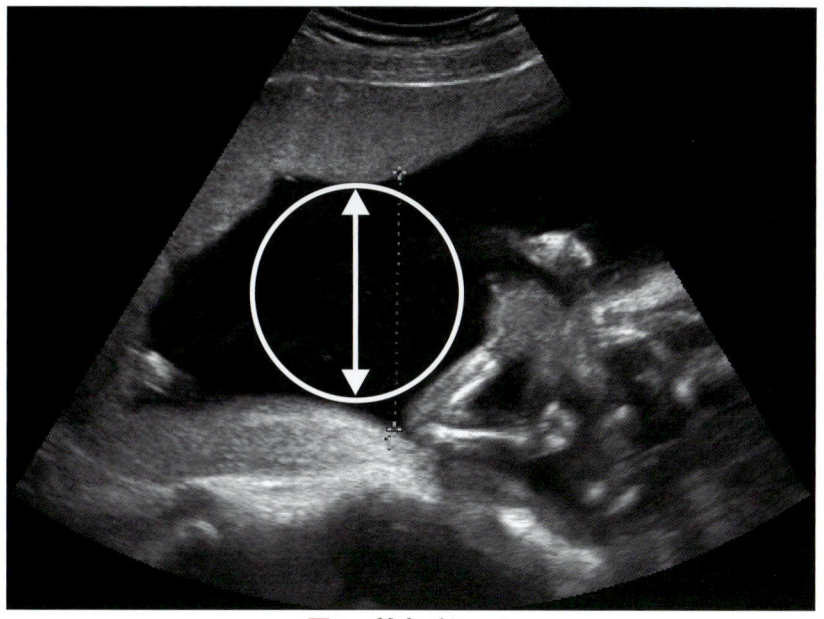

図1　羊水ポケット

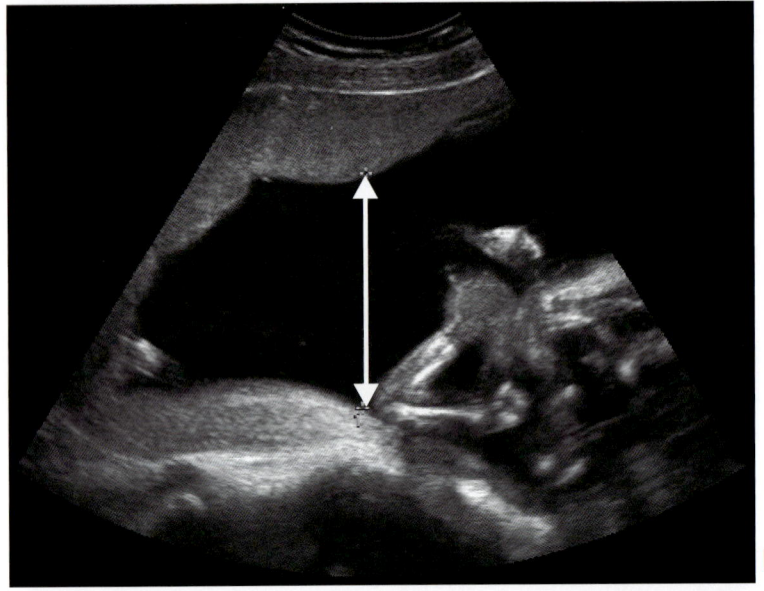

図2 最大羊水深度

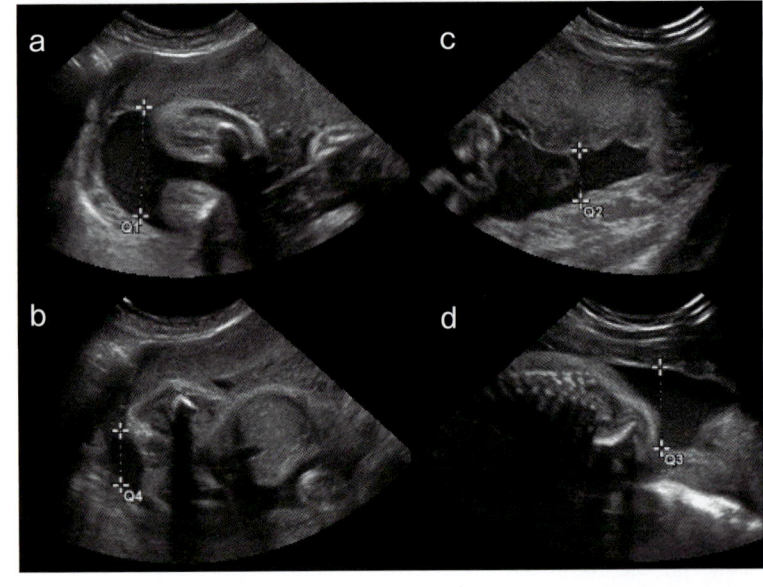

図3 amniotic fluid index（AFI）
a, b, c, dそれぞれの最大羊水深度を計測し，その総和をAFIとする。

少と診断する。

2 臍帯の超音波診断

1．臍帯捻転度の評価

　coiling index（1/臍帯血管の1周期長）またはpitch（臍帯径/臍帯血管の1周期長）で評価する（図4）。前者では0.5以上で過捻転，0.2以下で過少捻転と診断する。後者では1.5以上で病的過捻転とする。過捻転（図5），過少捻転（図6）の超音波像を示す。

2．臍帯付着部位

　臍帯の胎盤側付着部位の確認は，妊娠後期になると胎児などにより特に後壁胎盤では確認

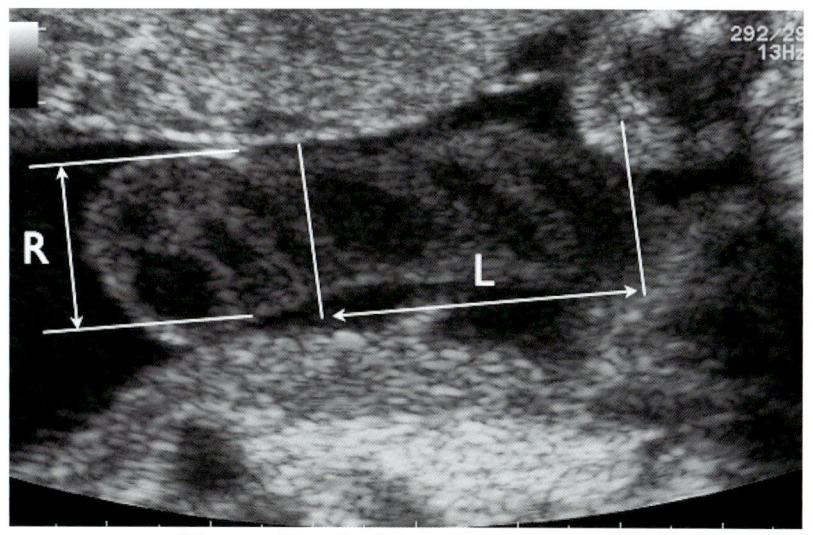

図4 coiling index：1/L，pitch：R/L
R：臍帯径，L：臍帯血管の1周期長

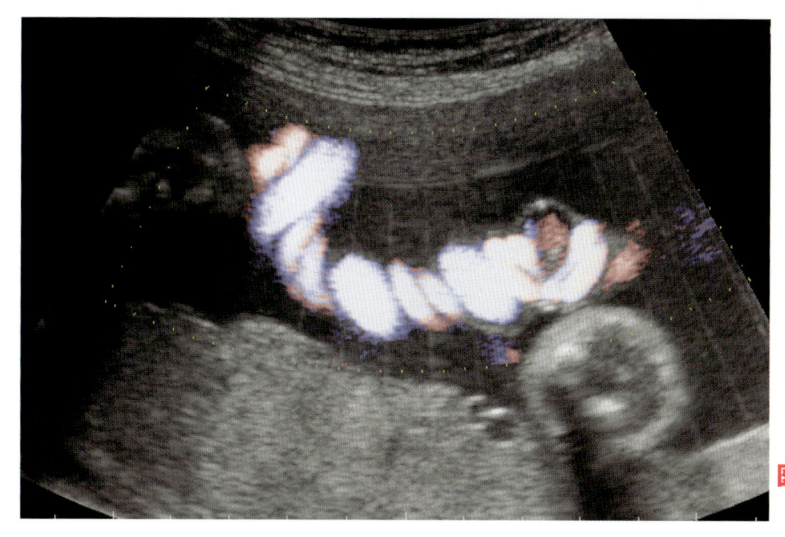

図5 臍帯過捻転のカラードプラ像

しにくくなるため，2nd trimesterのスクリーニングで確認する。この時期であればほぼ全例で確認可能である。臍帯卵膜付着の超音波像を示す（図7）。

3. 臍帯巻絡

　臍帯巻絡のほとんどが頸部巻絡であることや，分娩時異常を起こすことがよく知られていることなどから，スクリーニングで行う場合は超音波検査を用いて頸部巻絡の検索を行う。すなわち胎児矢状断で後から項部を観察し頸部のくぼみ（子宮筋との間の小さなエコーフリースペースで胎児項部皮膚がくぼんで見える）の有無をチェックする。このくぼみの数は頸部巻絡の回数と一致することが多い。すなわちくぼみが1つの時は1回巻絡，3つの時は3回巻絡が疑われる（図8）。Bモードで臍帯頸部巻絡が疑われた場合カラードプラを併用すると確認しやすい（図9）。

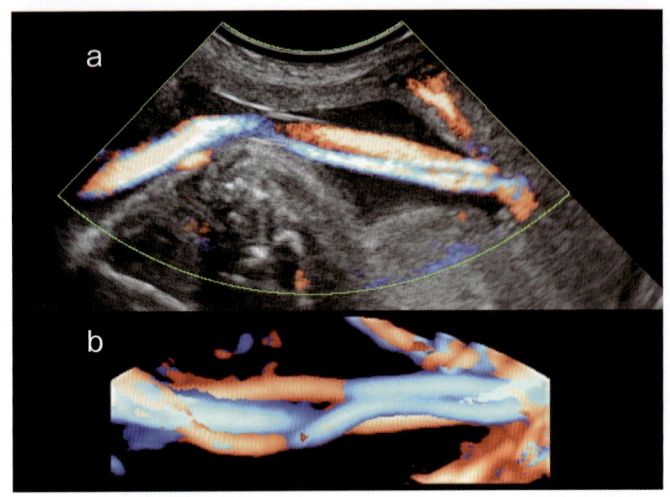

図6　過少捻転
a：過少捻転のカラードプラ像
b：過少捻転の3次元カラードプラ像

図7　臍帯卵膜付着のカラードプラ像

4. 臍帯下垂

　臍帯下垂は臍帯脱出の前状態である。そのため破水前に臍帯下垂の評価をしておくことの意義は大きい。特に妊娠後期で胎位異常や羊水過多を認める場合は経腟超音波を用いて臍帯下垂の有無を評価する。臍帯下垂の超音波像を示す(**図10**)。

5. 単一臍帯動脈

　単一臍帯動脈は発生段階から欠損している無形性タイプと二次的に閉塞するタイプがある。前者では胎児奇形の有無に注意を払う必要がある。後者では分娩時のnon-reassuring fetal status (NRFS)に注意する[4]。単一臍帯動脈は臍帯の横断面像で診断する。Bモード超音波像，3次元カラードプラ像を**図11**に示す。確認が難しい場合は胎児膀胱横断面部位でカラードプラを用い，臍動脈の欠損で診断する(**図12**)。

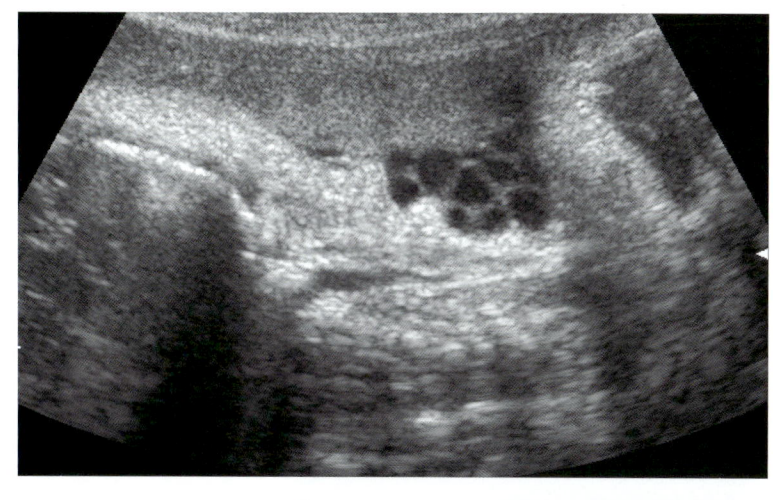

図8 臍帯の頸部巻絡
くぼみの数と巻絡数が一致することが多い。

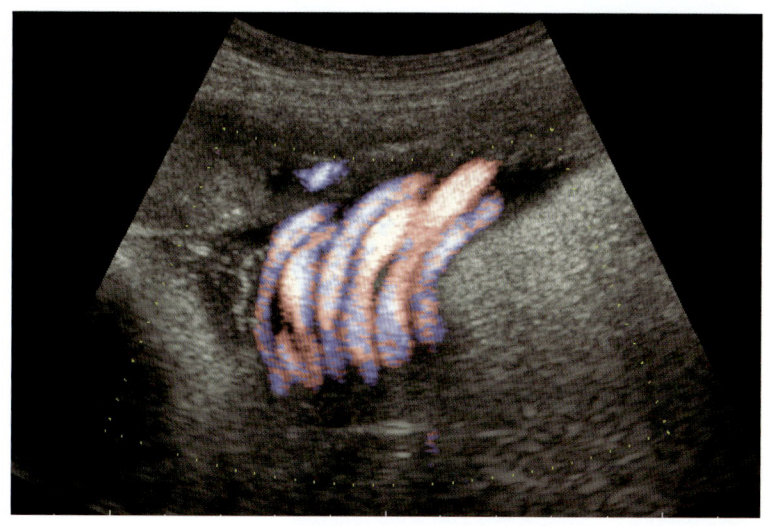

図9 臍帯の頸部巻略(3回巻略)カラードプラ像

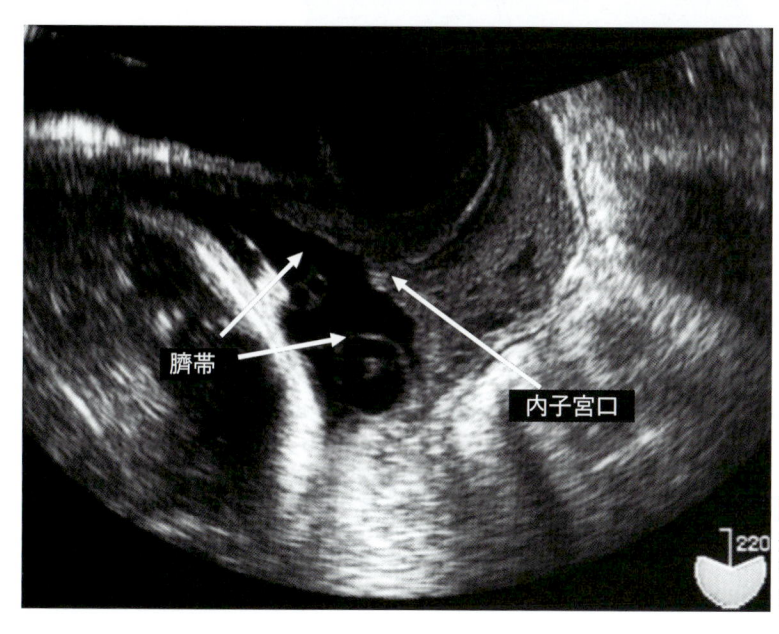

図10 臍帯下垂
先進児頭より内子宮口側に臍帯が存在し，臍帯下垂と診断される。

15●羊水・臍帯・胎盤の超音波診断

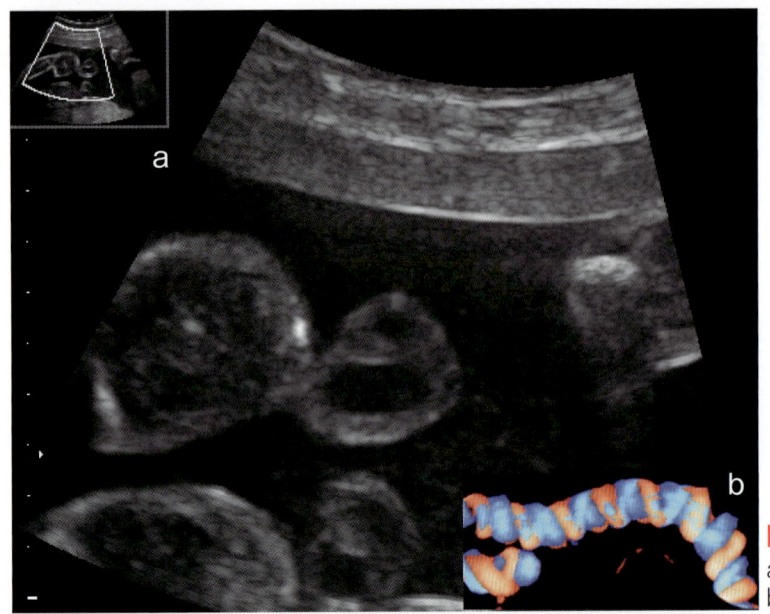

図11　単一臍帯動脈
a：Bモード像
b：3次元カラードプラ像

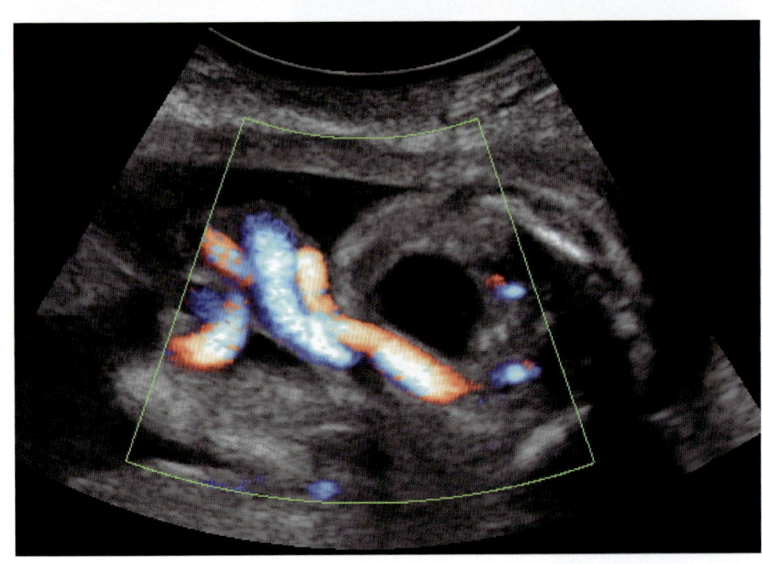

図12　単一臍帯動脈
膀胱の片側にしか臍動脈が認められない。

3　胎盤の超音波診断

1．正常胎盤の超音波像

　超音波診断装置の進歩により胎盤内の血管や絨毛間腔内の血流も描出可能となってきた。図13に主要幹絨毛の3次元カラードプラ像を示す。カラードプラでは絨毛間腔の血流も観察可能である。同血流拍動をパルスドプラで観察すると母体拍動と同期していることで絨毛血流と区別できる（図14）。

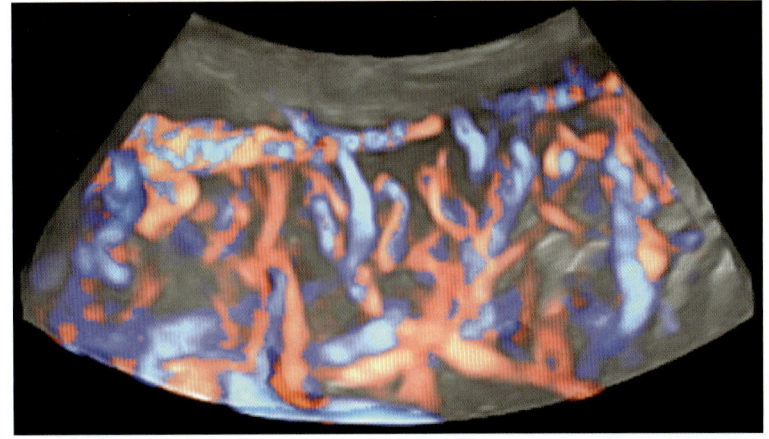

図13 胎盤内絨毛血管の3次元カラードプラ像

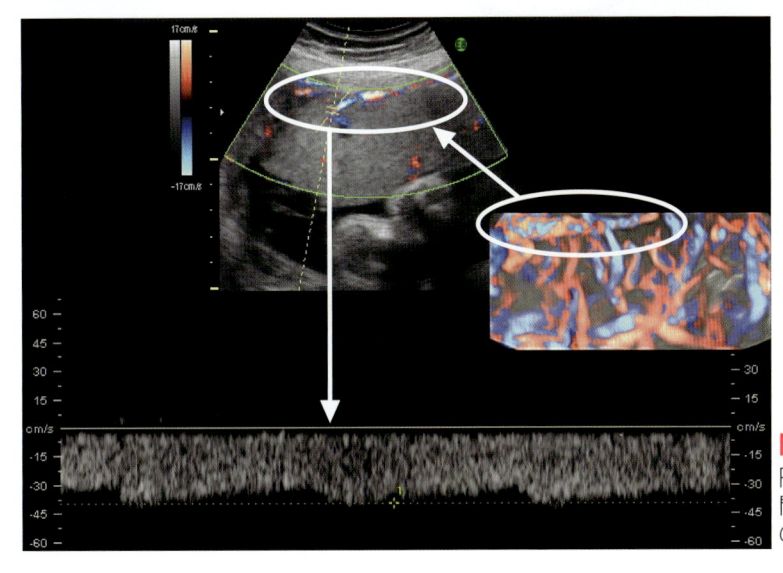

図14 円で囲まれている部分は絨毛間腔へ流出している母体由来の血流である。

2. 前置胎盤

　前置胎盤の診断時期は子宮下節(狭部)が展退する妊娠16〜20週以降に行う。診断時期がそれ以前である場合は，胎盤下縁が解剖学的子宮口にかかっているだけの症例が多く含まれている。pressure testにて解剖学的内子宮口を開大させることにより，胎盤と産科学的内子宮口との位置関係を確認してみる必要がある。pressure testで内子宮口に胎盤がかかっていないことが確認された超音波像を示す(**図15**)。

　これまで前置胎盤は内子宮口が3 cm程度開大した時にそこに胎盤がかかる程度で全前置胎盤，部分前置胎盤，辺縁前置胎盤と分類されていた。しかしながら，この分類は超音波検査が診断法の主流となっている現状を反映したものではなく，全，部分，辺縁の分類も実際的ではない。そこで内子宮口が閉鎖した状況での超音波断層法による診断では，組織学的内子宮口を覆う胎盤の辺縁から同子宮口までの最短距離が2 cm以上のものを全前置胎盤，上記距離が2 cm未満のものを部分前置胎盤，同距離がほぼ0の状態を辺縁前置胎盤に，それ

図15

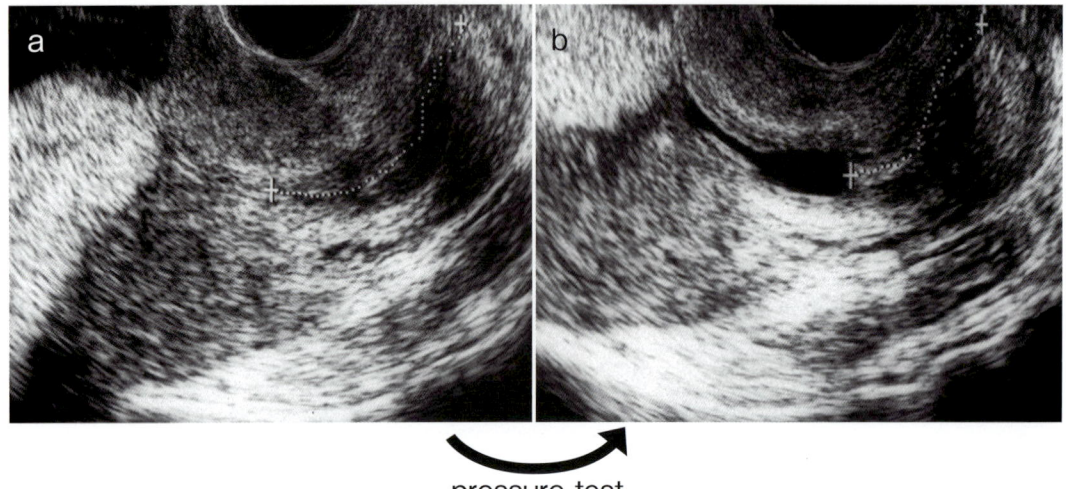

a：pressure test 前　b：pressure test 後
pressure testを行うことで子宮下部が展退し，胎盤が産科学的内子宮口にかかっていないことがわかる。

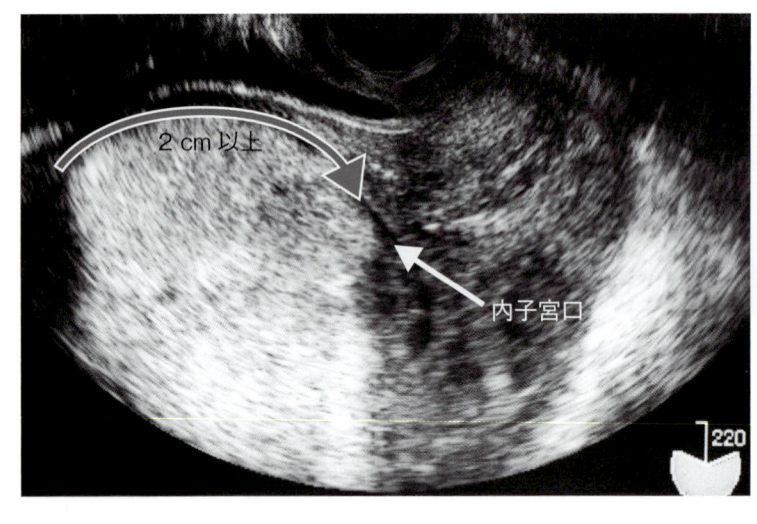

図16　全前置胎盤
内子宮口から胎盤辺縁までの距離が2 cm以上であり，全前置胎盤と診断される。

ぞれ相当させると暫定的に定義された[5]。全前置胎盤の超音波診断像を示す（**図16**）。

　低置胎盤についてこれまで明確な診断基準はなかったが，新たに"胎盤が正常より低い部位の子宮壁に付着するが，組織学的内子宮口を覆っていない状態をいう。超音波断層法で診断する場合，同子宮口とそれに最も近い胎盤辺縁との距離が2 cm以内の状態を目安とする。但し，上記距離はしばしば妊娠後期の子宮下節の展退に伴って長くなる（妊娠末期には特に著しい）ので，臨床診断は直近の所見をもって行うものとする"と解説された[5]。

3．癒着胎盤の診断

　癒着胎盤の分娩前診断は不可能であるが，それを示唆する超音波像としては clear zone

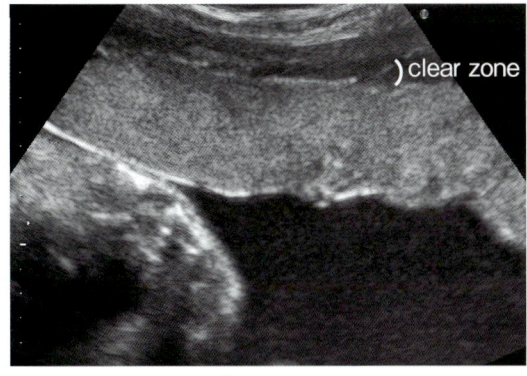

clear zone 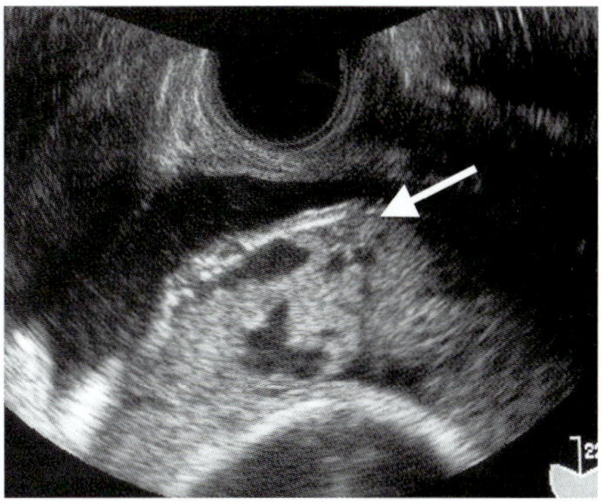　　　　　　　　　　　clear zone の消失

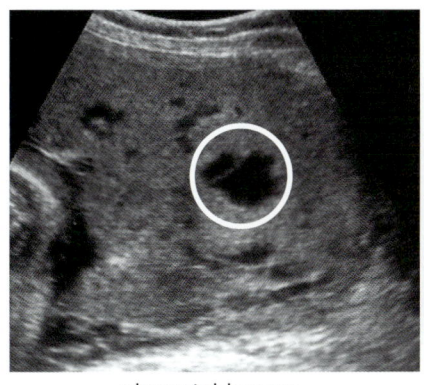

placental lacuna 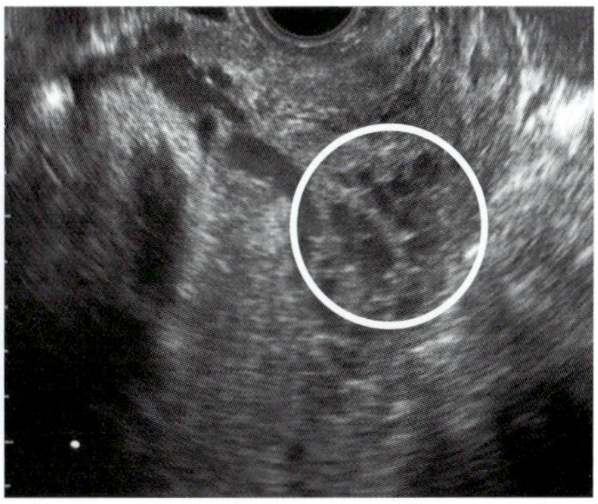　　　　　　　sponge like 像

図17 癒着胎盤が疑われる超音波像

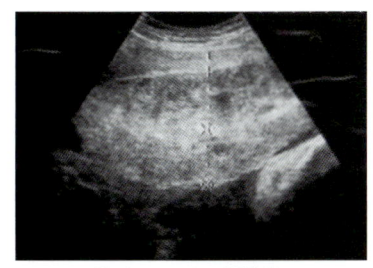

発症から2時間後 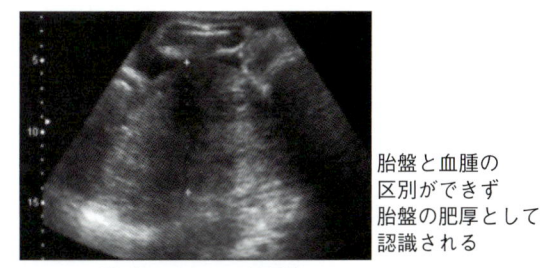　　　　発症から11時間後

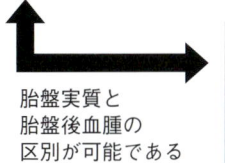

胎盤と血腫の
区別ができず
胎盤の肥厚として
認識される

胎盤実質と
胎盤後血腫の
区別が可能である

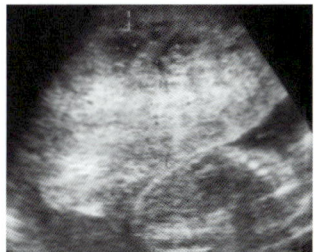

発症から4.5時間後

図18 常位胎盤早期剥離の超音波像
時間経過とともにさまざまなエコー所見を呈する。

(基底脱落膜に相当する部分)の消失，placental lacunae（胎盤実質内の不整形無エコー部分），sponge like像（子宮筋層，特に頸管内の血管怒張像）などがあげられる（**図17**）。これらの所見が複数存在する場合や前回帝王切開創部に胎盤が付着している場合は癒着胎盤の可能性を考える。

4. 常位胎盤早期剥離

　胎盤後血腫の存在をもって診断されるが，血腫の超音波像は時間経過とともにエコー輝度が変化するため注意が必要である。超急性期では病巣は無エコーであるため胎盤と区別しやすいが，その後速やかに胎盤と同一輝度となり，胎盤の肥厚像として認識される。その後時間経過とともにheteroechogeneityとなり，さらに時間が経過すると血腫が高エコーとなり胎盤実質と区別しにくくなる。1週間以上の慢性期では再び無エコー領域像が胎盤後面に出現する。発症から異なる時間経過後の超音波像を示す（**図18**）。

（昭和大学　市塚清健）

●文　献

1) 妊娠中・後期の超音波検査，日本産婦人科医会，研修ノート No. 76
2) 林　聡，左合治彦，千葉敏雄，他：TTTSの治療と管理，産と婦 73（4）：465-470, 2006
3) Chamberlain PF, Manning FA, Morrison I, et al：Ultrasound evaluation of amniotic fluid volume. I. The relationship of marginal and decreased amniotic fluid volumes to perinatal outcome. Am J Obstet Gynecol 150：245-249, 1984
4) Phelan JP, Ahn MO, Smith CV, et al：Amniotic fluid index measurements during pregnancy. J Reprod Med 32：601-604, 1987
5) 長谷川潤一，清水華子，御子柴尚郎，他：臍帯の異常，産婦の実際 57（12）：1947-1950, 2008
6) 日本産科婦人科学会 編：産科婦人科用語集・用語解説集（改訂第2版），金原出版，東京，2008

16 早産予防における超音波検査の意義

産　科　Ⅳ．胎児付属物・子宮頸管

1 はじめに

　奇形を除く周産期死亡の75％が早産児であること，超低出生体重児（1,000 g未満）の20〜40％に後遺症があることから，今日の周産期医療において早産予防は重要な課題のひとつである。

　早産に関してはこれまでさまざまな研究がなされてきたが，近年，頸管長が短縮した症例では早産率が高いこと，早産の誘因のひとつとして局所の不顕性感染・炎症が重要であることがわかってきている。ここでは，早産予防における頸管長計測の意義について概説する。

2 頸管長計測の重要性

　従来，内子宮口が開大して閉じている頸管部分が短縮してきているかどうかは内診によって診断してきた。しかし，図1のように頸管内に細長く羊水腔が入り込んでくる（funneling）ような場合は，内診では正確に診断することができないことがわかっている。

　図2は，妊娠24週における頸管長の分布と，35週未満の早産になるリスクを示した有名なグラフである。頸管長が短ければ短いほど早産になるリスクが高くなることを示しており，頸管長計測の意義が最初に示された報告である。

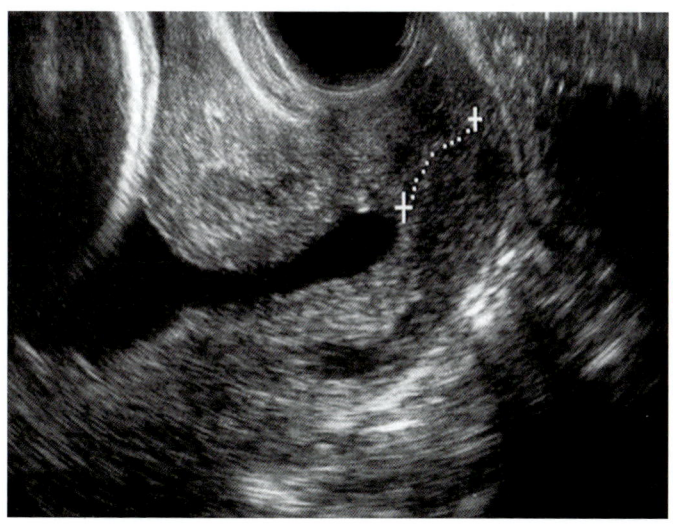

図1　経腟法で観察した頸管の短縮
内子宮口が開き，羊水腔が頸管部に細長く入り込んでいる。頸管の閉じている部分（＋から＋まで），すなわち頸管長は短縮しているが，内診ではこのような状況を診断することは困難である。

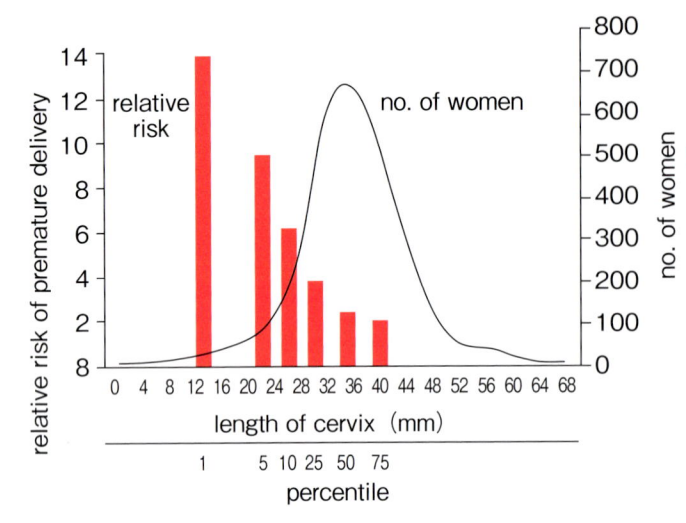

図2　妊娠24週における頸管長の分布と早産のリスク
（Iams JD：N Engl J Med, 1996より）

実線の曲線は，妊娠24週における経腟法による頸管長計測値の分布（右縦軸は人数）。棒グラフは頸管長75パーセンタイルを超えるケースと比較したもので，1パーセンタイル以下，5，10，25，50，75パーセンタイルにおける35週未満の早産になる相対危険度である。

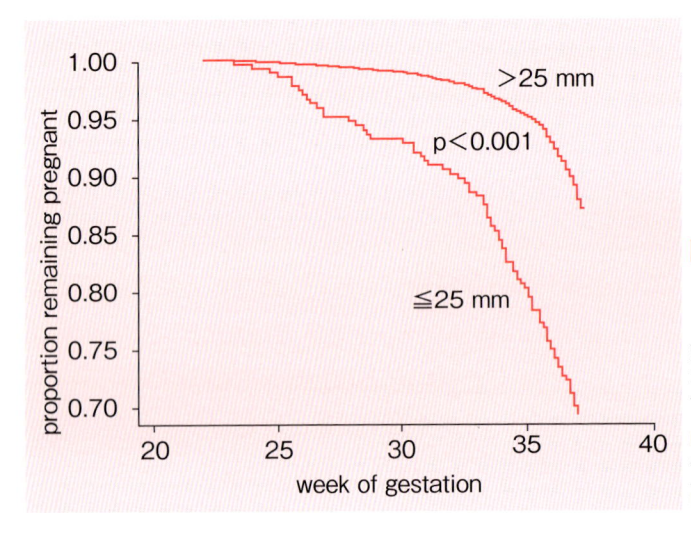

図3　頸管長と妊娠継続率の関係
（Iams JD：N Engl J Med, 1996より）

妊娠24週において，頸管長25 mmを超える症例と，頸管長25 mm以下の症例の妊娠継続率を示す。25 mm以下では，25 mmを超える症例と比べて有意に早産になる確率が高くなる。

　別の見方をしたのが**図3**で，妊娠24週時点での頸管長が25 mm以下のグループと25 mmを超えるグループに分けて，その後，どのくらいの割合で妊娠を継続できたか示している。25 mm以下のグループでは有意に早産になる割合が増えていることがわかる。

　図4は，妊娠23週における頸管長の分布を示し，**図5**は頸管長と妊娠33週未満の早産率を示したグラフである。頸管長が20 mmより短くなると早産率が急激に上がっていくことが示されている。

　閉じて残っている部分の長さ（頸管長）以外にも，開いてきている頸管部分の長さなどの計測値と早産との関係も検討された。しかし，**図6**のような場合，内子宮口の位置を画像上で確実に決めることが困難であることなどから，結論として，早産の予測には開いてきている部分を計測するより閉じている部分の長さ，すなわち，頸管長の計測がいちばん良いという結論が出ている。これは，残った頸管部分が開いてくるのを抑えているパワーになっていることからも理にかなった方法と考えられる。

154　産　科●Ⅳ．胎児付属物・子宮頸管

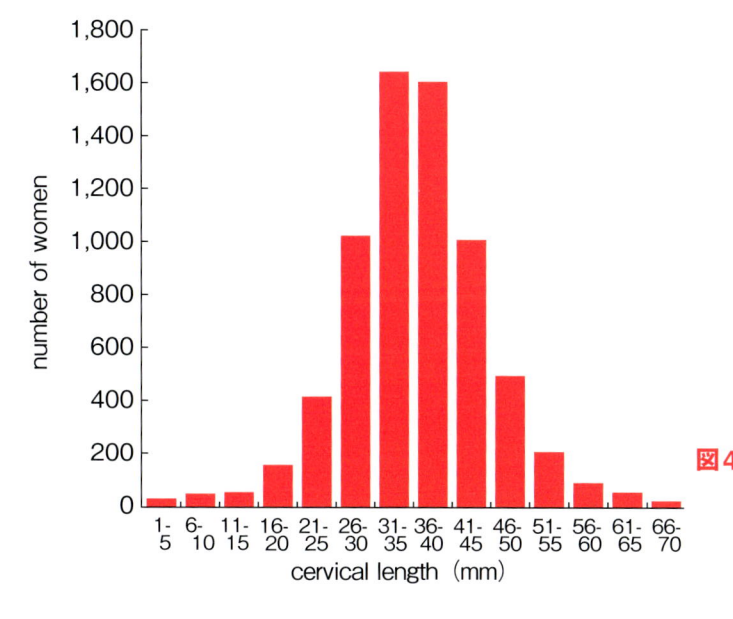

図4 妊娠23週における頸管長の分布(To MS, et al：Ultrasound Obstet Gynecol, 2001より)

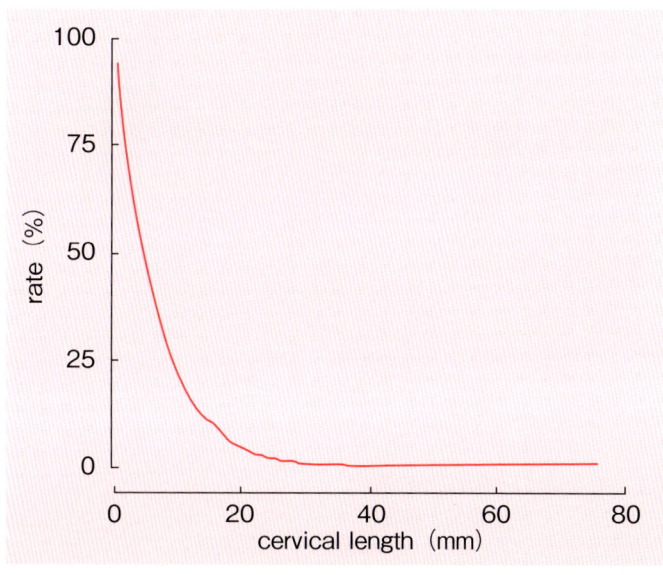

図5 頸管長と早産率(To MS, et al：Ultrasound Obstet Gynecol, 2001より)
頸管長と妊娠33週未満で早産になる確率の回帰曲線。20 mmより短くなると早産になる確率が急激に上昇する。

3 頸管長計測時の実際

1. 頸管長計測の対象

　頸管長計測はハイリスク症例に限らず，ローリスク症例も含めた多くの症例で行い，もし短縮していれば，早産率が高いハイリスク妊娠としてケアしていくことがよいと考えられている。

2. 頸管長計測時期

　頸管長計測の時期については，たとえば，妊娠16週で短縮していれば早産のリスクありと判断されるが，16週で異常がなくてローリスクと判断されても20週過ぎて短縮してくる

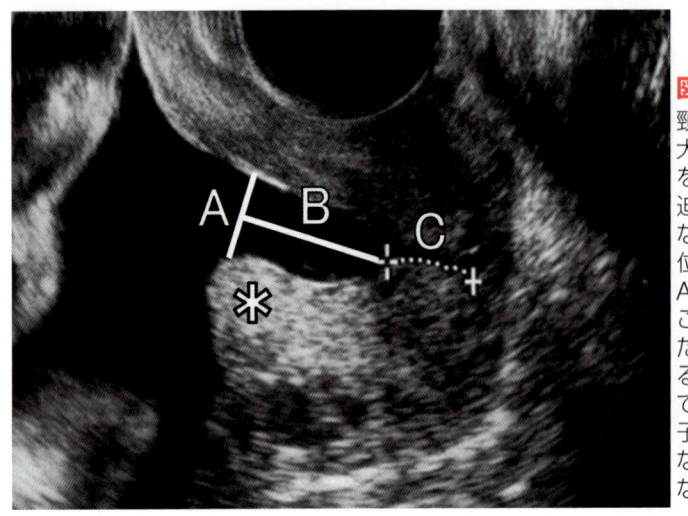

図6 頸管の計測部位

頸管長（C）のほかにも内子宮口の開大（A）や開いている部分の頸管長（B）を計測する方法も考えられるが，切迫早産症例では頸管腺組織が不明瞭なことが多く，開大した内子宮口の位置を同定することは困難なため，AやBを正確に測ることができない。この例では，子宮局所の収縮（＊）のために漠然と内子宮口のように見える部分にAやBのラインを書き加えているが，局所の収縮が治まると内子宮口と思われる部分はフラットになり，AやBの計測部位を決められなくなる。

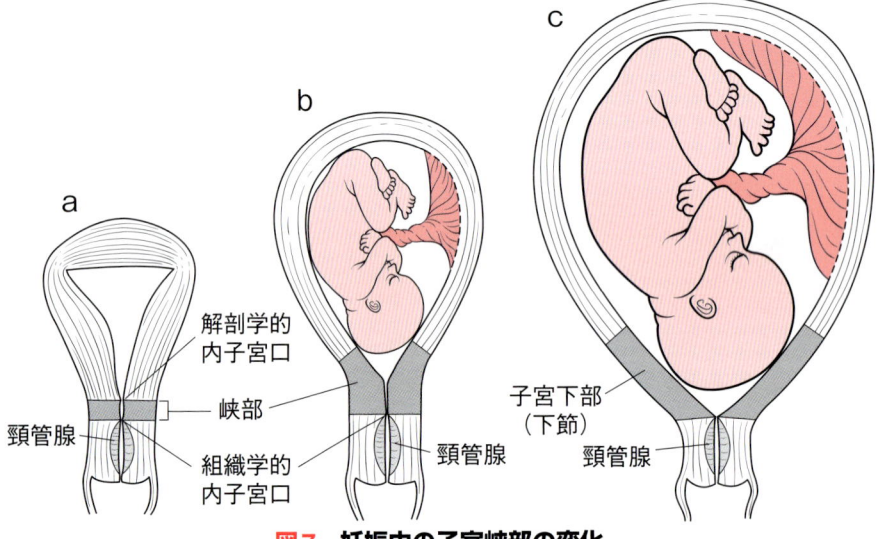

図7 妊娠中の子宮峡部の変化

a：解剖学的内子宮口と組織学的内子宮口の間を峡部と呼ぶ。
b：妊娠すると峡部は延長し，解剖学的内子宮口側から次第に開いてくる。
c：最終的には峡部は完全に開き子宮下部（下節）として子宮体部とともに胎児を入れる腔を形成する。産科でいう内子宮口は，組織学的内子宮口のことである。

こともある。したがって，一度だけのスクリーニングでよいというものではない。何週まで計測するかは，何週までの早産のリスクを予想したいかによる。我々の施設では，妊娠16週0日から26週6日まで複数回の計測を行っている。

3．子宮頸部と子宮峡部

非妊娠時，子宮峡部は頸部と一体となっており，その上縁に解剖学的内子宮口がある。妊娠すると子宮峡部は延長するとともに解剖学的内子宮口側から開大して，最終的に子宮下部（下節）となる（図7）。

妊娠8カ月以前では，ほとんどの症例で頸管周囲に頸管腺組織が確認でき，その上縁に組

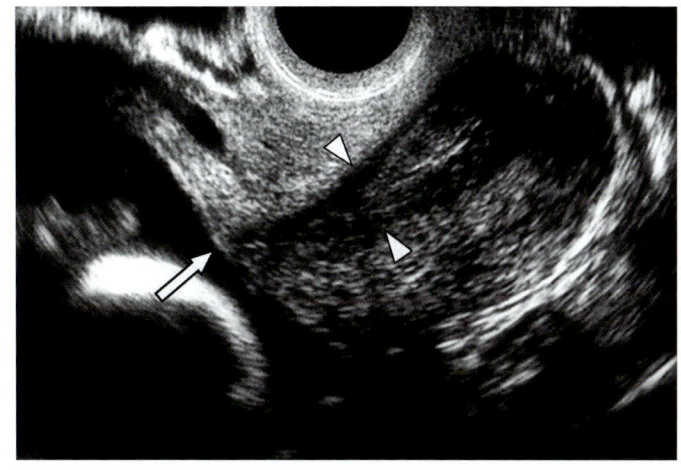

図8　頸管腺組織と内子宮口
頸管周囲にある頸管腺組織（△）がhypoechoic（黒っぽく）に見える。頸管腺組織が見える上縁が頸管の上縁すなわち組織学的内子宮口（矢印）がある高さになる。この例では，峡部は完全に開いている。

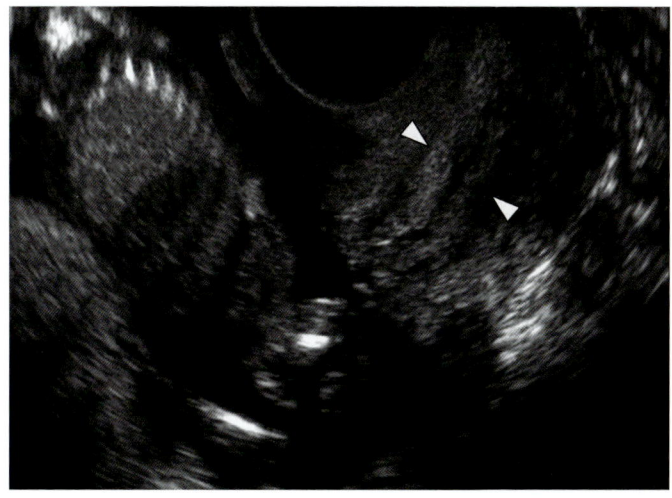

図9　頸管腺組織
この例では，図8と逆に頸管腺組織（△）は，hyperechoic（白っぽく）に見える。

織学的内子宮口がある。頸管腺組織は**図8**のようにhypoechoic（黒っぽく）に見える場合と，**図9**のようにhyperechoic（白っぽく）に見える場合があるが，この見え方に違いが生じる理由は十分には解明されていない。

　図10は前置胎盤のように見えるが，頸管腺組織に注目すれば，子宮峡部がまだ開いていないために前置胎盤のように見えているだけということがわかる。

4．計測部位

　組織学的内子宮口が閉じている場合は，組織学的内子宮口から外子宮口までを頸管に沿って計測する（**図11**）。すなわち，子宮峡部の閉じた部分は計測に含めない。また，腟壁を含めないように注意する。

　組織学的内子宮口が開いている場合は，頸管の閉じている部分の子宮体部側の端から外子宮口までを計測する。**図12**に不適切な計測例を示す。

5．計測時の注意点

　注意点を**表1**にまとめる。

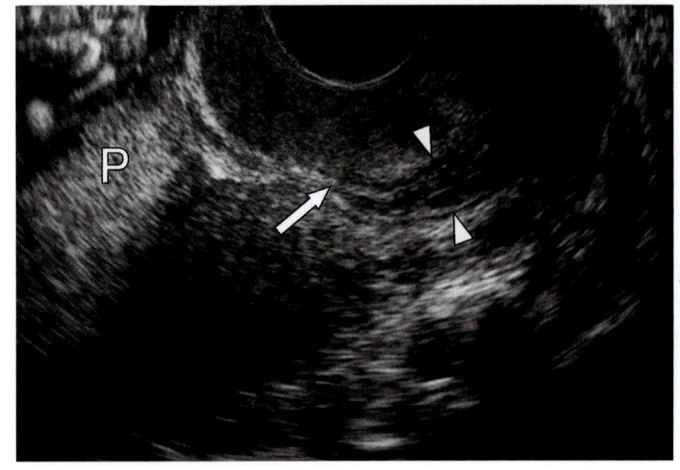

図10 峡部が完全に開いていない例
一見すると前置胎盤（P）のように見える。しかし，黒っぽく見える頸管腺組織（△）に注目すれば，内子宮口は矢印部分であることがわかる。pressure testを行うと，上のほうからこの矢印部分まで開き，内子宮口から胎盤までは2 cm程度離れていて前置胎盤でないことが確認された。

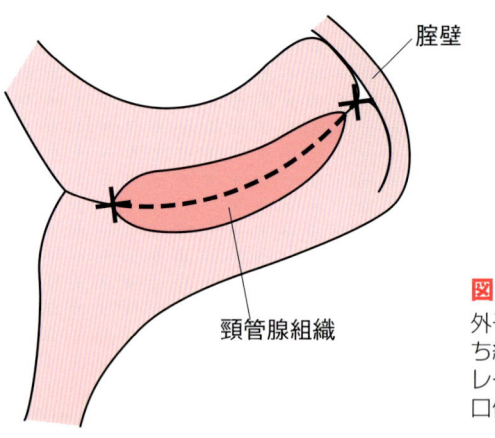

図11 頸管長計測部位
外子宮口から，頸管腺組織の上縁，すなわち組織学的内子宮口までを頸管に沿ってトレースする（＋から＋までの点線）。外子宮口側は腟壁を含めないように注意する。

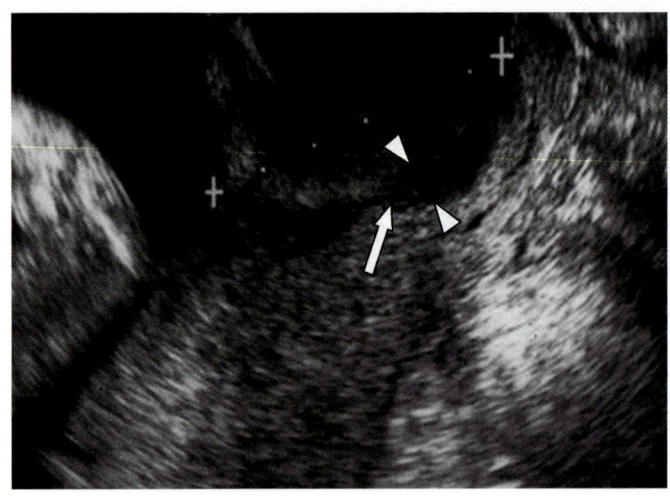

図12 不適切な頸管長計測例
外子宮口から閉じている部分の上縁までを直線距離で計測している。しかし，頸管は下に湾曲しており，直線距離での計測は不適切である。さらに頸管腺組織（△）に注目すれば，頸管は矢印部分までであり，開大していない峡部部分も含めて計測していることになる。

1）排尿後に検査する

　膀胱に尿が充満した状態では，膨らんだ膀胱によって子宮下部前壁が押されて子宮下部の前後壁が接し，頸管が長くなったように観察されてしまう危険性がある。

表1　頸管長計測の注意点

1. 排尿後に検査する
2. プローブで頸部を圧迫しない
3. 頸管の正中部分で観察する
4. 頸管腺組織を描出し，組織学的内子宮口を同定する
5. 長い時間をかけて観察するかpressure testを行う（最も短い値を採用する）

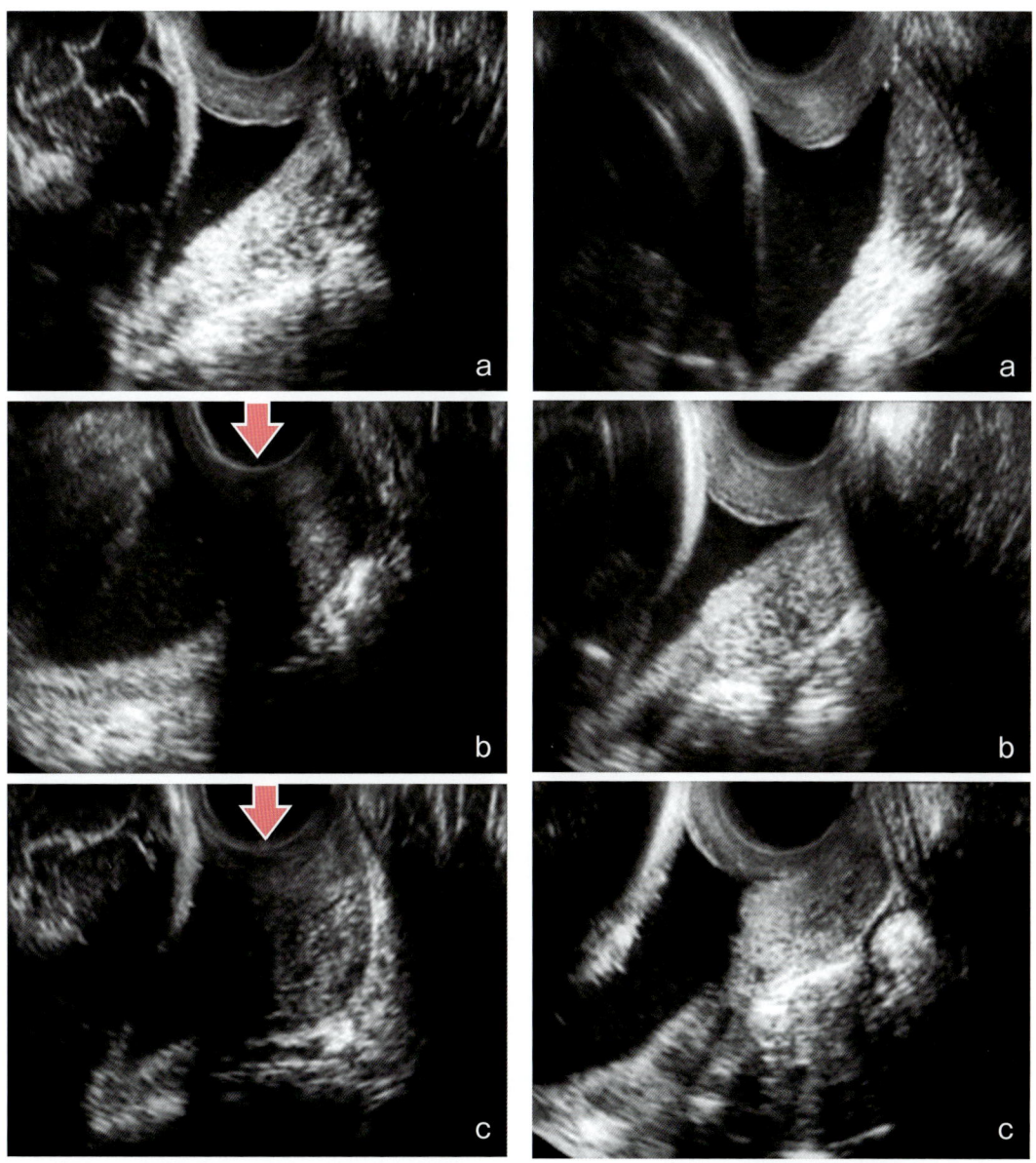

図13　経腟プローブによる圧迫の影響

a：経腟プローブを引き気味にして，腟部にできるだけ圧迫を加えないようにして観察すると，頸管長が極端に短縮しているのがわかる．b, c：頸管を圧迫するように経腟プローブを押し込んでいくと，開いた頸管が圧迫によって，閉じたように観察されてしまう．

図14　計測断面の影響

図13と同じ症例．a：頸管の正中矢状断面をみると頸管長が極端に短縮していることがわかる．b, c：経腟プローブを左右方向にずらしていくと頸管が断面から外れ子宮頸部の壁の断面が描出されて，一見すると頸管長が保たれているように見えてしまう．

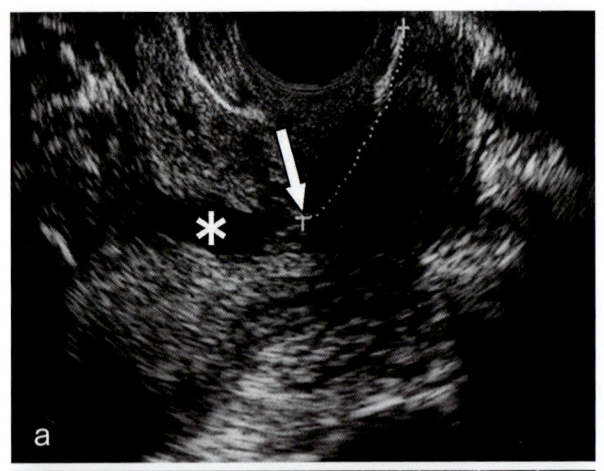

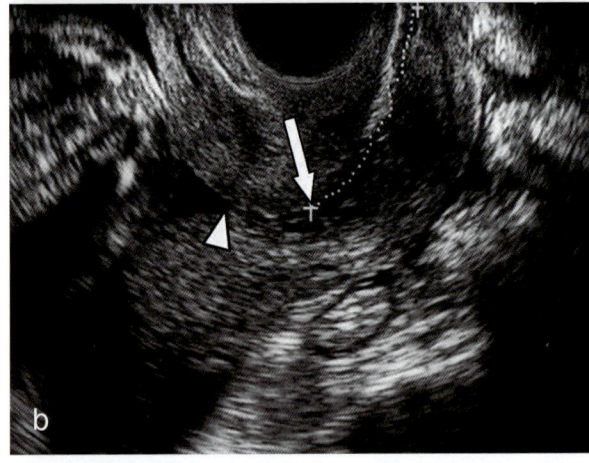

図15 ダイナミックチェンジ
同じ症例を観察し続けた場合。aのようにfunneling（＊）があるように見えたり，bのように内子宮口が上にずれたように見えたり（△）と，変化した。このようなダイナミックチェンジをする場合は，いちばん短いところ（矢印）で計測した値を頸管長とする。自然に起こるダイナミックチェンジを待つ代わりにpressure testを行うと，短時間でこのような変化があるかないかを知ることができる。

2）プローブで頸部を圧迫しない

図13は，頸管長短縮の例であるが，経腟プローブで頸部を押していくと頸部が変形して，頸管長が長く見えてしまう。頸管長計測では，プローブをむしろ引き気味にして，頸部を圧迫しないように注意しながら計測する。

3）頸管の正中部分で観察する

図14は，図13と同じ頸管長短縮の例であるが，経腟プローブを頸部の正中から左右方向にずらしていくと頸部の側壁そのものが描出されてしまい，一見，頸管長が長くなったように見えてしまう。

4）頸管腺組織を描出し，組織学的内子宮口を同定する

内子宮口を同定して，図11のように子宮峡部を含まずに計測する。

5）長い時間をかけて観察するかpressure testを行う

子宮頸部を時間をかけて観察していると，ダイナミックチェンジによって閉じている部分が変化することがある（図15）。頸管長計測では，できるだけ時間をかけて，ダイナミックチェンジによって最も短く計測された値を頸管長とするが，負荷テスト（表2）を行うことによっ

表2　頸管長計測における負荷テスト

1. Valsalva test	妊婦に腹圧を掛けさせる	
2. pressure test	・transfundal pressure	検者の手で子宮底を下方に圧迫する
	・suprapubic pressure	検者の手で恥骨上部を後方に圧迫する（妊娠週数が比較的早い時期）

・時間は，20〜30秒程度
・可能な限り子宮下部の収縮を確認する

て，この観察時間を短縮することができる。

4　頸管長短縮の判定と短縮時の対応

1. 頸管長のカットオフ値

　頸管長から早産のリスクが高いか低いかを分けるカットオフ値をどこにするかは，議論があった。カットオフ値を高く設定すると，感度（早産になった症例のうち，そのカットオフ値よりも頸管長が短かった症例の割合）は高くなるが，偽陽性率（早産にならなかった症例のうち，そのカットオフ値よりも頸管長が短かった症例の割合）が高くなる。現在では，2.5 cmをカットオフ値にするのが妥当ではないかと考えられており，実際，2.5 cmをカットオフ値にしている施設が多い。

2. 頸管長短縮時の対応

　切迫早産に対しては，安静，子宮収縮抑制薬投与，腟洗浄，抗菌薬投与，頸管縫縮術などの種々の方法があるが，超音波検査で頸管が短縮しているのが見つかったとき，どう対応すれば早産を防止できるかという明確な答えは出ていない。頸管長短縮例に対する適切な対応に関しては今後の研究結果を待たなければならないが，炎症がある症例でシロッカー氏頸管縫縮術を行うと，かえって早産になるリスクが高まるということがわかっているため，我々は不顕性感染も含め炎症のある症例では頸管縫縮術は行わないことにしている。

（昭和大学　岡井　崇）

17 胎児診断における3次元超音波の意義

産科　V．3次元超音波・超音波ドプラ法

1 はじめに

　3次元(3D)超音波法には，表面構築法・骨描出・多断面解析・tomographic imaging・3D血流描出法などがある．最近の超音波診断装置の進歩により，これら3D超音波法による子宮内胎児描出はさらに正確性を帯びるようになってきた[1,2]．またさらに初期診断が可能となり[3]，これらの技術を駆使すれば，外表診断のみならず，内部臓器構築診断が客観的に誰がみても納得できる画像として描出でき，他科へのコンサルテーションや患者説明などがかなり容易になってきた．

2 3D超音波による胎児診断

　各描出法により診断可能な胎児異常を表に列記した．
　胎児初期では妊娠6週5.5 mm胎芽の神経管までが描出でき（図1a），その後8週，9週と発達する脊髄神経が描出される．さらに骨描出法では妊娠初期の胎児頭蓋顔面骨までが描出

表　3D超音波による胎児診断

各描出法により診断可能な胎児異常を以下に列記した．		
表面構築法	顔面異常	前額突出・前額平坦・低鼻梁・口唇裂・単鼻腔・初期胎児の鼻骨診断・白内障・耳介低位・下顎狭小
	四肢	合指症・多指症・少指症
	外表奇形	羊膜索症候群・無頭蓋症
骨描出法	先天性骨疾患	四肢短縮症・胸郭狭小・四肢異常・手指足趾異常・頭蓋骨異常
	脊椎異常	二分脊椎・半椎体・椎体欠損
	肋骨異常	肋骨数の異常
多断面診断法・tomographic診断法	初期胎児の正確な診断	
	脳	先天性中枢神経系異常・子宮内後天性脳障害
	顔面	口蓋裂・鼻骨欠損・顎形態異常
	胸郭	胸水貯留・心嚢液貯留・肺疾患(CCAM)・横隔膜ヘルニア
	腹部	消化管拡張・腹水貯留・腹腔内嚢胞・腫瘍
	尿路系	水腎症・MCDK・PCK・巨大膀胱
3D血流描出法	血管異常	脳梁欠損・腫瘍内血管の同定

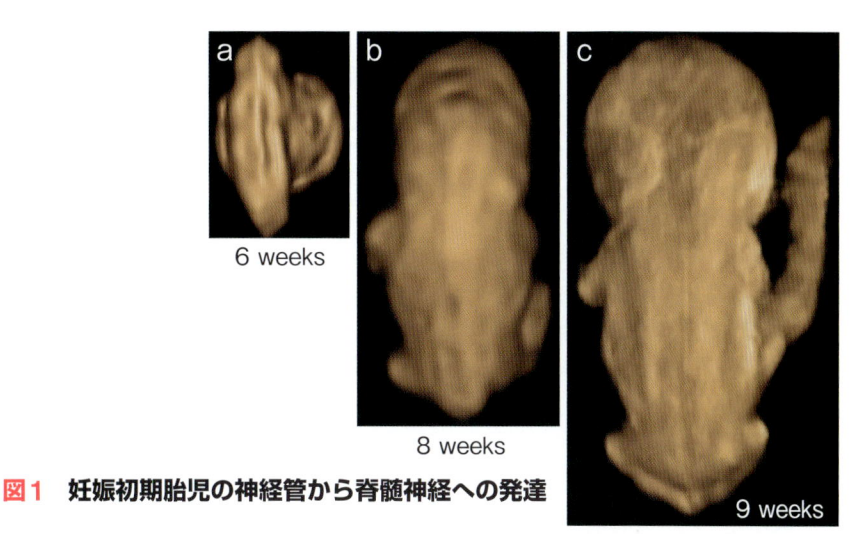

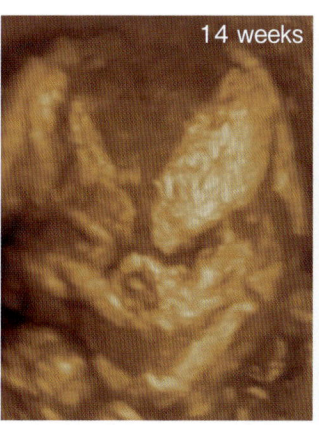

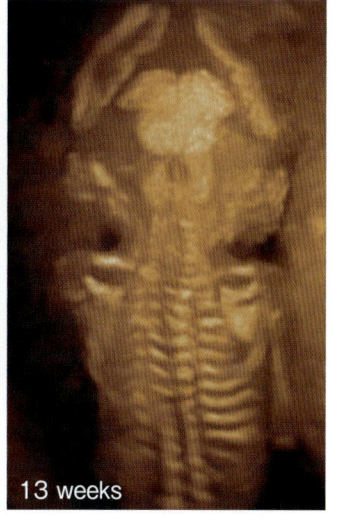

図1　妊娠初期胎児の神経管から脊髄神経への発達

図2　妊娠初期胎児の頭蓋顔面骨

できる(図2)ため，初期における鼻骨診断も可能(図3)である．直交3断面では，矢状断・冠状断・水平断が同時に1画面上に描出できるため(図4)，解剖学的なオリエンテーションを容易に得ることができる．また図4右下のようなthick sliceも簡単にでき，立体的な構築を理解することができる．直交3断面で正中矢状断面を正確に出すことができるため，妊娠週数による同断面の比較も容易である(図5)．

　顔面異常の例を図6〜11にあげる．口唇裂・口蓋裂の診断は3D表面構築法により，かなり正確にわかるようになってきた．口唇口蓋裂例では顎裂の程度により，その後の歯科矯正などの問題があげられる．顎裂診断は，図7のようにtomographic ultrasound imagingにて胎児口腔，上顎歯根を描出することにより可能である．眼球内もレンズ・中心管などが直交3断面，thick sliceで描出できる(図8)ため，たとえば先天性白内障の診断も可能となってきた(図9)．図10は前額の診断例である．前額突出を認める場合には頭蓋骨早期癒合症

17 ● 胎児診断における3次元超音波の意義　163

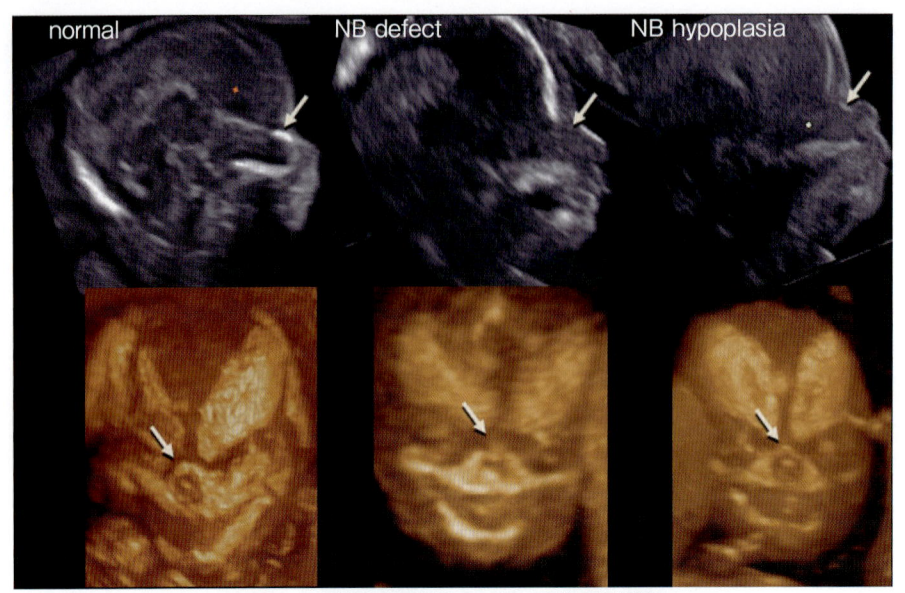

図3 妊娠初期胎児における鼻骨診断

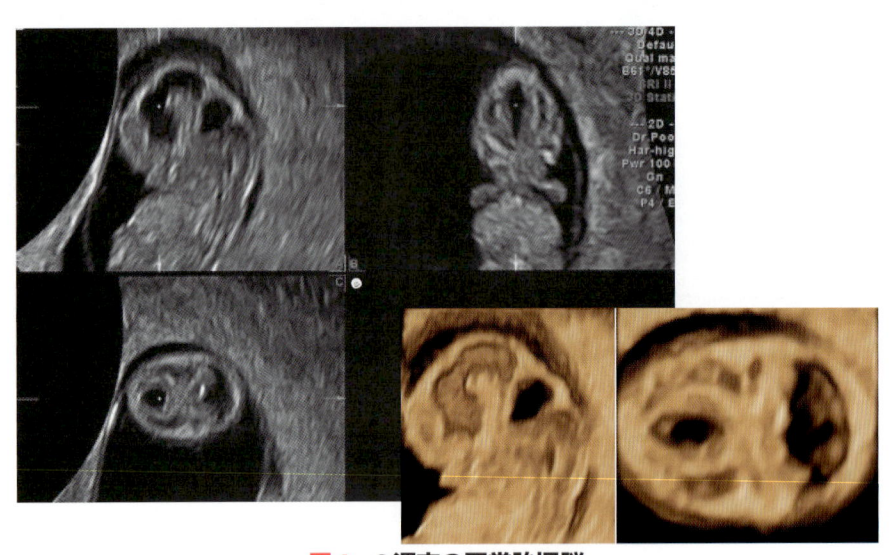

図4 8週末の正常胎児脳

などが，また前額平坦を認める場合には小頭症で脳発育不全の場合などがある．したがって2D超音波あるいは3D直交3断面で正確に横顔を描出し，これらが疑われる場合には3D表面構築にて客観的に確認するとわかりやすい．下顎の発育は正常胎児では妊娠12週頃にはしっかり形成されるため，妊娠初期に無顎症・小顎症の診断をつけることが可能である（**図11上**）．しかし，疾患によってはPierre Robin症候群のように妊娠中に下顎がゆっくり発達する例（**図11下**）もあるため注意が必要である．

　胸腹部では，肺肝境界が妊娠初期からきれいに描出できるため（**図12**），妊娠早期から横隔膜ヘルニア（**図13**）などの疾患の診断が可能となってきた．**図14**は妊娠24週の先天性嚢

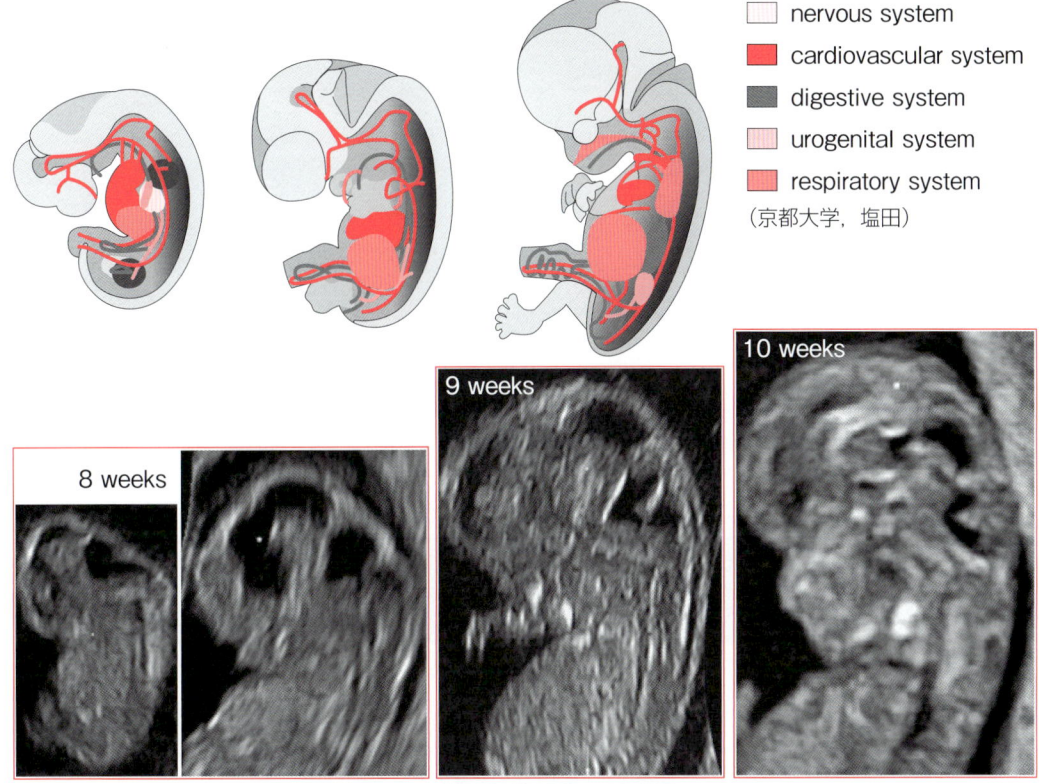

図5　妊娠初期胎児の脳発達

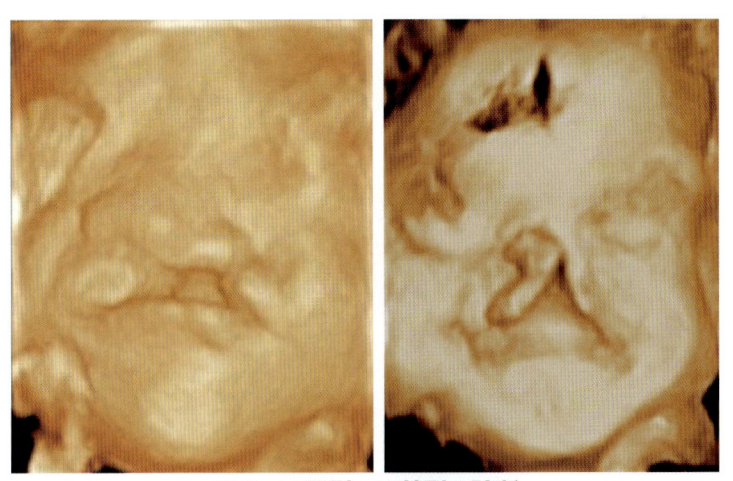

図6　口唇裂・口蓋裂の診断

胞性腺腫様奇形（congenital cystic adenomatoid malformation：CCAM）例のtomographic画像である．胃泡位置が正常にあること，肺肝境界（横隔膜ライン）がはっきりしていることなどから診断が可能である．腎臓疾患では水腎症がよくみられる．胎児期には腎臓は脳と同じく，内部膨大により外方に大きく膨大することができるため，一概に腎実質の厚みで腎機能などを推測することは困難である．図15のように腎杯がみられる場合には中等

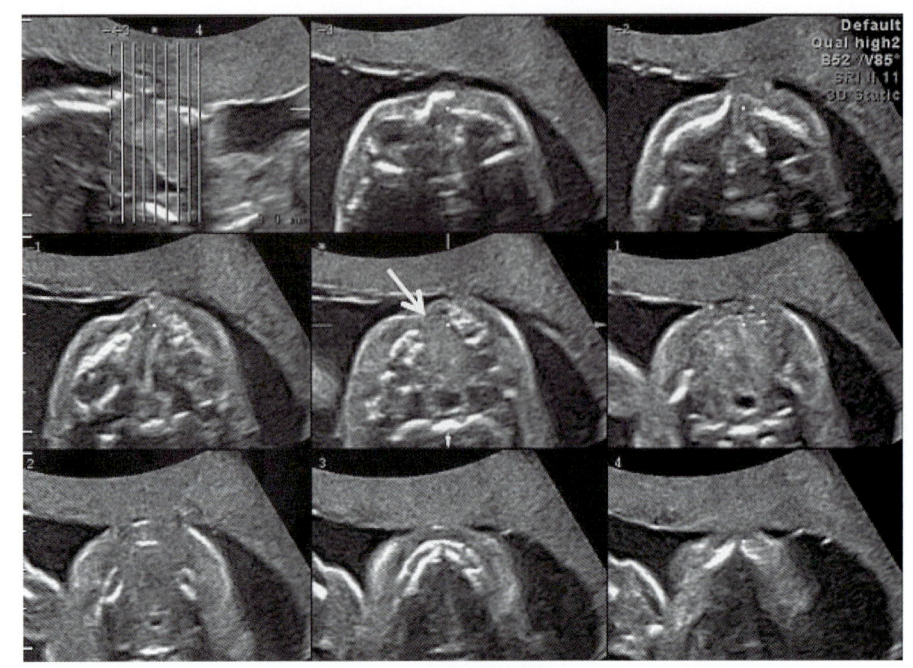

図7　顎裂の診断

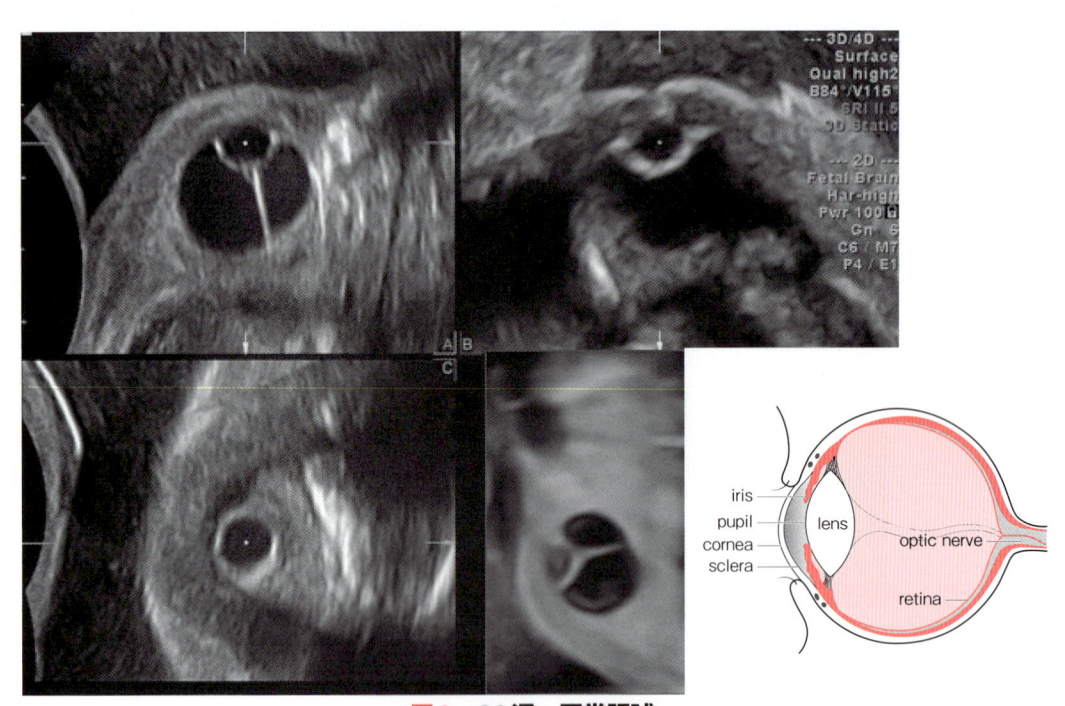

図8　20週　正常眼球

度水腎症といえる。実際にこの図の例では出生後に無処置で経過良好である。水腎症が進行すると腎杯がみられず，腎盂がＣの字のようになる。図16には妊娠初期から巨大膀胱と両側水腎症を呈した胎児で，17週で膀胱羊水腔シャントを施行した例をあげる。シャント後

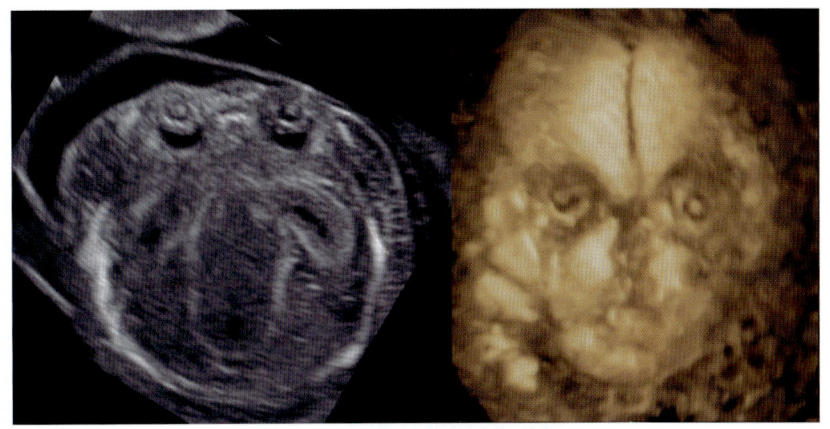

図9　14週　先天性白内障

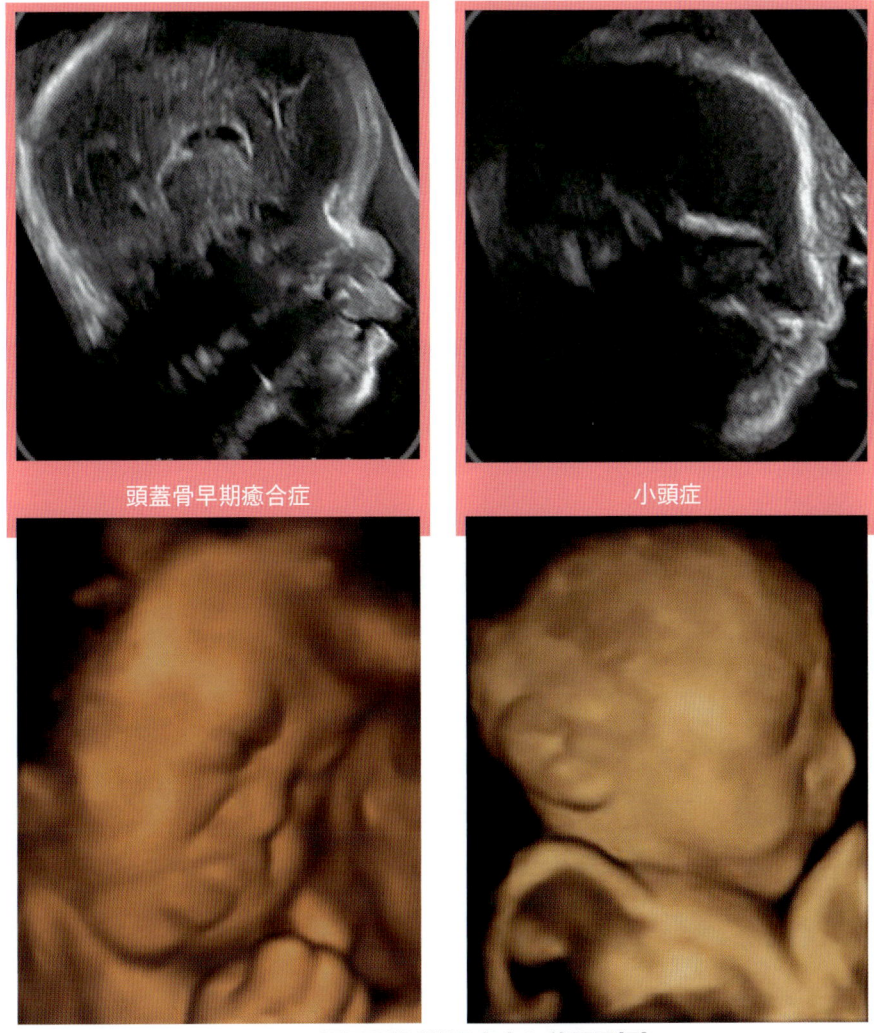

頭蓋骨早期癒合症　　　　　　小頭症

図10　顔面異常（前顎突出と前顎平坦）

17●胎児診断における3次元超音波の意義　167

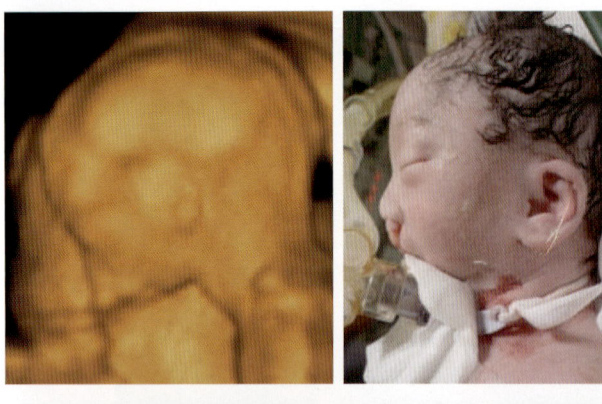

無顎症

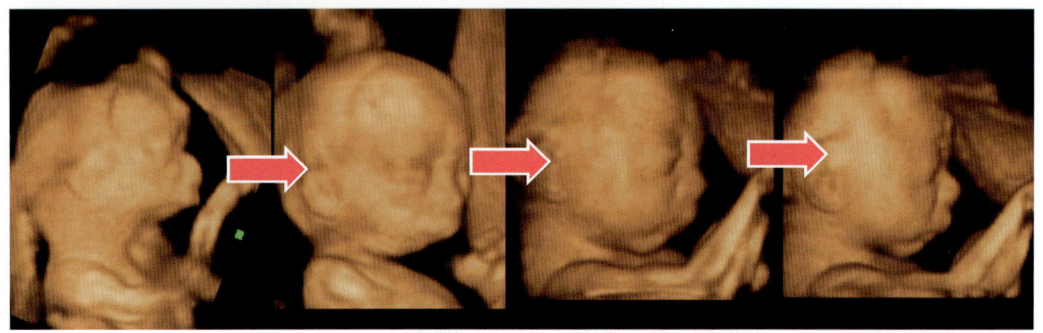

Pierre Robin症候群における子宮内下顎の発達

図11

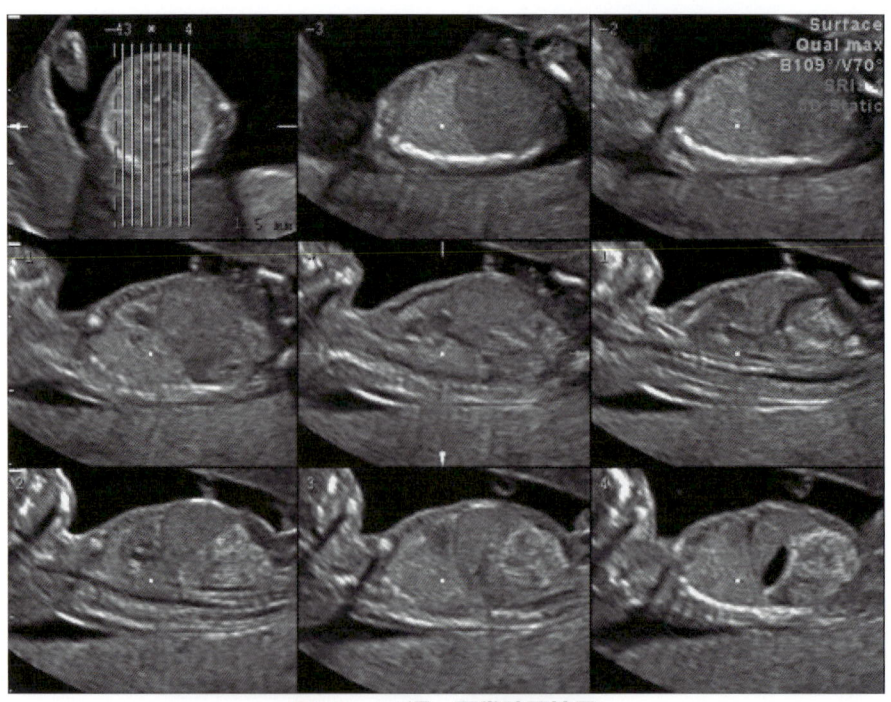

図12 13週 正常肺肝境界

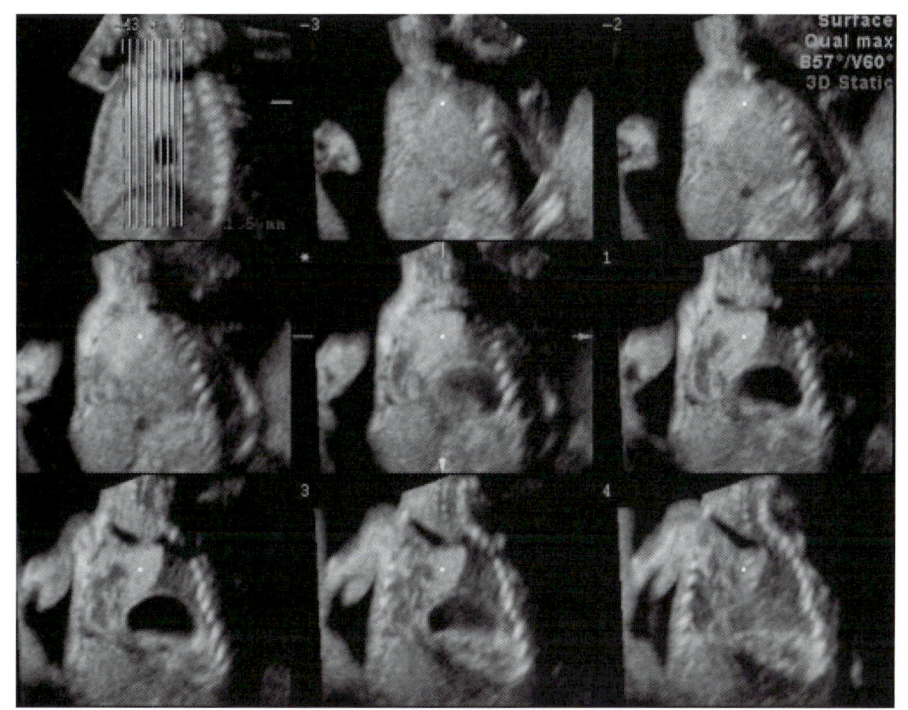

図13　16週　横隔膜ヘルニア

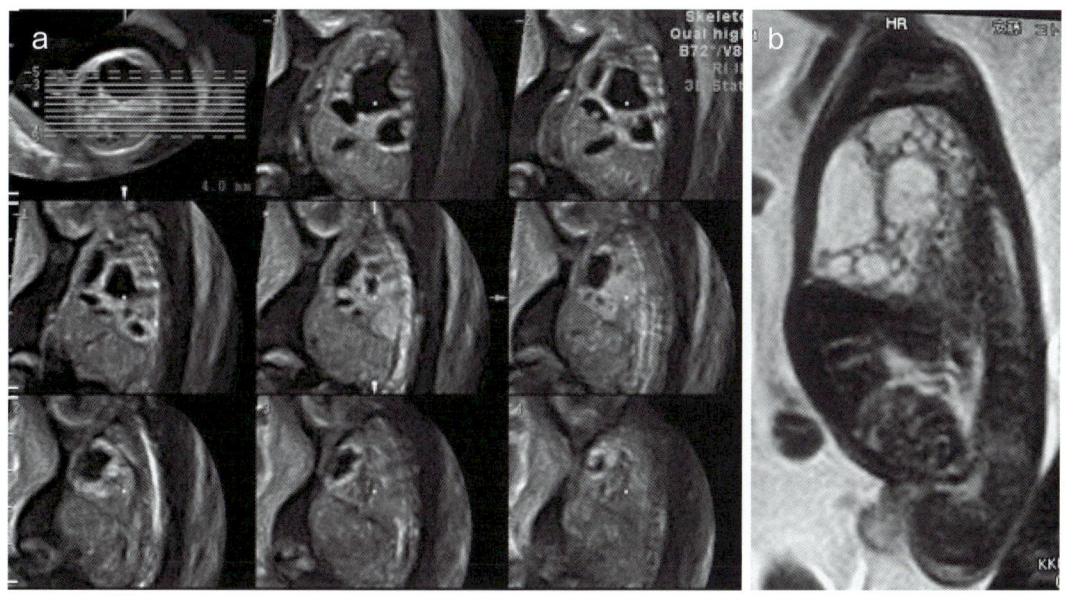

図14　24週　CCAM(congenital cystic adenomatoid malformation)
　　　　　　a：USG，b：MRI

の腎臓実質のめざましい短期回復がみられている。

　四肢異常は単独の場合と，染色体異常や症候群の1表現型としてみられる場合がある。図17には全前脳胞症に伴った14週多指症例，L1CAM遺伝子異常・X-linked 水頭症にみられ

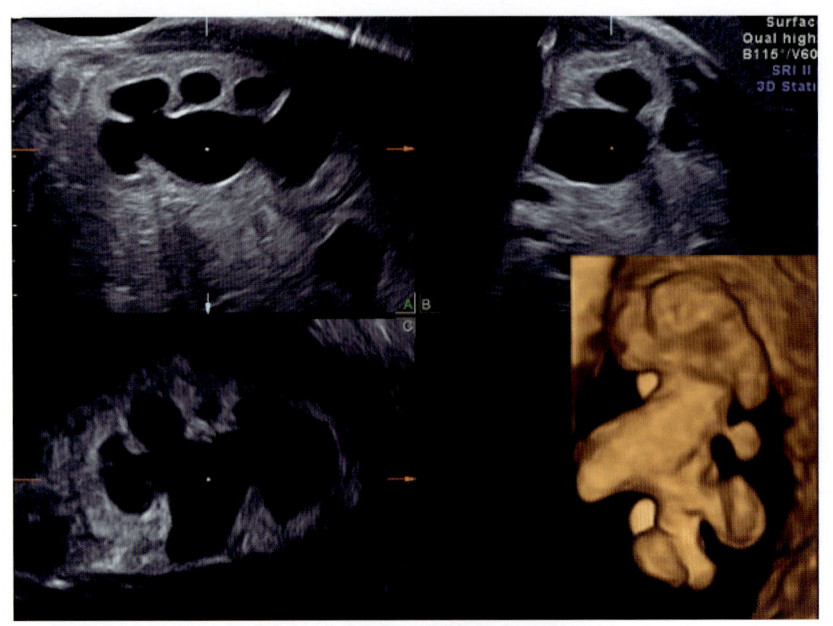

図15　27週　中等度水腎症

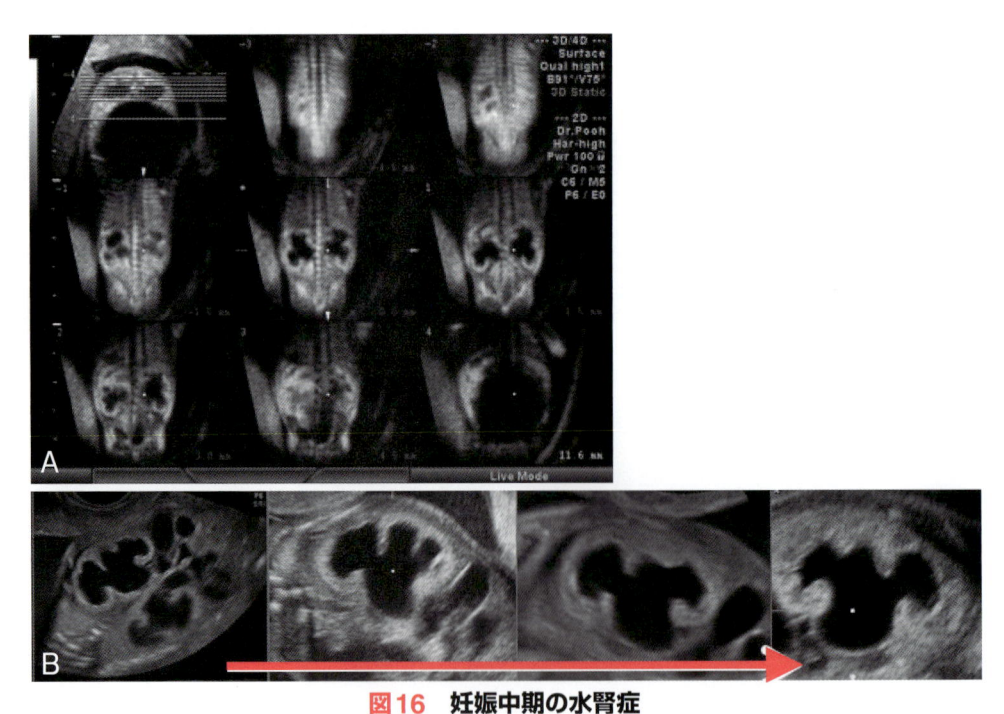

図16　妊娠中期の水腎症
A：15週　水腎症，B：17週　膀胱羊水腔シャント後の4週間の腎臓実質の変化

る拇指内転例，単独所見であった合指症例，口唇口蓋裂とともにみられた裂足症・裂手症の例をあげている．このように指の異常は意外に多く，2Dで手指・足趾異常を疑った場合には3Dで確認すると確信が持てる．図18には染色体部分異常に伴った前腕拇指異常例，脊

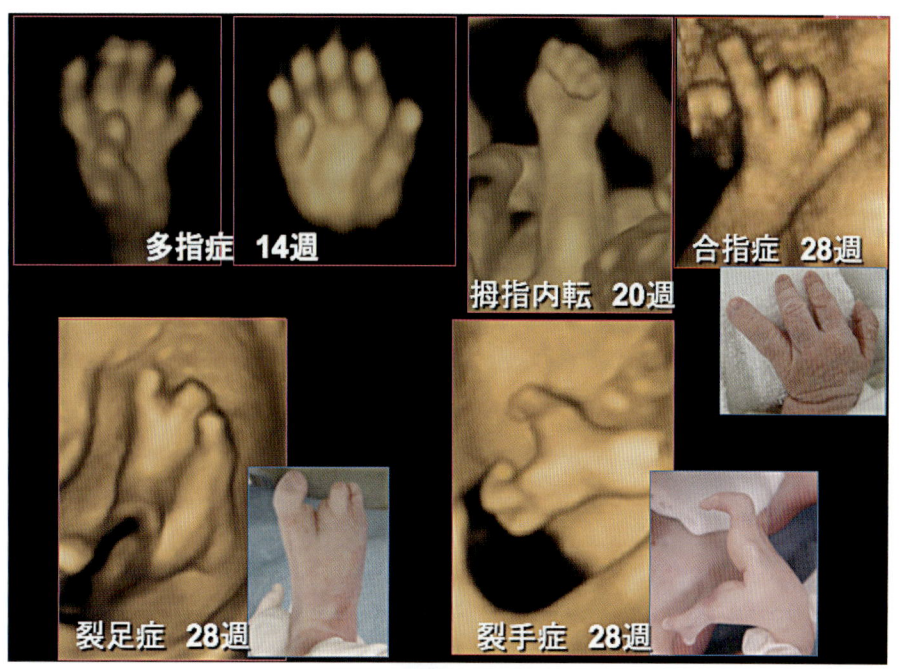

図17　手指・足趾異常

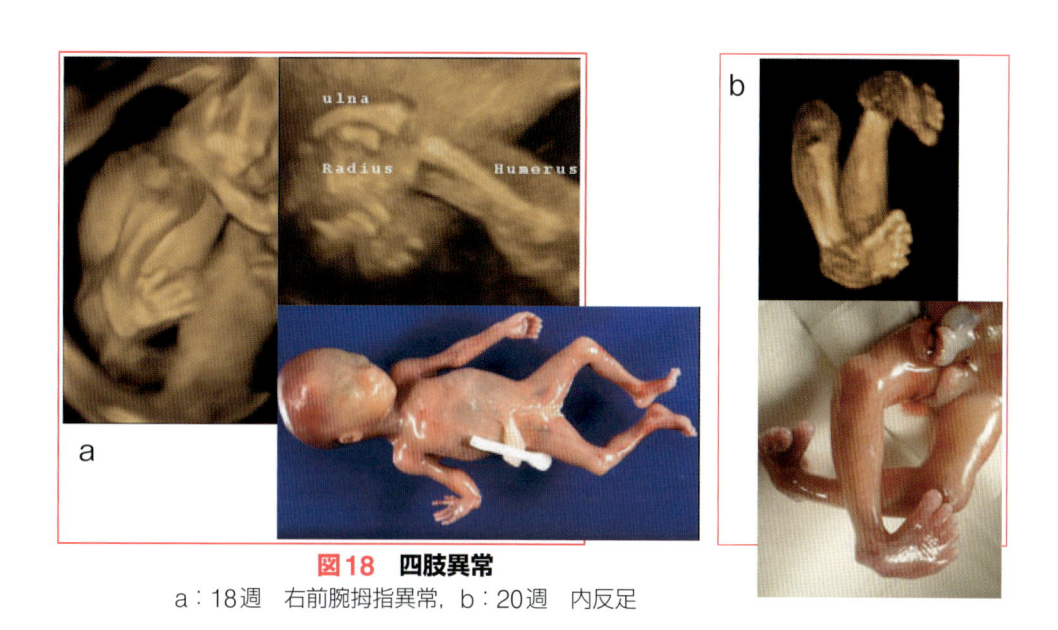

図18　四肢異常
a：18週　右前腕拇指異常，b：20週　内反足

髄膜瘤に伴った両足内反足例をあげている。
　脊椎異常で最もよくみられるものは二分脊椎・脊髄髄膜瘤である。脊髄髄膜瘤か髄膜瘤かの診断は正中矢状断面において，脊髄神経が脊柱管から外方，瘤表面に出ているかどうかが決め手となる(**図19a**)。また，3D骨描出法にて脊椎骨を観察することで，二分脊椎のレベル診断が正確に可能であり(**図19b**)，出生後の神経予後がある程度推測できる[4,5]。また，

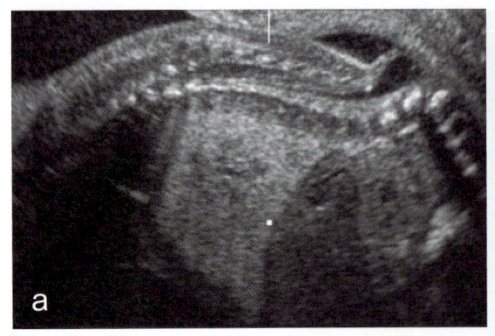

図19 20週 脊髄髄膜瘤

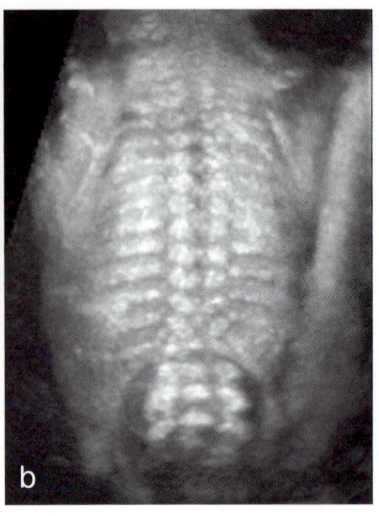

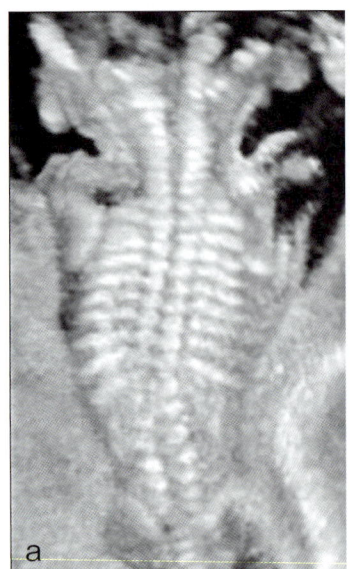

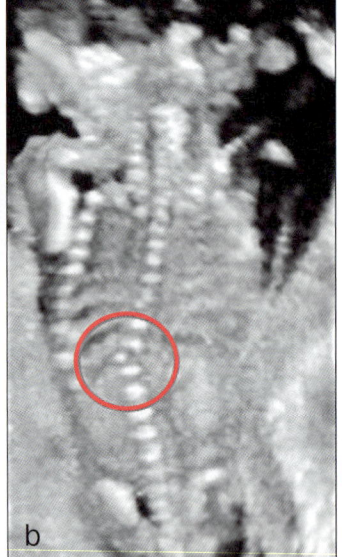

図20 脊椎側彎，半椎体
a：左11肋骨，右10肋骨，
b：T11半椎体

　肋骨や椎体の状態は3D骨描出法でかなりはっきりわかるため，左右の肋骨数の違いや半椎体などの診断が可能である（図20）。

　3D血流描出法では，3Dカラードプラ法，3Dパワードプラ法（図21）が用いられ，血管構築が客観的に理解でき，胎児や胎盤の腫瘍内新生血管の診断，血管奇形，癒着胎盤などの診断に利用されている。

3 おわりに

　3D診断装置がないと胎児診断ができないわけではない。実際，筆者も基本的な診断は2Dで短時間に行い，どこをどのように3Dで撮像すれば正確な診断・わかりやすい画像につながるかを考えて3D超音波を応用している。詳細かつ正確な画像診断は，正しい臨床診

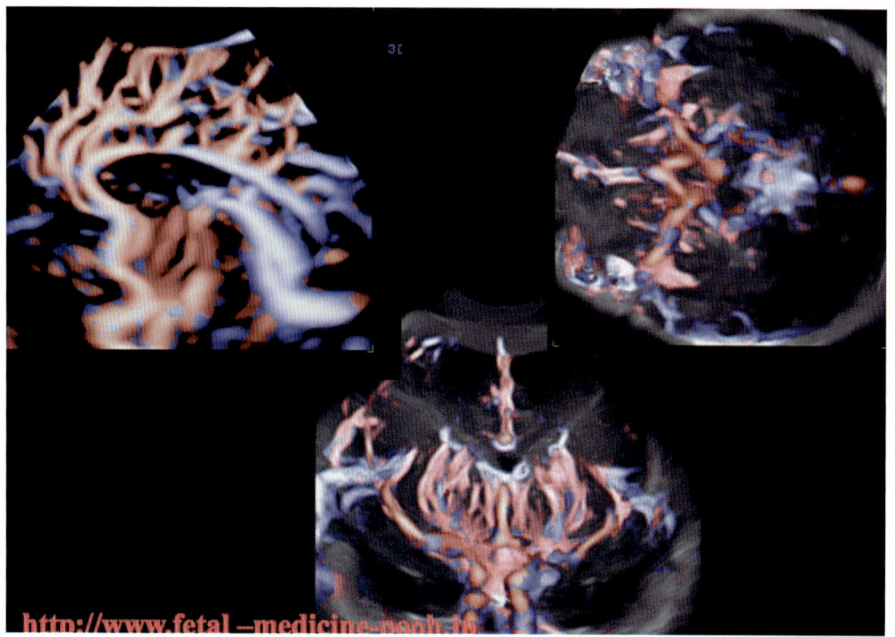

図21　胎児脳血流　3D bidirectional power Doppler

断と適切な周産期マネージメントには不可欠なものであることはいうまでもない[5]。

　臨床胎児医学研究における3D超音波の応用分野としては，本稿で述べたような超音波発生学Sonoembryology，神経超音波学Neurosonographyだけでなく，今後超音波遺伝学Sonogenetics，胎児治療Fetal Therapyへの応用などが考えられる。

（クリフム夫律子マタニティクリニック臨床胎児医学研究所　夫　律子）

● 文　献 ●

1) 夫　律子：フルカラーアトラス最新3D/4D胎児超音波画像診断，メディカ出版，大阪，2004
2) Pooh RK, Maeda K, Pooh KH：An atlas of fetal central nervous system disease. Diagnosis and management, Parthenon CRC Press, London and New York, 2003
3) Kurjak A, Pooh RK, Merce LT, et al：Structural and functional early human development assessed by three-dimensional and four-dimensional sonography. Fertil Steril 84(5):1285-1299, 2005
4) Pooh RK, Pooh KH：Antenatal assesment of CNS anomalies, including neural tube defects. In Levene MI, Chervenak FA(ed), Fetal and neonatal neurology and neurosurgery, 4th ed, Elsevier, pp 291-338, 2008
5) Pooh RK, Shiota K, Kurjak A：Imaging of the human embryo with magnetic resonance imaging microscopy and high-resolution transvaginal three-dimensional sonography: human embryology in the 21st century. Am J Obstet Gynecol, in press, 2009

18 産科領域における超音波ドプラ法の意義

産科　V．3次元超音波・超音波ドプラ法

1 はじめに

　超音波ドプラ血流計測は現在，電子スキャンの発達ともあいまって，ヒト胎児における非侵襲的な血流評価法として臨床の場に定着している．本法の産科領域における母体ならびに胎児循環検査法としての位置づけについて概説する．

2 胎児血流計測に影響する因子

1．血流速度の計算法

　ドプラ血流計測は，超音波が移動する物体に反射される際に周波数が変化する（ドプラ効果）性質を利用して，移動物の速度を求める方法である．速度Vを持つ反射体（赤血球）に対して，周波数Foの超音波ビーム（音速C）が反射体との角度θで照射され，Fo′に周波数変調されて反射した場合，速度Vは，

$$V = C \cdot (Fo' - Fo) / 2\cos\theta \cdot Fo$$

で表される（図1）．

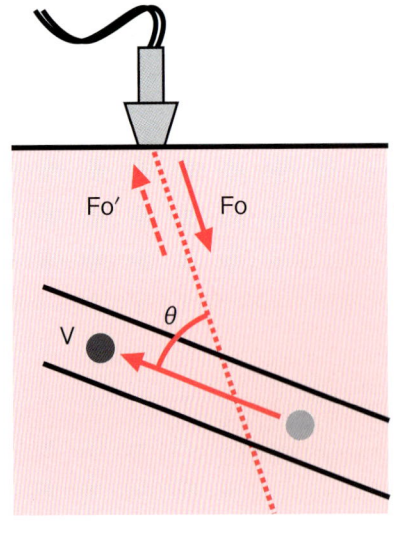

図1　ドプラ血流計測の原理
赤血球と超音波ビームのなす角を30度とし，3.5 MHzの周波数が3.51 MHzに変化して戻ってきたとすれば，赤血球の流速Vは，

$$V = \frac{音速 \times (Fo' - Fo)}{2 \times \cos\theta \times Fo}$$

$$= \frac{1,500 \times 100 \text{ (cm/s)} \times (3.51 - 3.5) \text{ (MHz)}}{2 \times \cos 30° \times 3.5 \text{ (MHz)}} = 247 \text{ cm/s}$$

となる．

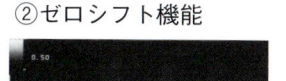

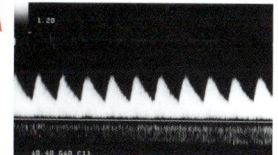

図2 折り返し現象
臍帯動脈血流波形（①）で，血流速度の速い成分（A）が折り返し現象のために下方に出現（A'）している。波形を整えるためには，装置のゼロシフト機能を用いるか（②），PRFを上げる（③）。

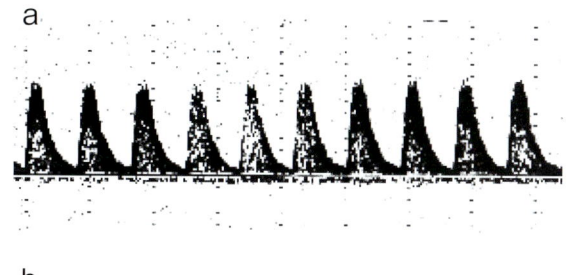

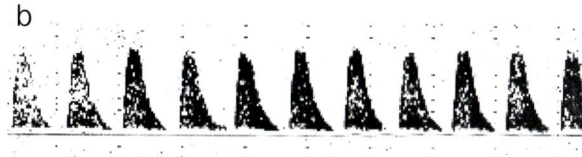

図3 フィルター（low-cut filter）の影響
拡張期血流の減少した臍帯動脈血流波形（a）で，フィルターの設定が高いために拡張期血流が途絶しているようにみえる（b）。

2. パルス繰り返し周波数と折り返し現象

　ドプラ血流計測装置では，超音波束を一定の周期（パルス繰り返し周波数：PRF）で送信，移動物で反射，受信波を周波数解析して画像表示，の処理を繰り返している。そのため，血流速度が速い（Fo'－Foの値がPRF/2より大きい）場合には，原理的に"現在あるいはその前後の超音波束のいずれが周波数変調を受けたか"が誤認識され，速い血流成分が負の側に折り返されて表示される。これを折り返し現象（エイリアシング：aliasing）という。折り返し現象を回避するには，①PRFを上げる，②ゼロシフト機能を用いて"見かけ上の連続波形"を表示させる，などの手段を用いる（図2）。

3. フィルター

　計測装置では，血管壁や心臓弁の振動，患者の体動などに由来する，速度は遅いが反射信号の強い成分によって血流信号の処理が妨げられないように，これらの低周波数（偏移）成分を除去するフィルター（low-cut filter）が設定されている。拡張期血流が遅い波形などでは，波形の一部がフィルターによって消去されて表示される場合があるので注意する（図3）。

4. サンプリング幅

　通常，血管内の血流分布は中心部で速く，壁近傍で遅い。細い動脈などでは拡張期の壁近

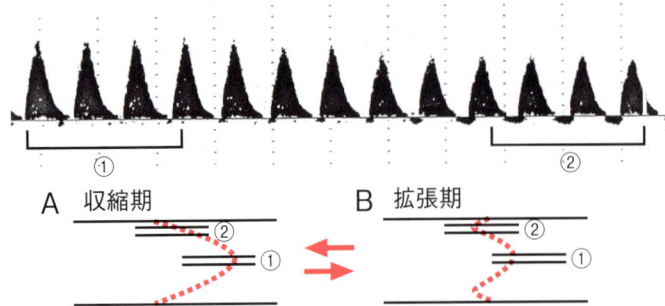

図4 サンプリング幅の影響
血管内の血流プロフィールは収縮期（A）と拡張期（B）で変化している。狭いサンプリング幅で血管の中心から壁方向にサンプリング部位を移動させる（①→②）と，次第に血流波形が変化するのが観察される。血管内の血流プロフィールをすべて捉えるためには，血管全体をカバーするサンプリング幅が必要である。

傍のみに逆流がみられることもある。このような血流プロフィール全体を認識できるように，血管内腔全体をカバーした十分なサンプリング幅を設定することが望ましい（図4）。

5. 生体要因

ドプラ血流計測に影響を与える要因として，上記のほかに胎児呼吸様運動，母体腹壁の動きあるいは胎動などの生体要因もある。計測にあたっては，これらの原理的に生じうる誤差要因を念頭におき，アーチファクトのない安定した計測を行うことが重要である（表1）。

3 胎児血流計測と評価法

胎児血流計測にあたっては，まずパワードプラ法によって当該領域における血流の存否を確認した後に，カラードプラ法を用いて血流の方向性，乱流の有無および速度を半定量的に評価し，さらに関心領域における血流速度あるいは血流速度波形の定量的評価が必要な場合にはパルスドプラ法による波形記録を行う。

1. 胎児血流量の計測と評価法

ドプラ法を用いた胎児血流計測の当初の目的は，静脈血流量の算出に向けられていた。諸家の報告では，正常胎児の臍帯静脈血流量は90〜126 mL/kg/minの範囲に存在すること，IUGRあるいは胎児仮死例では正常例に比べて高率に臍帯静脈血流量が低下していること，臍帯静脈あるいは大動脈血流量と胎児発育に強い相関が存在することが報告された。しかしながら，血流量の定量的処理には血管径，サンプリングボリュームの設定あるいはビーム角など，種々の誤差要因が含まれることが問題となり，現在のところ血流量の測定を用いた臨床報告は少ない。

2. 胎児血流波形の計測と評価法

血流波形のパターンから児の血行動態の特徴を評価する方法が試みられており，現在では血流量そのものの定量に代わって胎児循環の定量的評価に用いられている。本法は，従来成人の血管狭窄あるいは閉塞病変の検出に用いられていたものであり，その意図するところは，超音波ビームと血管のなす角度に依存する血流速度の変動要因を消去し，末梢血管抵抗の高低は拡張期血流速度の大小に対応するという考え方に基づいている。現在，胎児血流速度波形の解析に最も汎用されている指標はRI値（resistance index）およびPI値（pulsatility

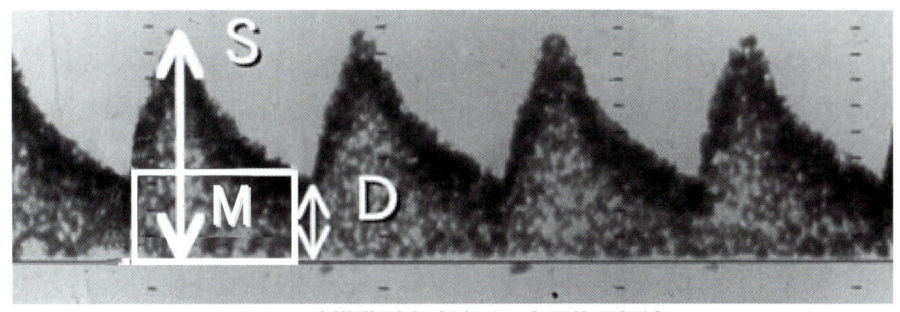

図5　臍帯動脈血流波形の定量的評価法
RI（resistance index）＝（S－D）/S，PI（pulsatility index）＝（S－D）/M
で算出する．S：収縮期最高血流速度，D：拡張終期血流速度，M：平均血流速度

表1　ドプラ血流計測に影響する因子

要因	種類
流体力学的	末梢血管抵抗
	血管径
	血液の粘性
	中枢～末梢の圧較差
	血管のコンプライアンス
	心拍数（著明な頻脈・徐脈）
計測部の移動	胎児呼吸様運動
	母体腹壁の動き（呼吸，体動）
	胎動
	臍帯の揺れ
	探触子の移動

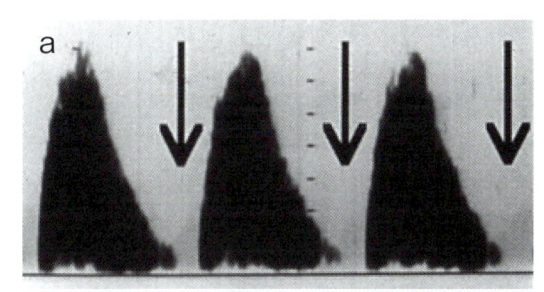

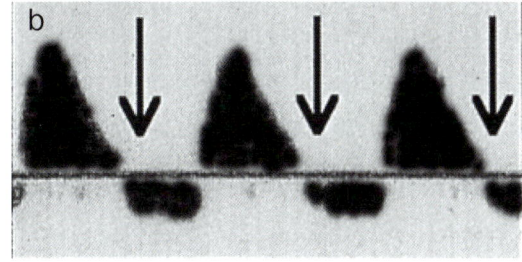

図6　臍帯動脈における拡張期血流の途絶・逆流
a：拡張期血流の途絶，b：拡張期血流の逆流

index）である（図5）。RIが収縮期最高血流速度と拡張終期血流速度のみから算出される値であるのに対してPIは平均血流速度を加味していることから，血流プロフィール全体の形状を含む後者を用いるべきであるという意見もあるが，臨床的意義の点からみれば，いずれの指標も差はないようである。

1）臍帯動脈における拡張期血流の途絶・逆流所見

臍帯動脈血流における拡張期の途絶ないし逆流の出現が，胎児胎盤循環不全を示唆する重要な所見であることが明らかとなっている（図6）。IUGR例において拡張期血流の途絶あるいは逆流所見が認められた群の周産期死亡率は極めて高率であり，厳重な周産期管理を要する（表2）。

2）脳動脈における拡張期血流の増加所見

IUGR，胎児水腫あるいは胎児心拍数陣痛図に異常を認めるハイリスク胎児の一部では，

表2　臍帯動脈血流の拡張期途絶・逆流と予後

報告者	年	症例	周産期死亡率(%)	IUGR罹病率(%)
Arduini	1993	37	38	100
Brar	1988	12	58	100
Ertan	1992	93	22	67
Fairlie	1991	43	26	81
Mandruzzato	1991	32	22	94
McParland	1990	37	41	73
Pattinson	1993	120	53	83
Schmidt	1991	50	16	88
Valcamonico	1992	31	32	100
Weiss	1992	47	15	77

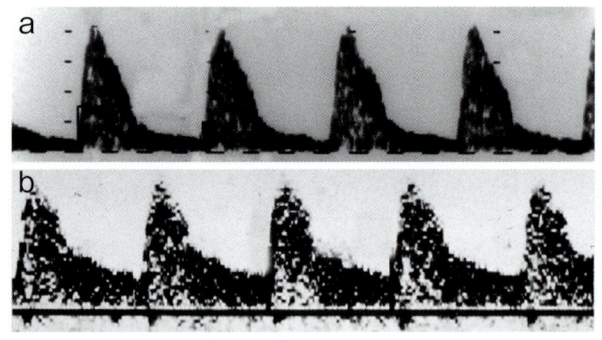

図7　中大脳動脈における拡張期血流速度の増加
a：正常の中大脳動脈血流波形(妊娠32週)
b：IUGR例における拡張期流速の増加(妊娠32週)

脳動脈血流波形における拡張期血流成分の増大によってRI値やPI値が低くなることがわかっている。この理由としては，胎児の酸塩基平衡あるいは循環動態の異常を生じた児に脳血流を増加させる代償機構が働くため(brain-sparing effect)と考えられている(図7)。

3）胎児貧血における中大脳動脈血流速度

　胎児貧血例において中大脳動脈の最高血流速度(MCA流速)が上昇し，さらに中等度以上の貧血が低い偽陽性率で検出可能である。非侵襲的にMCA流速の推移を示し，中等度以上の貧血が疑われる場合に臍帯穿刺による胎児ヘモグロビン測定を行うという管理方針が提唱されている(図8)[1,2]。Duklerら[3]はMCA流速，肝臓の長さおよび脾臓周囲長の測定による貧血の診断を比較し，重症の胎児貧血の感度および特異度はいずれも100%と優れた検査法であったという。一方で，軽症の貧血例の予測は困難であることから，現在，胎児貧血の可能性がある症例ではMCA流速をスクリーニング法として利用し，貧血が疑われた場合にはさらに臍帯穿刺による正確な胎児Hb値の測定を行う手順が推奨される。

4）中心静脈系の負荷上昇(下大静脈・静脈管・臍帯静脈)

　臍帯静脈から下大静脈に至る中心静脈系の血流計測において，染色体異常例，高度のIUGR，胎児心拍数パターン異常例あるいは胎児水腫や三尖弁逆流を伴う心疾患などで異常波形を生じることがわかっている。下大静脈あるいは静脈管では収縮期に心房側からの逆流

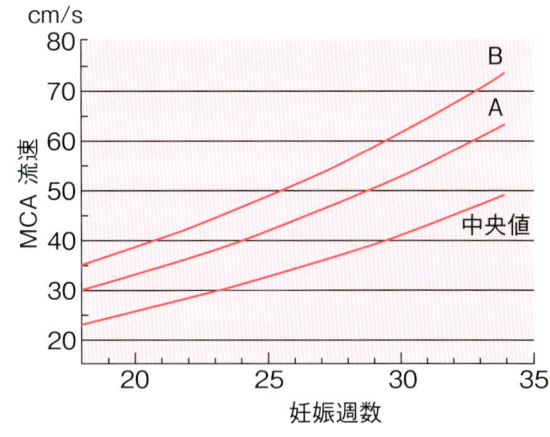

図8 中大脳動脈最高血流速度の推移
（Moise KJ Jr：Obstet Gynecol, 2002より引用一部改変）[1]
軽度貧血：A zone（中央値の1.29倍以上），中等度。重度貧血：B zone（中央値の1.5倍以上）

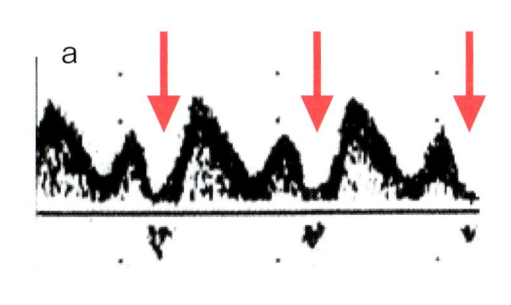

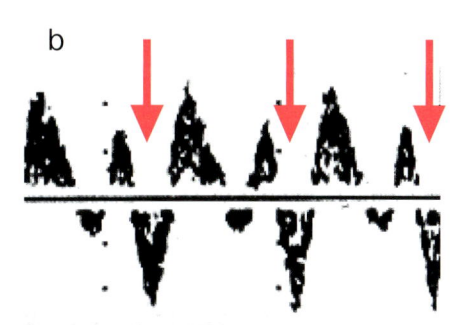

図9 下大静脈における収縮期逆流成分の増加
a：正常の下大静脈血流波形，b：胎児水腫における下大静脈血流波形（妊娠29週）
正常でも収縮期に軽度の逆流が観察されるが（a矢印），疾病胎児では逆流成分が増大している（b矢印）。

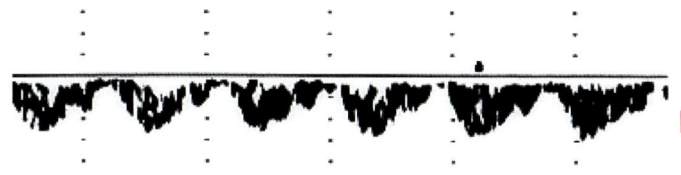

図10 非免疫性胎児水腫例（妊娠32週）における臍帯静脈のゆらぎ波形

波が増大し，臍帯静脈では心拍に一致した"ゆらぎ"波形を呈する（図9, 10）。これらの所見は，心機能の低下（静脈系のうっ血）あるいは前負荷の増大，中心静脈圧の上昇および心房〜臍静脈間の圧較差の減少あるいは消失に起因する変化ととらえられており，中心静脈系の血流波形計測は心機能の低下あるいは前負荷の増大を反映する指標と考えられている。Baschatら[4]は，帝王切開分娩に至ったIUGR症例を対象に，臍帯動脈血pHと分娩前の静脈血流における波形異常との関連を検討している。その結果，血流異常出現の臍帯動脈血pHが7.20未満であった症例に対する感度および陽性予測率は，下大静脈，静脈管ならびに臍帯静脈ともに56〜76％および42〜67％であり，アシドーシスの検知に関して測定部位による大きな差はなく，いずれも高い感度と陽性予測率を示した。

表3 IUGR，低酸素状態などの疾病胎児における胎児血流の偏位

心臓	左室の駆出量 ↑
	房室弁通過血流 ↑
	心房収縮波 ↑
下行大動脈	血流速度・血流量 ↓
	PI（RI）値 ↑
末梢動脈	PI（RI）値 ↑→臍帯・腎・大腿・腸間膜
	PI（RI）値 ↓→副腎・脳内（中大脳動脈）
中心静脈系	逆流成分 ↑（下大静脈・静脈管・臍静脈）

4 集学的胎児管理におけるドプラ血流計測法の位置づけ

　胎児管理を行う上で，ドプラ血流計測法の位置づけは次のように考えられている．まず，IUGRの有無に関しては，当然のことながら超音波断層法による胎児計測のほうが，ドプラ法に比較して精度は高い．一方，母体合併症を有する症例あるいはSGA（small for gestational age）児の中で，新生児仮死，胎児心拍数パターンの異常，緊急帝王切開あるいは周産期罹病を生じた例に対する予測率を比較した成績からは，胎児腹囲，胎児心拍数変動，biophysical profile score（BPS）と比較した場合に，臍帯動脈血流の異常が最も有用であったとする報告が多い．また，臍帯動脈血pH 7.20未満の児を予測する指標に関して各種の胎児情報を比較した研究[5]では，胎児心拍数陣痛図，BPSおよび諸種のドプラ血流計測の中で，"臍帯静脈のゆらぎ波形の出現"あるいは本所見にほかのパラメータ異常を重畳した場合がともに，最も有意に予測率が高かった．このように，本法は母体合併症を有する症例，あるいは超音波断層法によってIUGRの存在がすでに確認されている症例などのハイリスク妊娠に関しては，子宮内における胎児胎盤循環不全および全身的な血流再分配の存在を早期に同定する意味で，有用性が高いと考えられる．他方，ローリスク妊婦を含めた対象に施行した前方視的研究では，本法の周産期異常例の発症に対する陽性予測率は，胎児心拍数陣痛図やBPSに比較して必ずしも高くないという報告が多い．現在のところ，本法はハイリスク妊娠のうち胎盤循環異常，左室優位性，生命臓器優位の血行動態あるいは中心静脈圧上昇を呈した循環異常例を識別し，入院管理の適否やほかの健常性評価法を用いた集中監視を施行すべきハイリスク胎児を抽出するための検査法と位置づけられる（表3）．

5 子宮動脈の血流計測

　子宮動脈における血流波形は，妊娠進行に伴って次第に拡張終期の成分が増加し，"なだらかなスロープ様"の形状を持つ．この特徴的な波形は，絨毛組織の脱落膜～子宮筋層への浸潤によって生じた子宮動脈末梢側の血管抵抗の低下を反映している．一方，母体の高血圧性疾患（妊娠高血圧症候群，慢性高血圧など）や血管炎に関連する自己免疫疾患などでは，拡

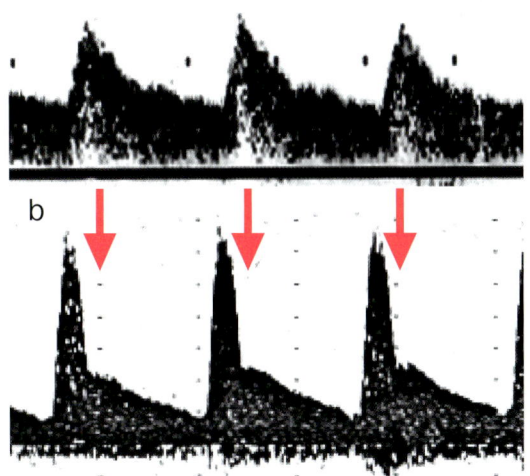

図11 子宮動脈血流波形
a：正常妊娠例（妊娠26週），b：妊娠高血圧症候群（妊娠30週）
正常例に比べてRI値が高値で，切痕（矢印）が認められる。

張期血流の減少（RI値の低下）および拡張早期の切痕（notch）の出現が認められることが報告されており，末梢側の血管抵抗が高い状態を示すものと考えられている（図11）。妊娠20週前後における子宮動脈血流波形でRI高値や切痕が認められる症例では，その後の妊娠高血圧症候群あるいはIUGR発生率が高いとされる[6]。

（大分県立病院　佐藤昌司）

● 文　献 ●

1) Moise KJ Jr : Management of rhesus alloimmunization in pregnancy. Obstet Gynecol 100 : 600–611, 2002
2) Mari G, Deter RL, Carpenter RL, et al : Noninvasive diagnosis by Doppler ultrasonography of fetal anemia due to maternal red-cell alloimmunization. N Engl J Med 342 : 9–14, 2000
3) Dukler D, Oepkes D, Seaward G, et al : Noninvasive tests to predict fetal anemia : a study comparing Doppler and ultrasound parameters. Am J Obstet Gynecol 188 : 1310–1314, 2003
4) Baschat AA, Guclu S, Kush M, et al : Venous Doppler in the prediction of acid-base status of growth-restricted fetuses with elevated placental blood flow resistance. Am J Obstet Gynecol 191 : 277–284, 2004
5) Turan S, Turan OM, Berg D, et al : Computerized fetal heart rate analysis, Doppler ultrasound and biophysical profile score in the prediction of acid-base status of growth-restricted fetuses. Ultrasound Obstet Gynecol 30 : 750–756, 2007
6) Groom KM, North RA, Stone PR, et al : Patterns of change in uterine artery Doppler studies between 20 and 24 weeks of gestation and pregnancy outcomes. Obstet Gynecol 113 : 332–338, 2009

19 多胎妊娠における超音波診断

産科　VI. その他

1 はじめに

近年, 不妊治療の普及により多胎妊娠が急増しているが, そのほとんどは双胎妊娠である。双胎妊娠の超音波検査のその要点について述べる。

2 双胎の分類

双胎の分類には, 卵性(遺伝的)と膜性(発生的)がある(図1)。卵性とは起源となる受精卵の数によるもので, 二卵性は2つの受精卵から発生し, 一卵性は1つの受精卵が発生初期に

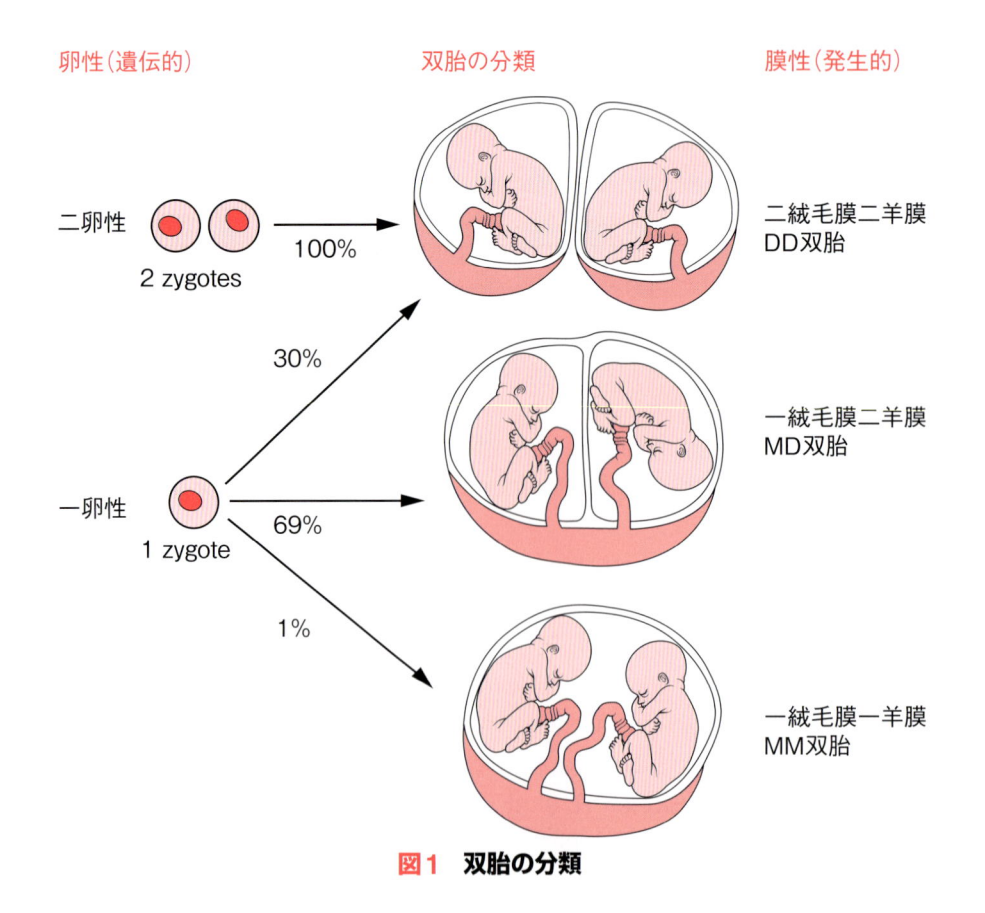

卵性(遺伝的)　　双胎の分類　　膜性(発生的)

二卵性　2 zygotes　100%　→　二絨毛膜二羊膜　DD双胎

一卵性　1 zygote　30%　→　二絨毛膜二羊膜　DD双胎

　　　　　　　　69%　→　一絨毛膜二羊膜　MD双胎

　　　　　　　　1%　→　一絨毛膜一羊膜　MM双胎

図1　双胎の分類

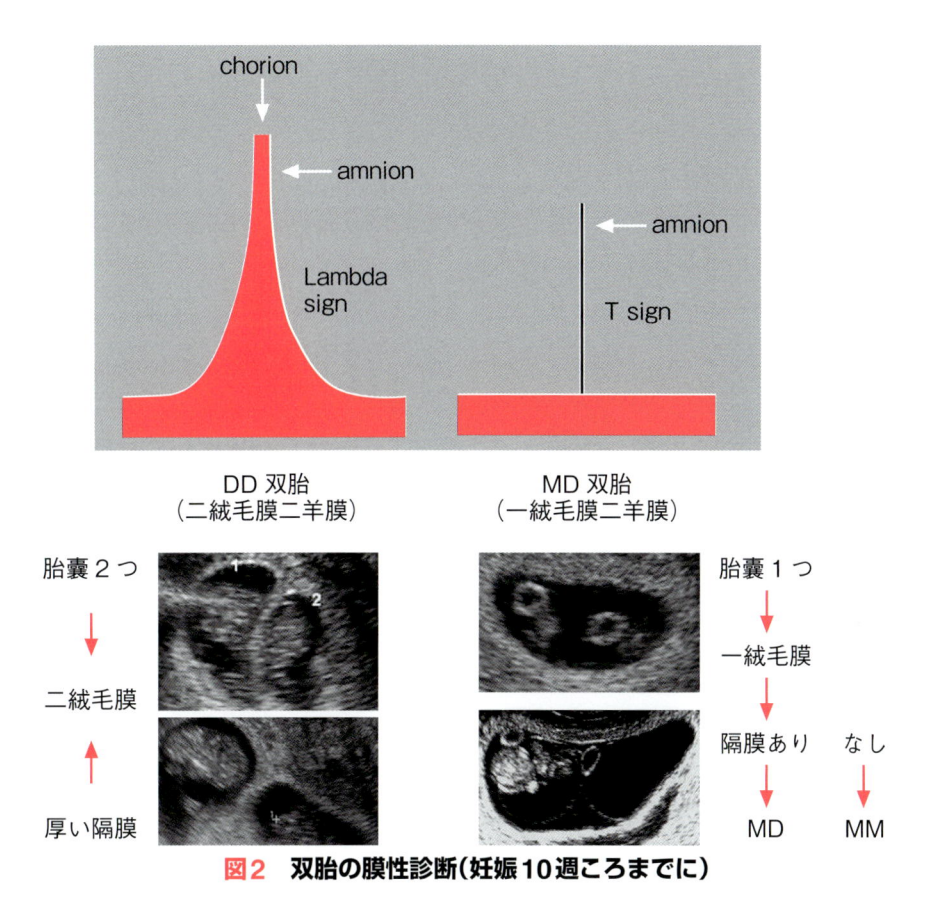

図2 双胎の膜性診断（妊娠10週ころまでに）

2つに分割して発生したものである。一卵性は遺伝的に全く同じである。また膜性とは絨毛膜と羊膜の数によって分類するもので，発生過程における卵の分割時期に起因する。胎盤による分類ともいえる。胎盤が2つのものは二絨毛膜で，胎盤が1つのものは一絨毛膜と呼ばれる。一絨毛膜には双胎間に羊膜がある一絨毛膜二羊膜双胎（MD双胎）と双胎間に羊膜がない一絨毛膜一羊膜双胎（MM双胎）がある。

3 膜性診断

　双胎は単胎に比べ早産やIUGRなどリスクが高いが，二絨毛膜双胎（胎盤が2つ）に比べ，一絨毛膜双胎（胎盤が1つ）はさらにリスクが高くなる。一絨毛膜双胎のうち，MD双胎は双胎間輸血症候群（TTTS）を起こすことがある。またMM双胎は臍帯相互巻絡を起こし両児子宮内胎児死亡（intrauterine fetal demise：IUFD）となる可能性がありさらにリスクが高くなる。

　膜性診断は妊娠初期に行う（図2）。胎嚢が2つみられれば二絨毛膜でDD双胎である。胎嚢が1つであれば，一絨毛膜である。胎嚢内に隔壁がみられれば（この場合卵黄嚢は2つ）MD双胎である。隔壁がみられなければ（この場合卵黄嚢は1つ）MM双胎である。

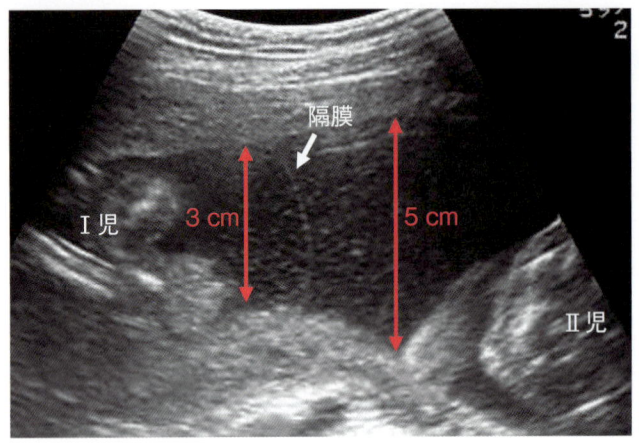

図3　羊水量の計測（最大羊水深度）

4　羊水量の不均衡

　MM双胎では羊水腔は1つであるが，MD双胎，DD双胎では羊水腔が2つある．それぞれの児の羊水量を最大羊水深度で計測する．最大羊水深度は，超音波プローブを母体腹壁に対して垂直にあてて胎児や臍帯にさえぎられない羊水の最も深い部分を計測する（図3）．最大羊水深度で2 cm以下を羊水過少，8 cm以上を羊水過多と診断する．

　羊水量の異常を認めた場合は膀胱の大きさに注意する．MD双胎において，羊水過少（最大羊水深度で2 cm以下）の児の膀胱が小さく，羊水過多（最大羊水深度で8 cm以上）の児の膀胱が大きい場合は，1児の循環血液量減少による羊水過少と，もう1児の循環血液量増加による羊水過多と推測され，TTTSと診断する．

　1児の羊水過少が進行して羊水がほとんどないと羊膜が胎児に巻きついた状態となり羊水過少を見誤る場合がある（図4）．MD双胎で両児間の隔膜が確認できない場合は注意が必要である．羊水過少は診断が難しい場合があるが，羊水過多の診断は容易であり，羊水過多（最大羊水深度で8 cm以上）に注意して観察する（図4）．

5　双胎間輸血症候群

　双胎間輸血症候群とは，胎盤の吻合血管により双胎間の血流不均衡が顕著となった状態で，MD双胎の約10％にみられる．吻合血管を通して血液を送るほうを供血児（donor）といい，血液をもらうほうを受血児（recipient）という（図5）．供血児は循環血液量が減少し，貧血，乏尿，羊水過少，FGR，腎不全をひき起こす．受血児は循環血液量が増加し，多血，多尿，羊水過多，心不全，胎児水腫をひき起こす．どちらも胎児死亡に至る危険がある（図6）．妊娠中期に発症した場合は，流早産，FGR，胎児水腫，IUFDなどにより児の死亡率が極めて高く，また生存しても脳神経障害を残すという極めて予後不良な疾患である．

　TTTSの診断は，MD双胎において，双胎間の顕著な血流不均衡を認める場合になされる．

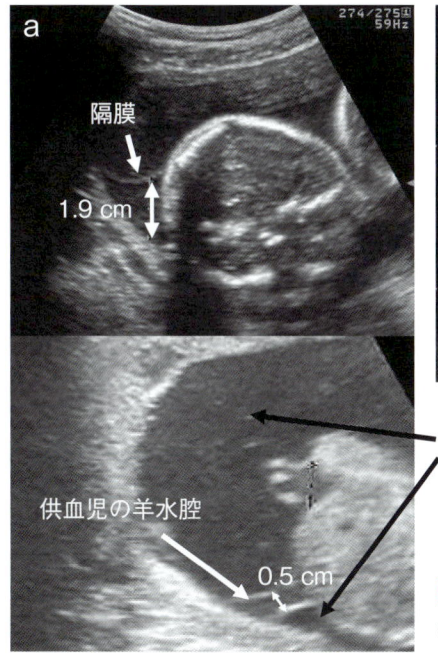

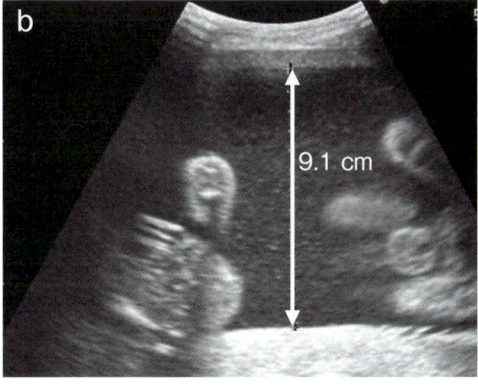

図4　TTTSにおける羊水量計測
a：羊水過少，b：羊水過多

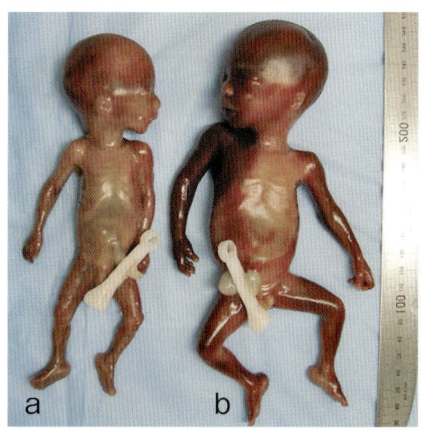

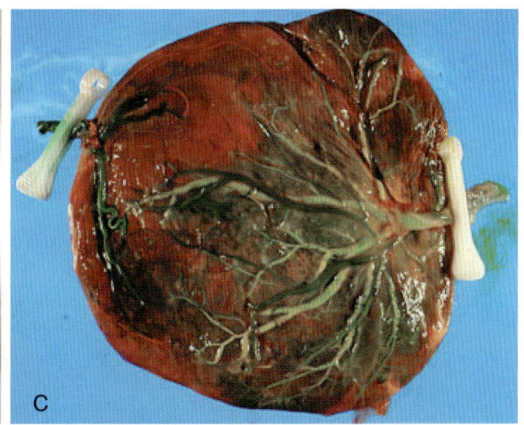

受血児の羊水腔
・羊水過少は診断が難しい場合がある
・羊水過多は診断が容易

図5　TTTSの同胞所見
a：供血児，b：受血児，c：胎盤吻合血管

　すなわち，1児（供血児）に羊水過少（最大羊水深度2 cm以下）と小さい膀胱（乏尿）を認め，他児（受血児）に羊水過多（最大羊水深度8 cm以上）と大きい膀胱（多尿）を認める場合である（図7）。

　重症度分類としてはQuintero分類が広く用いられている（表）。Stage Ⅰ：供血児の膀胱が見える，Stage Ⅱ：供血児の膀胱が見えない，Stage Ⅲ：重大なドプラ血流波形異常（臍帯動脈拡張期途絶・逆流，静脈管逆流，臍帯静脈拍動）を認めるもの（図7），Stage Ⅳ：胎児水腫，Stage Ⅴ：1児死亡。

図6 TTTS

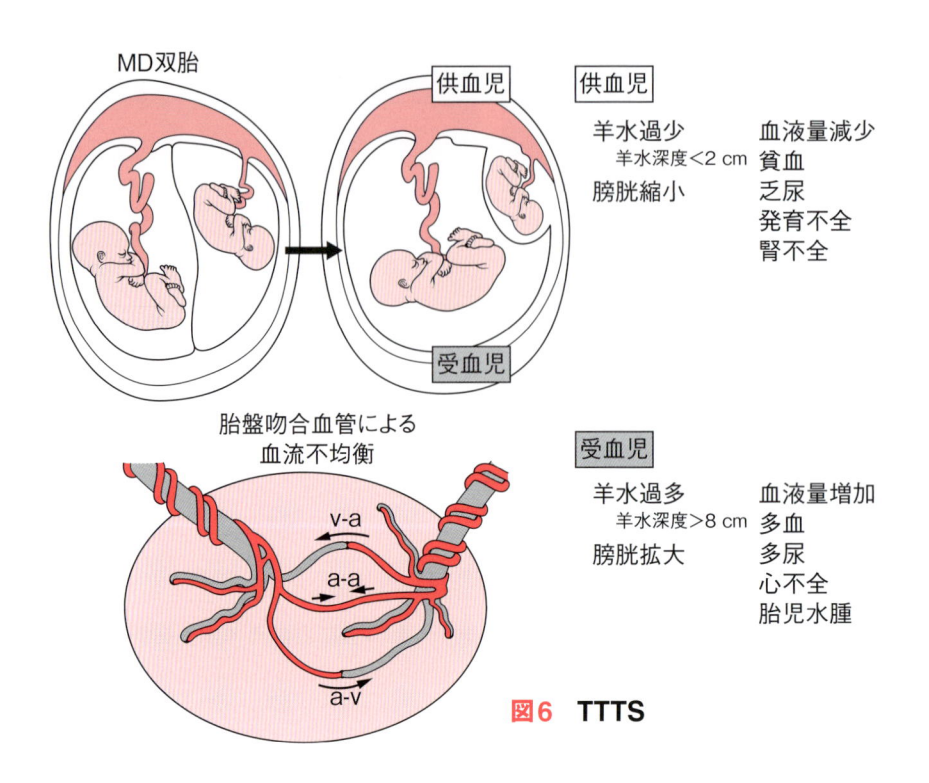

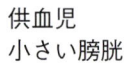

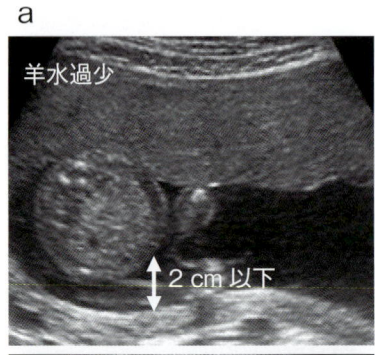

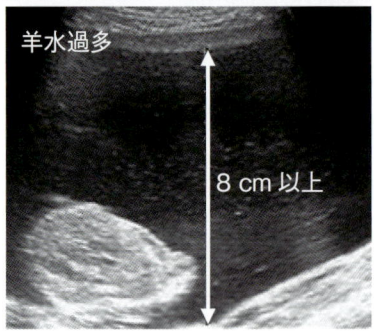

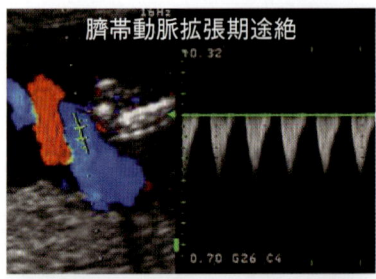

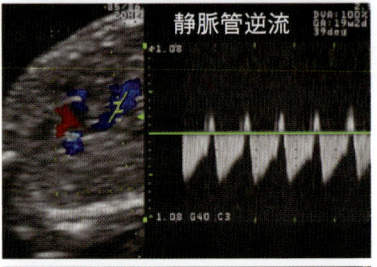

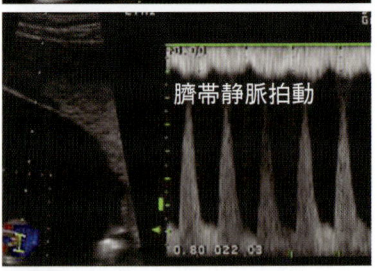

供血児
- 羊水過少（羊水深度<2 cm）
- 膀胱縮小
- 血液量減少
- 貧血
- 乏尿
- 発育不全
- 腎不全

受血児
- 羊水過多（羊水深度>8 cm）
- 膀胱拡大
- 血液量増加
- 多血
- 多尿
- 心不全
- 胎児水腫

図7 TTTSの超音波所見
a：羊水量（最大羊水深度），b：血流ドプラ異常

表 TTTSのStage分類（Quintero）

Stage I	羊水過多・過少 MVP：8 cm以上/2 cm以下
Stage II	供血児の膀胱虚脱
Stage III	ドプラ異常所見 　臍帯動脈拡張期血流の途絶・逆流， 　静脈管の逆流， 　臍帯静脈の拍動 C：classical 膀胱が見えない A：atypical 膀胱が見える
Stage IV	胎児水腫
Stage V	1児死亡

MRI　　　　　　　　　臍帯動脈逆行性血流

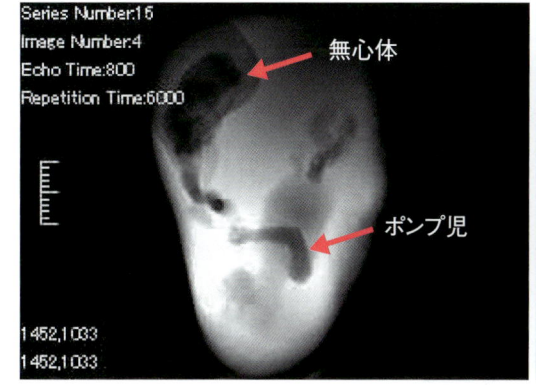

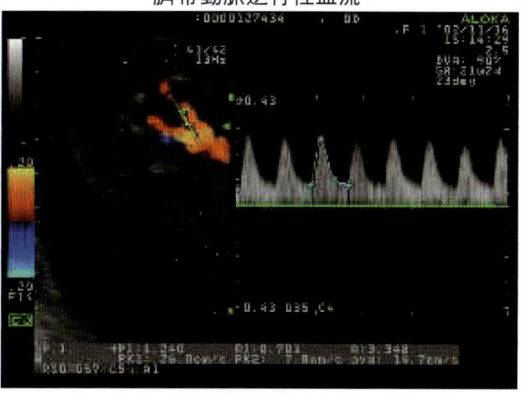

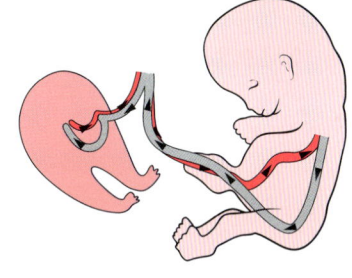

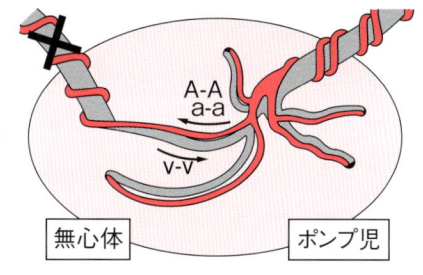

無心体
ポンプ児

高拍出性心不全
羊水過多
早産
胎児水腫≫IUFD
死亡率　55％

図8　無心体双胎
twin reveresed arterial perfusion（TRAP）sequence

6　無心体双胎

　無心体双胎とは，一卵性双胎にみられる奇形で，1児は心臓や頭部が欠損し（無心体），他児（ポンプ児）から供給される血流で生存している。無心体児の臍帯動脈血流は，ポンプ児の臍帯動脈から動脈–動脈吻合を介して送られる（胎盤から胎児へ）ため通常の血流（胎児から胎盤へ）と逆になり，twin reversed arterial perfusion（TRAP）sequence といわれる。そのためポンプ児には心負荷がかかり，羊水過多，心不全，胎児水腫をひき起こしやすい。流

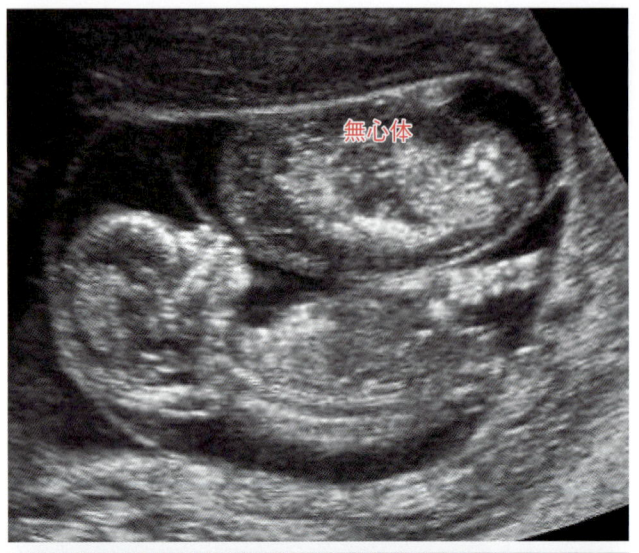

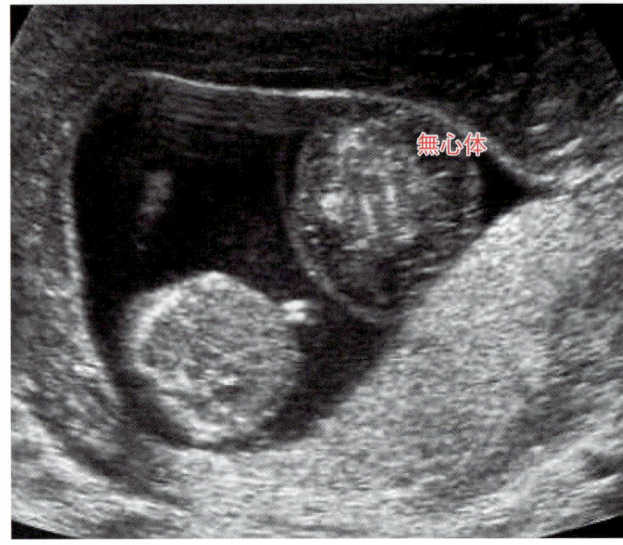

図9　無心体双胎の超音波所見
一絨毛膜双胎で1児の胎児水腫，IUFD，頭蓋が見えない場合は無心体双胎を疑う。

早産率も高く死亡率は55％に及ぶ予後不良な疾患である（図8）。一絨毛膜双胎で，1児が胎児水腫，心拍が確認できないIUFD，頭蓋が見えず無脳症を疑うなどの場合は，無心体を疑う（図9）。

（国立成育医療センター　左合治彦）

20 産科 VI. その他

胎児治療と超音波

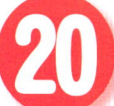

1 はじめに

　胎児治療とは子宮内の胎児に対する治療行為で，母体を介して行われる。胎児治療は超音波なくしては行うことができない。胎児治療について概説する。

2 胎児治療とは

　胎児治療についての一般的な記述を示す（**表1**）。胎児期に疾患の治療ができれば理想的であるが，適応や効果についてまだ明らかでないことも多く，現在治療対象となる疾患は限られている。

3 臨床的に有用な胎児治療法

　現在臨床的に有用と考えられる胎児治療法を**表2**に示す[1]。有用と考えられ行われている治療法においても，その根拠は症例集積研究がほとんどで，精度の高い科学的根拠は乏しい。その中にあって双胎間輸血症候群（TTTS）に対するレーザー手術は羊水吸引術とのランダム

表1　胎児治療について

・胎児治療対象となる疾患は限られている
・そのままでは胎児死亡するものや出生後の治療では手遅れとなり生存が望めないもの，極めて重大な障害を残す胎児疾患が対象となる
・母体を通しての治療であり，母体に何らかの侵襲が及ぶ
・手術適応やその効果についてはまだ明らかでないことも多く，実験的治療，高度先進的医療である

表2　臨床的に有用な胎児治療法（左合，2008）[1]

胎児疾患	胎児治療法	評価
双胎間輸血症候群（TTTS）	レーザー手術（FLP）	AA
胎児胸水	胸腔-羊水腔シャント術	A
胎児下部尿路閉塞	膀胱-羊水腔シャント術	A
無心体双胎	ラジオ波凝固術	A
胎児貧血	胎児輸血	A
胎児頻脈性不整脈	抗不整脈薬	A

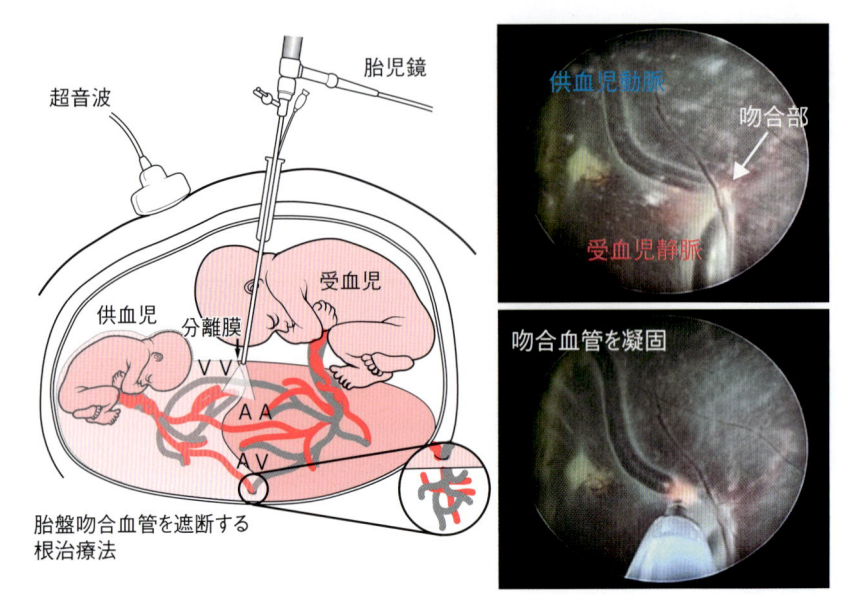

図1　胎児鏡下レーザー手術(fetoscopic laser photocoagulation：FLP)(左合，2007)[2]

表3　治療成績のまとめ(181例362胎児)：レーザー手術の予後調査(左合，2008)[3]

手術妊娠週数		21週
分娩週数		33週
前期破水(術後28日以内)		8%
生存率	少なくとも1児生存(生後6カ月)	90%
	0児生存	10%
	1児生存	28%
	2児生存	62%
重篤な脳神経障害		5%

化比較試験で有用性が証明されており，評価をAAとした。以下，TTTSに対するレーザー手術，胎児胸水に対する胸腔-羊水腔シャント術，無心体双胎に対するラジオ波凝固術，胎児貧血に対する胎児輸血について解説する。

4　TTTSに対するレーザー凝固術

TTTSとは，1児に羊水過少を示し，同時にもう1児に羊水過多を呈する一絨毛膜双胎(MD双胎)に特有な疾患である(第19章「多胎妊娠における超音波診断」参照)。胎盤の吻合血管によって双胎間に重度な血流不均衡が起こった病態で，妊娠中期に発症した場合の予後は極めて不良である。羊水吸引術が施行されてきたが満足する成果は得られず，新しい治療法として胎盤吻合血管を胎児鏡下で凝固遮断するレーザー手術が導入され治療法として確立してきた[2](**図1**)。

我が国のレーザー手術の治療成績が平成19年度厚生労働科学研究「科学的根拠に基づく胎児治療法の臨床応用に関する研究」(主任研究者：左合治彦)[3]で明らかになった(**表3**)。手

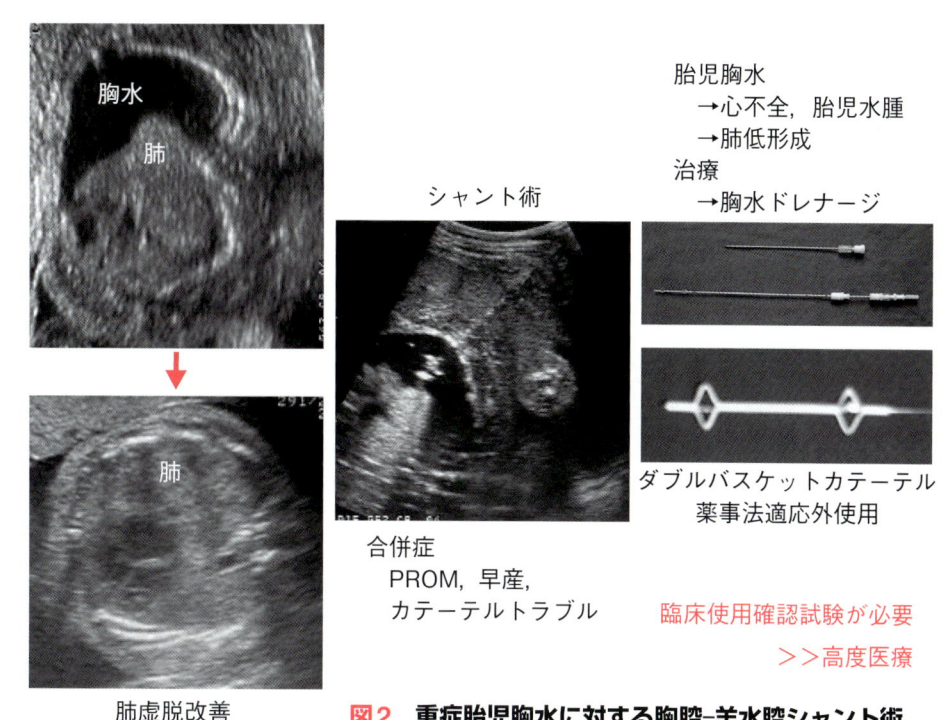

図2 重症胎児胸水に対する胸腔-羊水腔シャント術

胎児胸水
　→心不全，胎児水腫
　→肺低形成
治療
　→胸水ドレナージ

シャント術

合併症
PROM，早産，
カテーテルトラブル

ダブルバスケットカテーテル
薬事法適応外使用

臨床使用確認試験が必要
＞＞高度医療

肺虚脱改善
水腫改善

術施行妊娠週数の平均は21週，分娩週数の中央値は33週，生後6カ月に少なくとも1児が生存（2児または1児生存）していた割合は90％，重篤な中枢神経障害を認めたのは5％と良好であった。レーザー手術はTTTSの第1選択治療法として推奨される。

5 胎児胸水

　大量の胎児胸水が貯留すると循環系を圧迫してうっ血性心不全から胎児水腫となり，また肺の圧迫から肺低形成をきたす。そのため予後は不良である。胸水を持続的に羊水腔内へドレナージするために，超音波ガイド下で胸腔-羊水腔シャント術が行われる（**図2**）。原発性胎児胸水に対して胸腔-羊水腔シャント術が臨床的に有用であるというコンセンサスはあるが，臨床試験など精度の高いエビデンスはなく，症例集積研究しかない。胸腔-羊水腔シャント術の生存率は，胎児水腫合併例では62％で，胎児治療を行わなかった場合の生存率35％に比べ良好であった（**表4**）。日本ではシャントチューブとしてダブルバスケットカテーテル（八光）を用いているが，これは薬事法の適応外使用となるため，現在高度医療において臨床確認試験を行っている（**表5**）。これは臨床試験であり，精度の高いエビデンスとなる。

6 無心体双胎

　無心体双胎とは，一卵性双胎の1児奇形で，心臓や頭部が欠損した無心体が，正常児（ポンプ児）から供給される血流で生存している。無心体双胎では，ポンプ児に心負荷がかかり

表4 原発性胎児胸水の胎児治療別の生存率（報告例）[4]

	胎児水腫	水腫なし	計
治療なし	7/20（35%）	25/34（73%）	32/54（59%）
胸水穿刺術	11/22（50%）	10/13（77%）	21/29（60%）
胸腔-羊水腔シャント術	77/125（62%）	27/33（82%）	104/158（66%）
胸膜癒着術	3/6（50%）	3/4（75%）	6/10（60%）

・症例集積研究のみ
・臨床試験は行われていない

表5 重症胎児胸水に対する胸腔-羊水腔シャント術臨床使用確認試験（高度医療）

目的	重症胎児胸水の合併症発症・進行予防法としての胸腔-羊水腔シャント術（thoraco-amniotic shunting）の有効性および安全性を検討する
試験タイプ	多施設共同有効性・安全性試験
primary endpoint	児が出生後28日間以上生存した割合
対象	妊娠18週0日から妊娠33週6日
	16歳以上45歳未満
	単胎である
	原発性胸水または肺分画症による続発性胸水
	胎児胸水穿刺吸引後7日以内に胸水の再貯留をきたした既往がある
治療	"片側2回までの追加施行を許容したシャント術＋標準的妊娠分娩管理"胎児胸腔と羊水腔の間にシャントチューブを1本留置（シャント術）する
予定登録数	20例

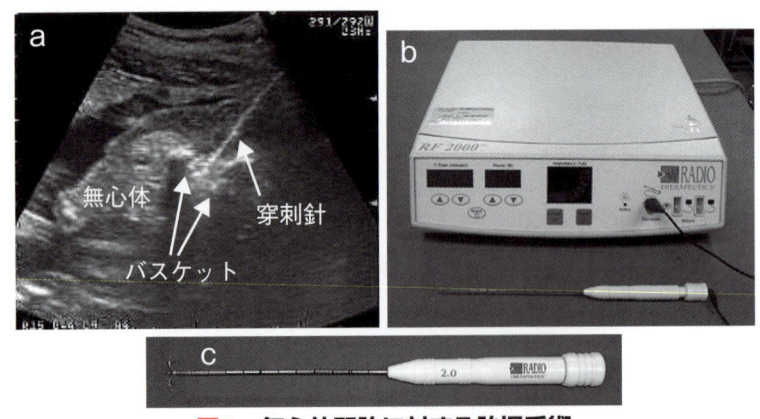

図3 無心体双胎に対する胎児手術

無心体への血流を遮断する→臍帯血流遮断術，胎児内血流遮断術
a：ラジオ波凝固術（radiofrequency ablation：RFA：組織の温熱凝固法）による胎児内血流遮断術，b：RFA装置，c：穿刺針（LeVeen needle，1.5 mm：17G）

胎児水腫をひき起こし，死亡率が高い（第19章「多胎妊娠における超音波診断」参照）。治療法は無心体への血流を遮断することで，我々は温熱凝固法であるラジオ波凝固術（RFA）を用いて無心体の血流を遮断している（**図3**）。超音波ガイド下に17Gのプローブを無心体児に挿入し，ラジオ波で無心体の組織を凝固して血流を遮断するという治療である。治療成績は90%前後と良好である（**表6**）。

表6　無心体双胎の胎児手術

胎児内血流遮断術	radiofrequency ablation (RFA)	Tsao（2003）	生存率　94%（12/13）
		Livingston（2007）	生存率　94%（12/13）
		Our study（2009）	生存率　88%（14/16）
臍帯血流遮断術	fetoscopic laser coagulation	Hecher（2007）	生存率　80%（48/60）

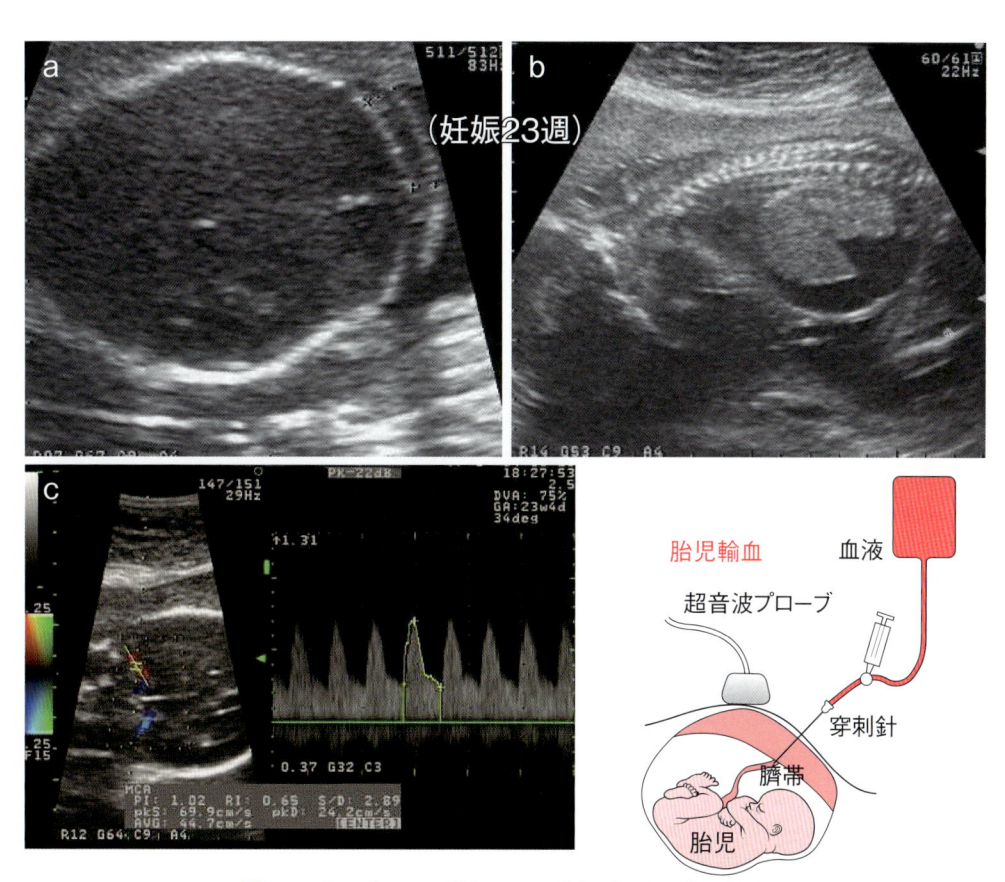

図4　パルボB19感染による胎児水腫と胎児輸血
a：皮下浮腫，b：胎児腹水，c：MCA PSV 0.70 m/s→胎児貧血を示唆

7　胎児輸血

　胎児貧血の主な原因には，血液型不適合妊娠による免疫性胎児水腫とパルボB19感染がある。胎児の貧血が高度な場合には治療として胎児輸血が行われる。パルボB19感染症は伝染性紅斑，いわゆるリンゴ病として知られているが，妊娠中に感染した場合は約10%が胎児水腫になるといわれている。胎児赤芽球系細胞に感染し高度な貧血を呈するためで，胎児輸血により多くの胎児が救命されるようになってきた（図4）。

　妊娠34週未満で，胎児に輸血が必要な場合は，臍帯穿刺による胎児輸血を行う。胎児貧血の診断は中大脳動脈の最大血流速度で判断する（第18章「産科領域における超音波ドプラ法の意義」を参照）。パルボB19感染症による胎児水腫に対して胎児輸血を行った経過を示

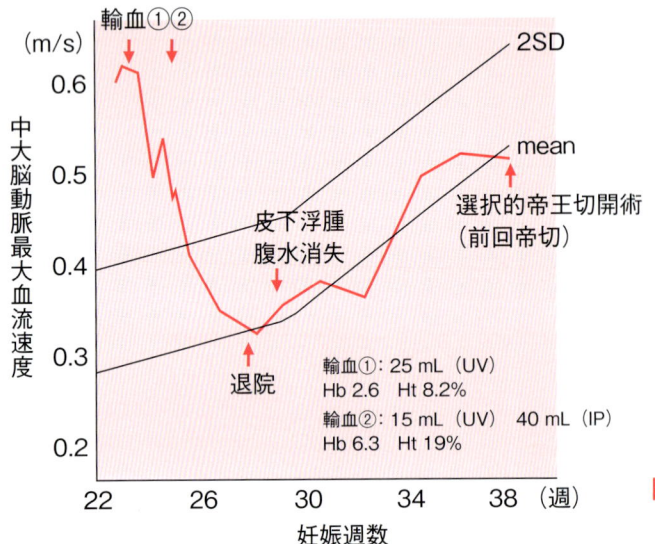

図5 胎児貧血（パルボB19）に対する胎児輸血

表7 日本の胎児治療 2009

1. いろいろな胎児治療法が試みられているが，TTTSに対するレーザー手術が最も多い
2. 日本におけるレーザー手術の治療成績は，平均分娩週数33週，生後6カ月の少なくとも1児生存割合90％，重篤な神経障害5％と良好であり，TTTSに対する第一選択治療法として妥当である
3. 胎児胸水，無心体双胎，下部尿路閉塞，胎児貧血に対する胎児治療法は超音波ガイド下で行われ，比較的低侵襲であり，臨床的に有用であると考えられているが，精度の高いエビデンスは乏しい
4. 胎児胸水に対する胸腔−羊水腔シャント術は厚生労働省科学研究（左合班）で臨床試験が始まった

す（図5）。中大脳動脈最大血流速度は胎児貧血の目安となる。2回の胎児輸血により胎児水腫は軽快し，また中大脳動脈最大血流速度も正常化し，満期に至った。

8 日本の胎児治療のまとめ

日本の胎児治療の現状について表7に示す。現在，TTTSに対するレーザー手術が最も多く，胎児治療の主役となっている。

（国立成育医療センター　左合治彦）

●文　献

1) 左合治彦：胎児治療の適応と限界．日本周産期・新生児誌 44：916-919, 2008
2) 左合治彦：胎児鏡下胎盤吻合血管レーザー凝固術．日本周産期・新生児誌 43：995-998, 2007
3) 左合治彦：胎児鏡下胎盤吻合血管レーザー凝固術を施行した双胎間輸血症候群の予後調査に関する研究　平成19年度厚生労働省科学研究費補助金（医療技術実用化総合研究事業）研究報告書「科学的根拠に基づく胎児治療法の臨床応用に関する研究」，10-19, 2008
4) Rustico MA, Lanna M, Coviello D, et al：Fetal pleural effusion. Prenat Diag 27：793-799, 2007

婦人科

21 婦人科
子宮・卵巣の検査法の基礎 — 経腹法・経腟法

1 超音波検査の基本

1. 検査を行う前に

　超音波検査は，侵襲性が低いと同時にリアルタイム性を併せ持ち，女性診療科において第1選択となる画像診断法であり，生殖にかかわる骨盤内臓器を診療対象とする我々にとって必要不可欠な検査である．

　1）検査の心構え

　女性診療科における超音波検査の位置づけは，女性の下腹部骨盤部に対する触診および双合診と相補的な一般検査として，さらに造影法や，ドプラ法ならびに3次元法を用いた血流ならびに立体構築の評価を目的とした特殊検査としてもとらえられている．したがって，検査の際には女性の解剖学的生理学的性差を十分に理解し，観察する対象と目的に応じて超音波検査を活用する姿勢が必要である．診断装置の進歩は再現性の高い画像の描写を可能としたが，あくまでヒトによるマニュアル操作を基本としているため，超音波検査で"ある"とされたものは画像を見誤らないかぎり"ある"としてよいが，"ない"とされてもそれを過信せずに慎重に双合診を行うのが正確に診断を行うポイントである．

　2）検者と被検者の位置関係

　経腹法および体表法では，被検者をベッドに仰臥位で寝かせ，検者が右利きの場合には被検者の右側に頭方を向いて座り，十分にゼリーを塗布して右手で探触子を走査する．

　経腟や経直腸法では，できれば被検者に排尿させ，探触子にゼリーを塗布してコンドームをかぶせて腟または直腸内へ挿入し，任意の方向に移動・回転させて観察する．

　3）装置の準備と扱い方

　超音波診断装置は高度精密機械であり，なるべく移動を避け，丁寧な取り扱いを心がけることはもとより，検査の前には，モニター画面およびモニター画面とプリンターの調整や，プローブ表面に付着した古いゼリーを拭っておくなどの配慮が必要である．

2. プローブの選択と走査の方法

　女性診療科領域では，被検者の条件および観察対象臓器の状態に合わせて走査法を選択する必要がある（**図1**）．

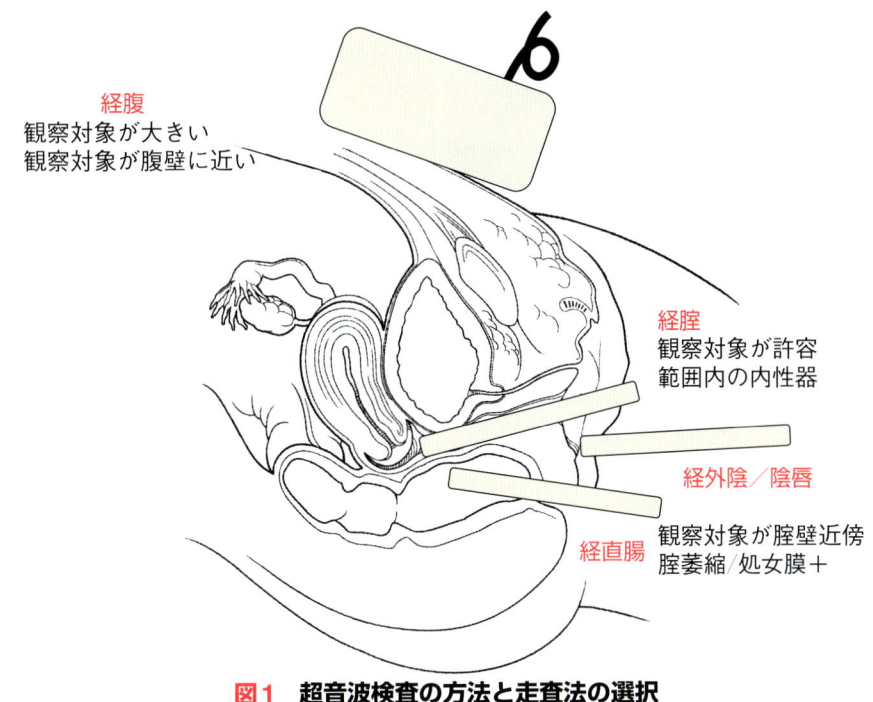

図1　超音波検査の方法と走査法の選択
観察対象に対して理想的な走査法を選択する。

1）プローブの選択と走査の基本

経腹走査法：腹部スクリーニングの一環として行い，特に観察対象が大きい場合に選択する。走査の手順は検者の慣れた方法でよいが，筆者はまず被検者の体軸方向正中線上にプローブをあてて膀胱と子宮を確認し，左右に平行移動させて骨盤内の状態を観察し（腹部矢状断面走査），次に下腹部正中線上でプローブを反時計方向に90度回転させ，頭尾方向に平行移動させて観察する（腹部横断面走査）。

経腟/経直腸走査法：内診台で行う基本的走査法である。本走査法は高周波探触子を用いるため解像度が高いが，距離分解能（7～10 cm 前後）に限界がある。また，小児を含めて性経験のない女性や，社会的・心理的要因で経腟走査の困難な例では，肛門から探触子を挿入して観察する経直腸走査法を活用する。得られる画像の解剖学的位置関係は経腟走査法と同様である。走査法は，プローブの走査面を被検者の体軸方向正中線上に合わせて膀胱と子宮を確認し，左右に平行移動させて骨盤内の状態を観察する（腹部矢状断面走査）。必要があれば，次に下腹部正中線上でプローブを時計方向に90度回転させ，前後方向に平行移動させて観察する（腹部前額断面走査）。

3．画像の表示法

日本超音波医学会超音波機器に関する委員会と日本産科婦人科学会 ME 問題委員会において，各走査法で得られる断層像の表示方法が提案されている（**図2，3**）[1]。

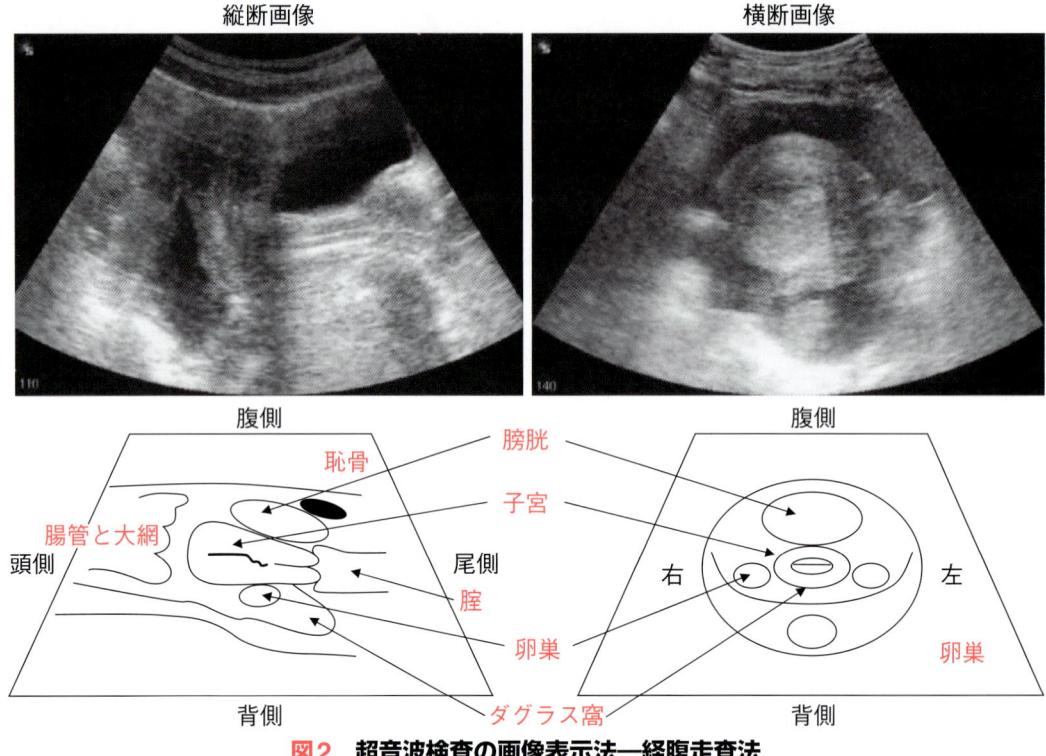

図2 超音波検査の画像表示法—経腹走査法

1）体軸に対して横断面像を表示する場合

経腹法で，CTスキャンやMRI同様，仰臥位とした被検者の尾側から頭側を見る形で行う。すなわち画面の上方を被検者の腹側，下方が背側，向かって左側が被検者の右側，向かって右側が被検者の左側とする。

2）体軸に対して縦断面像を表示する場合

経腹，経腟法で用いられ，仰臥位とした被検者の右側から左側を見た形で行う。すなわち，画面の上方を被検者の腹側，下方が背側，向かって左側が被検者の頭側，向かって右側が被検者の尾側とする。

3）前額断面像を表示する場合

被検者の腹側から背側を見た形で行う。すなわち画面の上方が被検者の腹側，下方が背側，向かって左側が被検者の右側，向かって右側が被検者の左側となる。

注）このように走査面ごとの画像表示法が勧告されており，これを順守するのが原則である。しかし経腟走査法の場合には，得られる画像が縦断面像で90度，前額断面像で180度ずれて表示され，観察断面によりわざわざ画面の方向を変えるのはかえって混乱を招くため，モニター画面のまま表示する。

4．よい画像を作像し，最大限の臨床情報を得るためのコツ

1）超音波の特性を理解する

超音波の散乱を防ぐためゼリーは十分に使い，アーチファクトの存在を理解し，さらに観

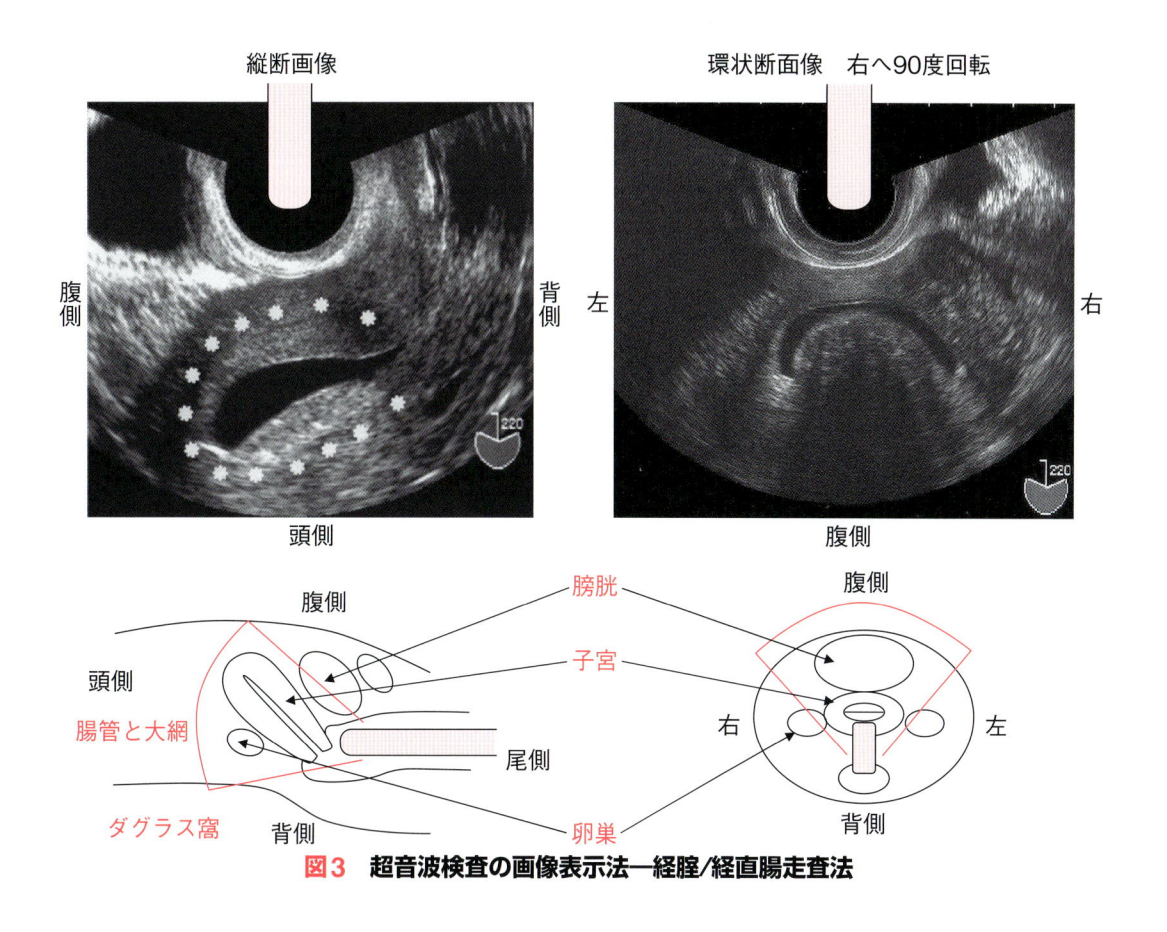

図3 超音波検査の画像表示法—経腟/経直腸走査法

察対象までの距離を考慮して適切な周波数を選択して観察する。特に経腹法で骨盤内を観察する場合には，あらかじめ尿を貯めさせる必要がある（acoustic windowの確保）。それによって内性器ならびに骨盤深部のダグラス窩まで描写することが可能となる。

2）痛みと可動性の評価

　従来，超音波検査は痛みや可動性の評価には向かないと指摘されてきた。しかし，経腟走査法で観察しながらプローブを押し引きする操作により，痛みの局在を評価することが可能であり，また骨盤内臓器および腫瘤の可動性や，周辺臓器との癒着を評価するために，経腟プローブを押し引きして内性器と周囲の臓器との関係を評価したり，片手で経腟プローブを持って対象物を観察し，もう一方の手で同時に外診を行うことで，双合診単独で評価するよりも高い精度で骨盤内臓器や腫瘤の状態を診断することができる（図4）。

2　女性腹部骨盤内の超音波解剖学

1. 下腹部の全体像

　下腹部縦断面では，腹壁下の画面右方に無エコーの類円形嚢胞像として尿の貯留した膀胱が描写され，その左下方に茄子状の充実部分として子宮を認める。また，その後方にはダグ

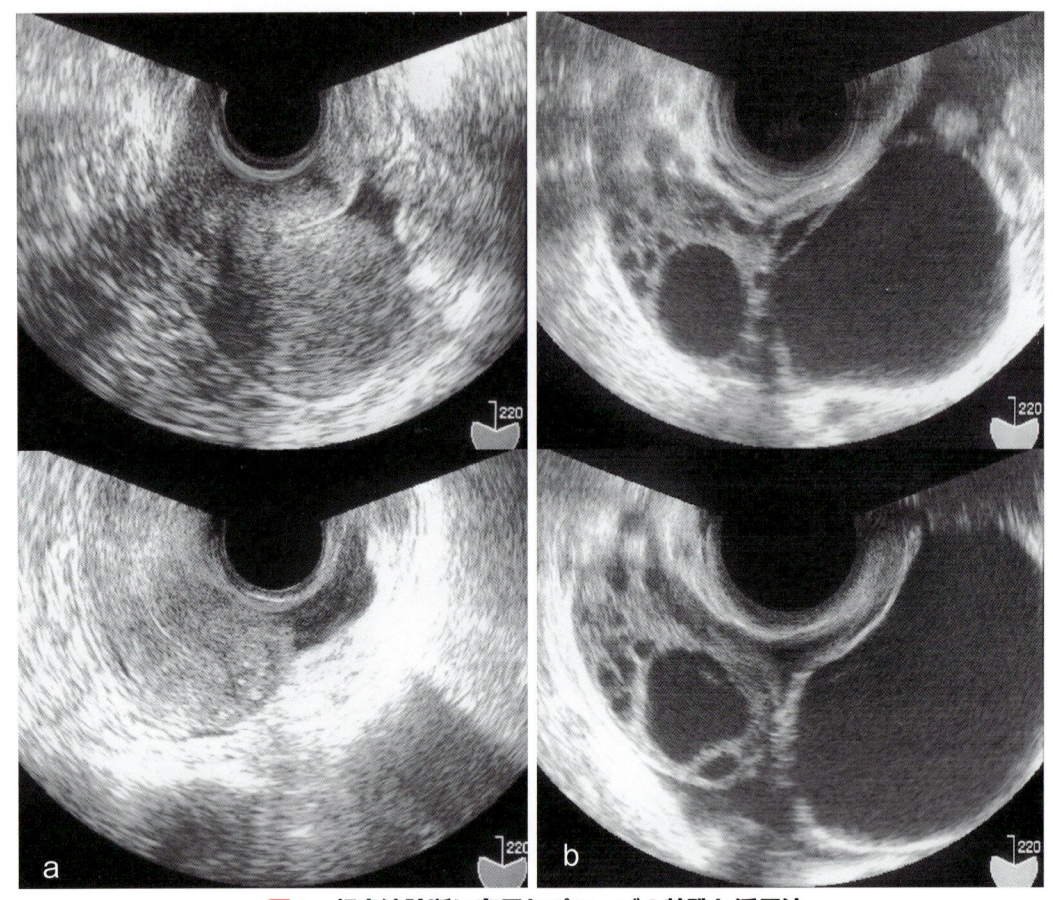

図4 超音波診断に有用なプローブの特殊な活用法

経腟プローブを押し引きして内性器と周囲の臓器との癒着や位置関係を評価する。
a：子宮の可動性・圧痛および他臓器との癒着の評価。子宮を押し引きすることで，周辺臓器との癒着がないことが術前診断できた例である。
b：嚢胞の発生部位の診断。卵巣と嚢胞の間を圧迫することで，嚢胞の発生部位は卵巣ではないことがわかる。実際には副卵巣嚢胞であった例である。

ラス窩が存在するが，通常の状態では同定は困難で，腹水や血液などの液体が存在すれば無または低エコー領域として描写される。

2. 内性器の解剖と生理（子宮，卵巣，卵管ほか経腟走査法を中心に）

　子宮や卵巣は，性成熟期においては月経周期により周期的に変化し，閉経後は卵巣ホルモンの消退に伴って萎縮していく。こうした現象を念頭において観察するのが超音波診断のポイントである（図5，6）[2]。

1) 子　宮

　探触子を腟腔内に挿入して最初に描写されるのが子宮である。子宮の超音波画像は成書の模式図とほぼ同じイメージで得られるため識別は簡単である。子宮全体の形態を精査するには，そのまま左右に探触子を走査し，筋層内およびその近傍の腫瘤や壁の肥厚の有無を確認し，さらに内膜の厚さや質，子宮腔全体の形態も詳細に観察する。

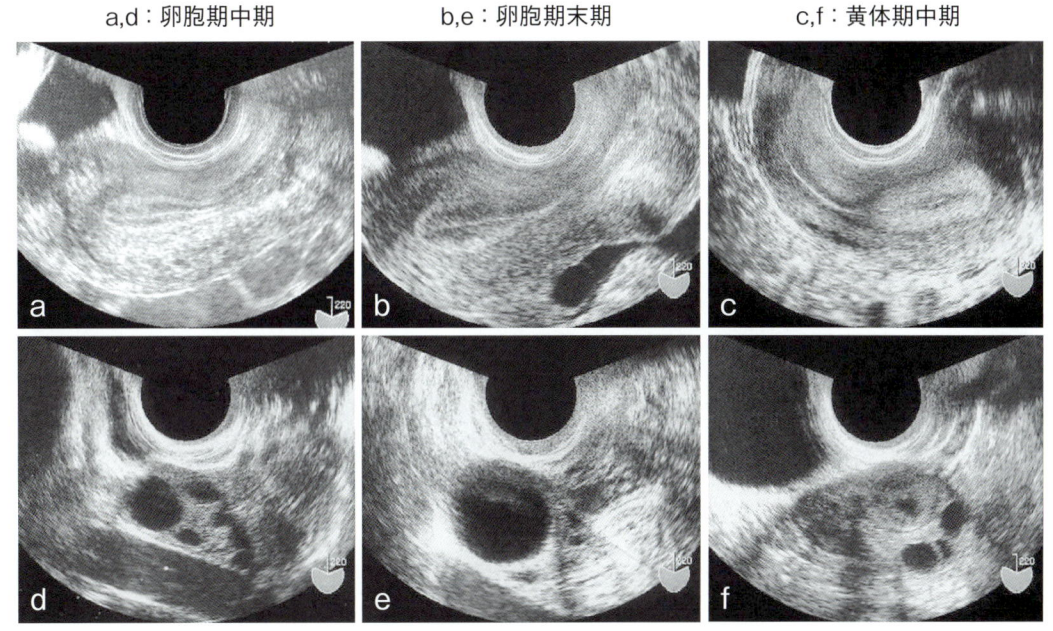

図5 正常性周期における子宮内膜と卵胞の変化[2]
a：薄い/木の葉状/低輝度，b：厚い/木の葉状/低輝度，c：厚い/綿毛状/高輝度，
d：複数の卵胞が存在する，e：主席卵胞が発育している，f：高輝度な黄体を認める

2）卵　巣

卵巣の形状は楕円形で，大きさは症例と月経周期により変化するが，長軸が34 mm（range 26〜45 mm），短軸が17 mm（range 12〜20 mm）程度である。卵巣内には大小さまざまな発育卵胞が観察されるが，閉経期以降は卵巣が萎縮して検出困難となる。

3）その他

卵管は通常の状態で観察することはほとんど不可能である。またダグラス窩には多くの場合腸管が存在するが，時に少量の腹水や排卵後では卵胞液と出血を無エコー域として認める。

3 造影超音波検査

1. 造影超音波検査とは

子宮腔や卵管などの性管内や血管内に特殊な造影剤を注入することにより，通常の超音波検査では描写困難な管腔部分や血流の分布をエンハンスして観察する方法である。女性診療科においては，SHG・超音波血管造影検査・sono-HSGがある。

2. 超音波造影剤とは

陰性造影剤：成　分　＝生理食塩水または糖水，
　　　　　　使用目的＝SHG
陽性造影剤：成　分　＝ガラクトース＋パルミチン酸（Levovist®）
　　　　　　使用目的＝超音波血管造影検査，sono-HSG

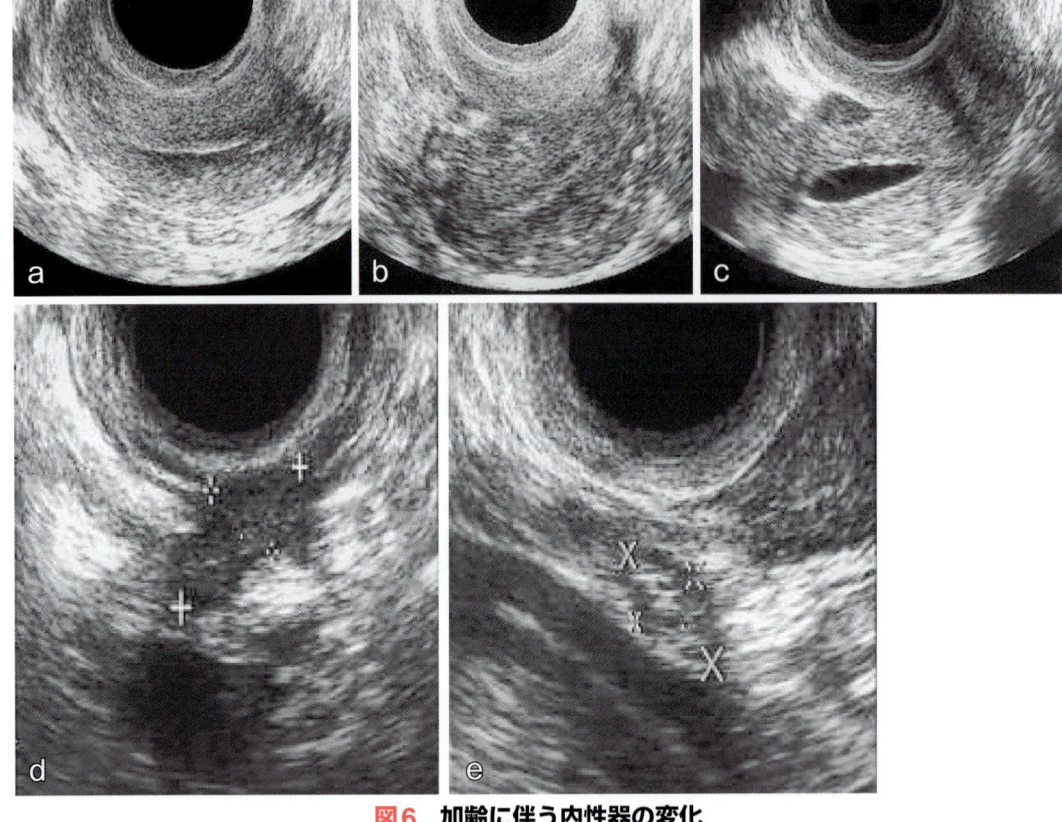

図6 加齢に伴う内性器の変化

a・b・c：子宮　卵巣機能の低下に伴って，子宮は萎縮して縮小し，時に変性する。
　　　　　　　a：内膜が萎縮し，線状
　　　　　　　b：血管や内膜の石灰化
　　　　　　　c：頸管の萎縮と閉鎖に伴って子宮腔内に液体が貯留
d・e：　　卵巣　更年期以降卵巣は萎縮して60歳以降は検出困難になる。閉経後7年。
　　　　　　　d：14.7×8.0 mm
　　　　　　　e：19.9×9.2 mm

3．造影超音波検査の実際

1）sonohysterography(SHG)

　子宮腔内に陰性造影剤を注入して子宮腔を拡張させ，子宮腔内病変（内膜ポリープ，内膜増殖症，粘膜下筋腫，奇形，腔内癒着症など）をエンハンスし，病変の同定や病変と子宮腔との関係を評価する検査である。手技が簡単で侵襲性が低いことから，日常外来でも可能である。さらにSHG画像の視覚的説得力は，informed consentを行う上でも有用である。しかし，感染症の疑いのある場合には延期し，当該検査と治療を先行させる（図7）[3,4]。

2）sonohysterosalpingography(sono-HSG)

　通常の子宮卵管造影と同様に，陽性造影剤を子宮腔内を通して卵管に注入しながら，ドプラ経腟走査法で観察し，卵管の疎通性を評価する方法である。画像自体は，X線子宮卵管造影検査より劣り，さらに卵管が蛇行した例では1画面に描写しきれないことや，造影剤が腹

図6　sonohysterographyの実際[2,4)]

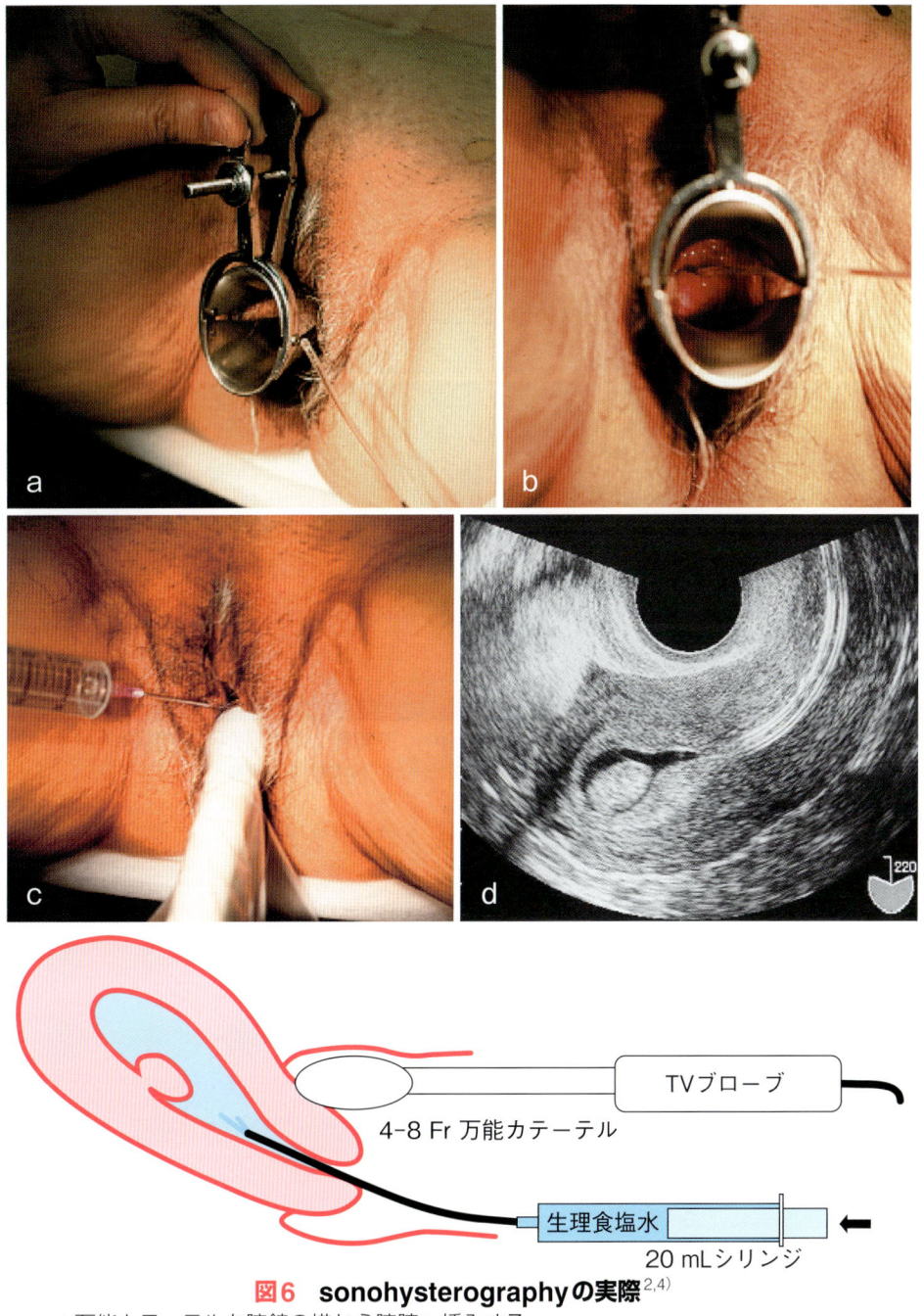

a：万能カテーテルを腟鏡の横から腟腔へ挿入する
b：長鑷子でカテーテルを子宮腔内へ挿入する
c：生理食塩水を緩徐に注入しつつ経腟走査法で観察する
d：生理食塩水により造影された子宮腔（子宮内膜ポリープ＋）

腔内に達しても両方の卵管が疎通しているか否かは不明なことなど，いくつかの短所もある。しかし，被検査者にヨードアレルギーがある場合や，X線撮影装置が設置されていない施設では有用である（図8）[4)]。

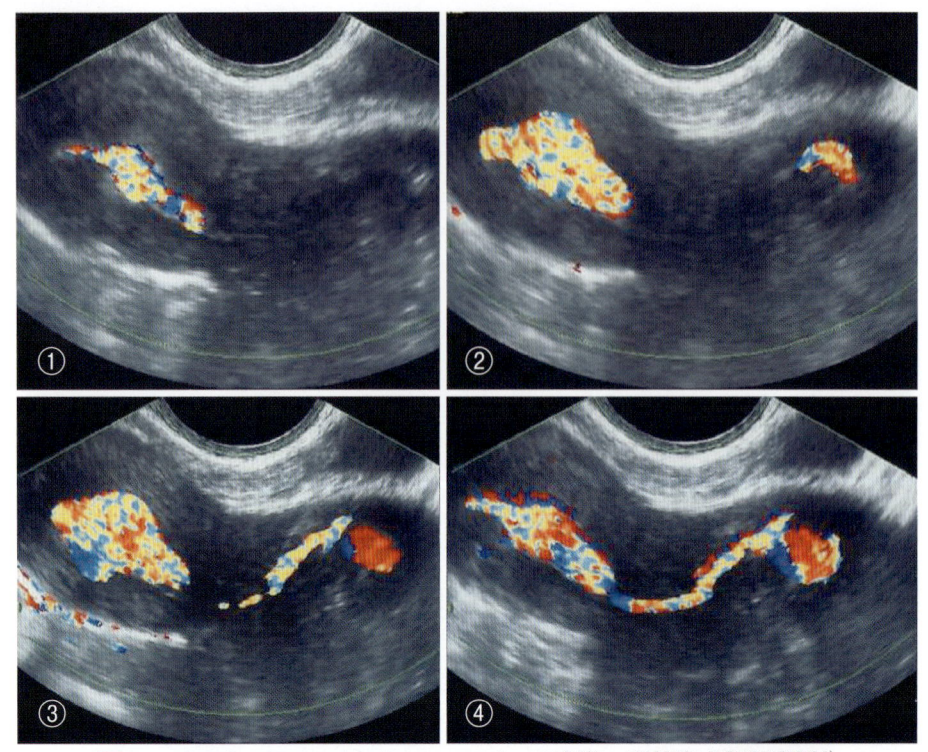

図8 sonohysterosalpingographyの実際：卵管膨大部閉塞例[2]

方法　① 子宮卵管造影用のカテーテル（ヒスキャスなど）を子宮腔内に留置
　　　② 超音波探触子を子宮角部を観察できる位置に挿置
　　　③ 断層装置をドプラモードに切り替えてドプラ感度を調整
　　　④ 緩徐に造影剤を注入しながら観察する

造影剤が子宮腔と卵管を通過する際にドプラ信号が発生し，カラードプラモードでは，プローブから遠ざかる造影剤が青く，近づく造影剤が赤く造影される。卵管に疎通性があり，造影剤が腹腔内に流出すれば，ダグラス窩に造影剤によるモザイク様エコーが観察される。一方，卵管が閉塞していれば，当該部位より先にドプラ信号が検出されず，ダグラス窩への流出も認めない。

3）臓器や腫瘤の造影検査

　陽性造影剤を静脈内投与して臓器および腫瘤内血管を造影することにより，通常のドプラ検査の感度では検出できない血流の分布を表示したり，血流信号を増強することによって正確な血流波形を描写して血管のコンプライアンスを評価する検査である（**図9**）[2,4]。

4　超音波専門医制度

　近年，医学の分野においてはサブスペシャルティーの取得に対する意識が高まっている。超音波の領域においても，社団法人日本超音波医学会が，超音波医学を専攻する優れた医師を専門医として，超音波医学ならびに医療の向上を図り，もって国民の福祉に貢献することを目的として，超音波専門医（Board Certified Fellow of Japan Society of Ultrasonics on Medicine：FJSUM）の認定制度を推進している。本会入会後5年を経過し，所定の研修と業績が一定基準に達していることにより学力試験の受験資格が得られ，これをパスすれ

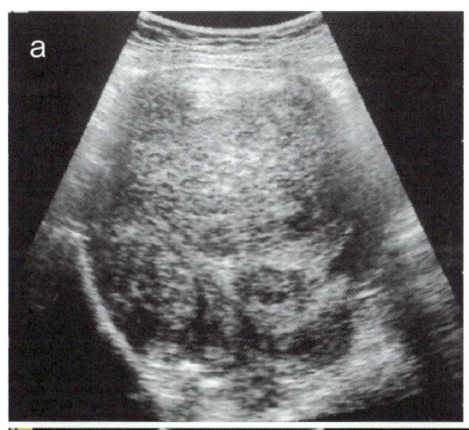

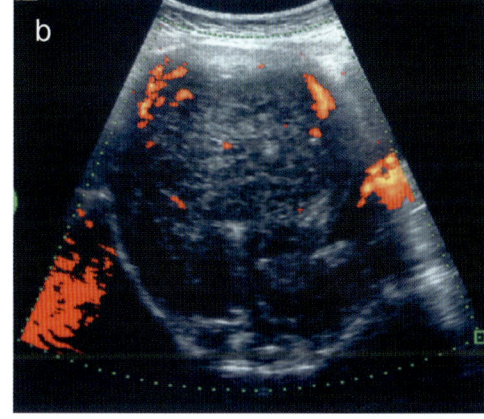

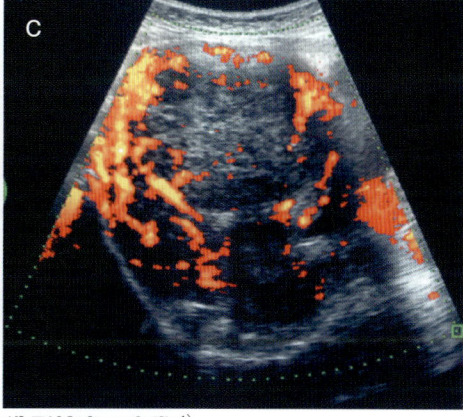

図9　腫瘍の超音波造影検査の実際[4]
a：造影前Bモード画像：輝度の不定な子宮腫瘤像。変性筋腫が疑われる
b：造影前パワードプラ：ar mode画像。腫瘤内のドプラ信号は乏しい
c：造影後パワードプラ：ar mode画像。腫瘤内にドプラ信号を認め，血流が存在するのがわかる

ば専門医と認定され，さらに研鑽を積めば指導医資格も得られる。また，超音波検査の実施は，臨床検査技師，臨床放射線技師，看護師，准看護師，助産師の免許を有する者に許されており，こうした方々には，超音波検査士（JSUM Registered Medical Sonographer：RMS）への道が開けている。詳細は学会ホームページ（http://www.jsum.or.jp/index.html）を参照されたい。

（藤田保健衛生大学　関谷隆夫）

● 文　献 ●

1) 日本超音波医学会編：新超音波医学 1. 医用超音波の基礎，医学書院，東京，2000
2) 千葉喜英編著：産婦人科超音波診断アトラス，ベクトル・コア，東京，2004
3) 竹内久彌，馬場一憲編著：マスター3次元超音波，メジカルビュー社，東京，2001
4) 関谷隆夫，石原楷輔：最新超音波診断，永井書店，大阪，2002

22 婦人科 不妊治療における超音波検査の意義

1 不妊治療における超音波検査

1. 目的と観察対象

　女性不妊症の原因には，着床環境としての子宮因子・卵の成熟や女性ホルモン産生および排卵現象がかかわる卵巣因子・精子および受精卵の輸送路としての卵管因子・その他の生殖内分泌因子などがある．したがって，生殖医療を行う際には，内性器の器質的疾患を確実に診断し，月経周期の中で変化する子宮と卵巣の状態を経時的にモニタリングする必要がある．超音波検査，特に経腟走査法は，低侵襲かつ簡単に内性器の状態を視覚的に評価できることから，生殖医療には欠かせない画像診断法となっている（表1）．

2. 検査のタイミング

　月経周期の中で超音波検査自体が禁忌となる時期はなく，所見がある場合には当該疾患の診断はおおむね確定する．しかし，器質的疾患のうち子宮腔内病変の診断は，内膜がある程度肥厚した卵胞期中期以降が，また着床環境の評価には，黄体期中期が望ましい．そのほか，卵胞モニタリングやそれに伴う排卵の有無，黄体の状態については，月経周期の中で随時実施することになる．

2 女性内性器の超音波解剖と生理

　子宮や卵巣は，性成熟期においては月経周期により周期的に変化する．こうした現象を念

表1　生殖医療における超音波検査の活用

断層法（経腹法/経腟法）	骨盤内臓器の断面像による形態的観察
造影法	
sonohysterography（SHG）	子宮腔の形態評価
	子宮腔内病変の診断
sonohysterosalpingography（sono-HSG）	卵管疎通性の評価
	卵管疾患の診断
3次元法	骨盤内臓器や疾患の立体像，連続断面像
ドプラ法	骨盤内臓器血流の分布，血流計測

頭において観察するのが不妊治療における超音波診断のポイントである。正常性周期における子宮と卵巣の変化については，他章を参照されたい。

3 不妊治療における超音波検査の実際

1. 子宮の異常

子宮は受精卵の着床の場であり，子宮筋や内膜の器質的疾患をはじめ，いわゆる黄体機能不全などによる内膜の異常は，女性の妊孕性に深くかかわっている[1,2]。

1）子宮内膜像

子宮内膜の厚さ（thickness）：通常の機能性不妊例のうち血中エストロゲン値やプロゲステロン値が正常であっても月経周期を通して子宮内膜像が薄い症例は妊娠率が低く，特に内膜像全体の厚さが8 mm未満の例は不妊のリスクが高い（図1）。

子宮内膜の質（texture）：不妊症例のうち，子宮内膜像が非典型的な混合型内膜像（高輝度部分と低輝度部分が混在する）を呈する場合には，子宮内膜の異常を高率に合併するため妊娠が成立しにくい。こうした評価を行うのは妊卵着床時期である黄体期中期が望ましく，広義の黄体機能不全として，血中プロゲステロン値の測定や子宮内膜の隆起性病変の検索，子宮内膜日付診による評価を行い，ホルモン治療や子宮内膜全面搔爬術を実施する。自検例では，分泌期中期に混合型内膜像を呈する場合，組織検査による内膜日付診で56.6％に異常所見が検出され，子宮内膜全面搔爬術の実施により妊娠率が向上した。

子宮内膜蠕動運動（movement）：我が国では，大池らが子宮内膜蠕動運動の存在を初め

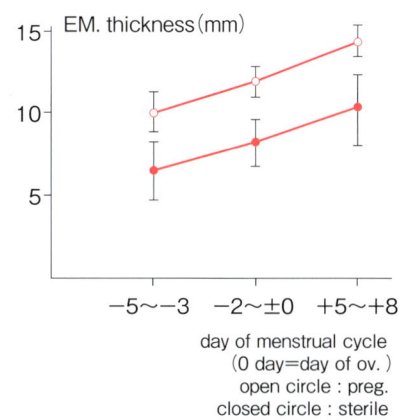

3年間の不妊を主訴に来院した。基礎体温（BBT）は2相性。月経周期14日目で子宮内膜厚は5 mmと薄い。

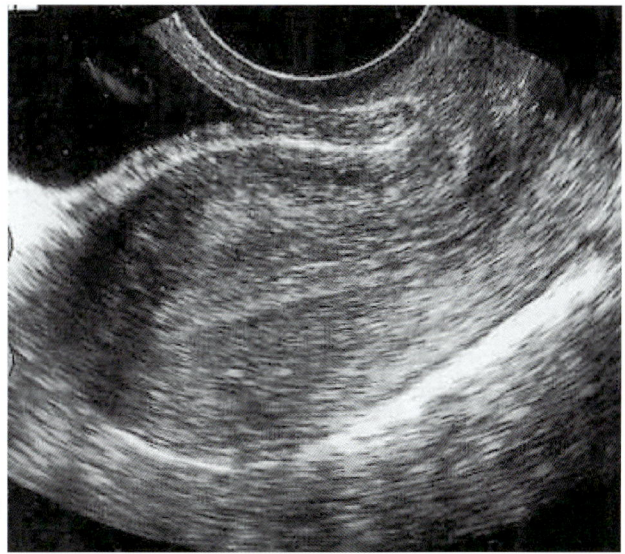

図1　子宮内膜の厚さと不妊症（関谷隆夫：日産婦誌44：6，1992より）

機能性不妊と診断され，1年間の不妊治療を行っても妊娠に至らなかった群は，妊娠に至った群に比して月経周期を通じて子宮内膜厚は薄かった。一方，最大卵胞径，血中E_2とプロゲステロン値には差がなかった。

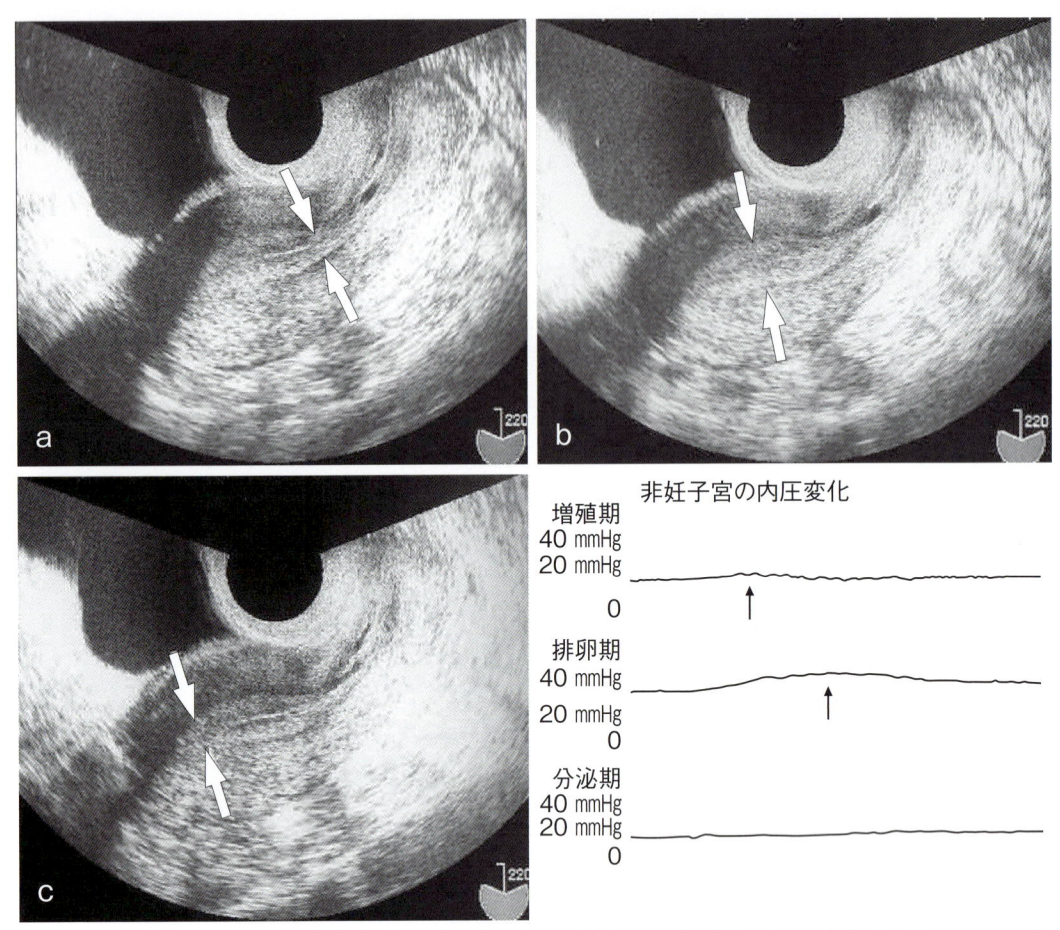

図2　月経周期における子宮内膜の蠕動運動（大池澄孝，石原楷輔，他：日産婦誌42，1987より）
　　卵胞期：内子宮口から子宮底に向けて発生
　　排卵前：1分間に3〜4回の頻度となる
　　排卵時：排卵と同時に消失，その後一時的に蠕動方向が逆転
　　黄体期：完全に消失
　こうした現象は子宮収縮に由来し，卵胞期では血中エストラジオール値上昇とともに発生頻度が上昇し，排卵後血中プロゲステロン値上昇に伴って消失する．精子や受精卵の輸送に関与？

て示し，同時に本現象は卵胞期における内子宮口から子宮底方向への精子の輸送と，排卵後の妊卵輸送および局所での着床機構に合目的な運動であると考察した．現在のところ，不妊症の予後との関係については一定の見解は得られていない（図2）．

2）筋腫，腺筋症，奇形

　子宮筋腫の超音波診断は容易であるが，このうち粘膜下筋腫は，子宮内膜像の内部または子宮内膜像を外方から圧迫して形態変化をきたす類円形腫瘤像として描写される．腫瘤像の印象は全体がやや固く，内部エコーは輝度の高い部分と低い部分が混在する混合像を呈し，時に腫瘤後方に筋状エコーまたはacoustic shadowを伴うことから，存在自体の検出は容易である．不妊症の領域においては筋腫の隆起の程度がその後の治療方針や予後に関係する

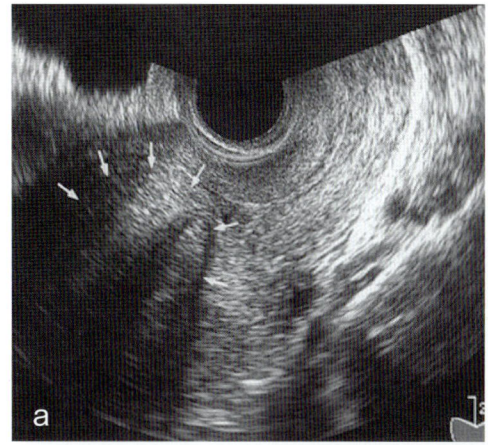

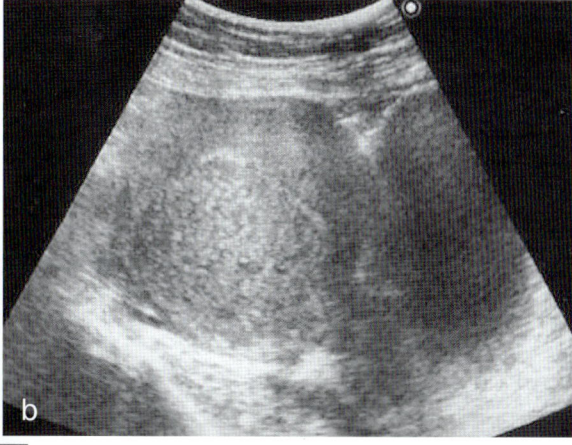

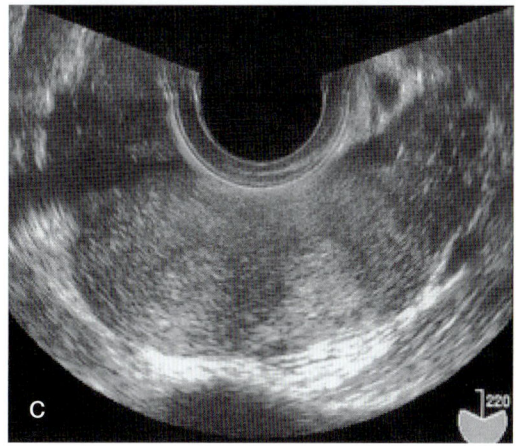

図3　不妊症の原因となる子宮筋層の疾患
a　子宮筋腫
　　①輝度の一定しない腫大類円形腫瘤像
　　②正常筋層と境界明瞭
　　③一般的には後方エコーの減弱組織構築や変性により変化
b　子宮腺筋症
　　①子宮体部の類円形腫大と，子宮壁の肥厚
　　②病変部と正常筋層との境界が不明瞭
　　③病変部後方の不規則な筋状エコー
c　子宮奇形
　　①非典型的な子宮全体像
　　②非典型的な頸管腺または内膜像
　　③複数の頸管腺または内膜像

ため，こうした症例では引き続きSHGを行うことになる（図3a）。

　子宮腺筋症の40％以上が筋腫と合併し，発育すると子宮壁の肥厚により内腔を圧迫するなどして内膜が菲薄化し，着床障害や輸精障害をきたして不妊のリスクが上昇する（図3b）。

　子宮奇形は，子宮全体および体部・頸部内膜の形態異常として認識され，特殊な例を除いて診断は容易である。本症においてもSHGによる確認が有用である（図3c）。

3）子宮腔内病変（ポリープ，粘膜下筋腫）

　子宮腔内病変は，不正性器出血や月経過多症，貧血がある場合はもとより，受精卵の着床障害や精子の輸送障害の一因となることから，SHGは不妊症診療を行う上で非常に有用である（図4）。

4）sonohysterographyと3D法の活用

　SHGは，子宮腔内に液体を注入して，子宮腔を拡張させ，観察対象となる子宮腔内病変（内膜ポリープ，粘膜下筋腫，奇形，腔内癒着症）をエンハンスしながら超音波検査を行って，病変の同定や病変と子宮腔との関係を評価する検査である（概要は他章参照）。手技が簡単で，かつ侵襲性が低いことから，日常の外来でも十分に可能な検査である。さらにSHGに加え

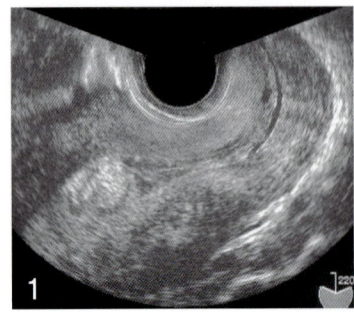

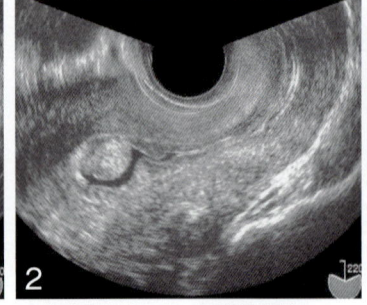

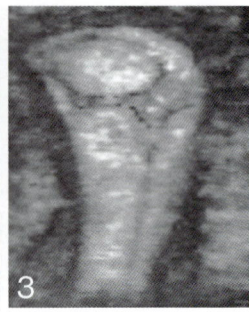

a　子宮内膜ポリープ（典型例）
(1)　Bモード画像：子宮内腔に高輝度な類円形腫瘤像を認める。
(2)　SHG画像：子宮内腔に向かって前壁より突出する高輝度の楕円形腫瘤像を認める。
(3)　3DSHG画像：腫瘤像は子宮底部やや右に位置する。

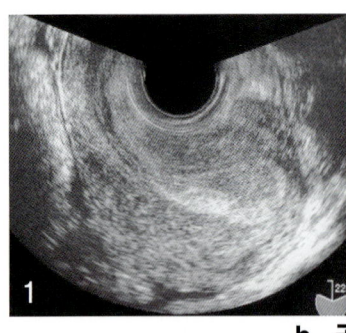

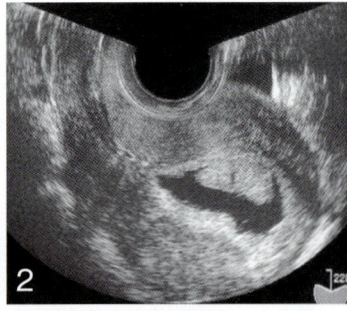

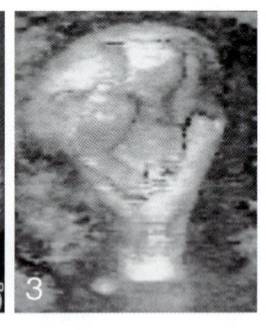

b　子宮内膜増殖症（多発ポリープ）
(1)　Bモード画像：子宮内膜は肥厚し，全体が高輝度であるが輝度は不均一である。
(2)　SHG画像：子宮内腔に向かって前壁より隆起する，高輝度な内膜肥厚部分を認める。
(3)　3DSHG画像：子宮後壁やや右に内膜肥厚部分を認める。

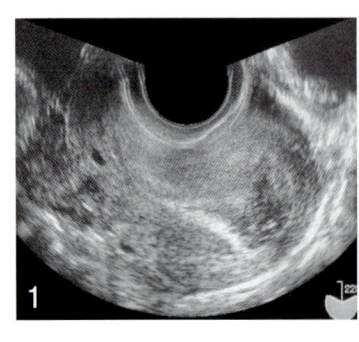

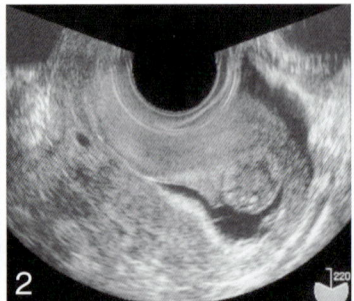

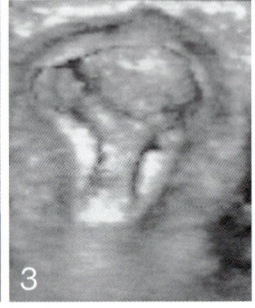

c　子宮粘膜下筋腫
(1)　Bモード画像：子宮内腔に輝度が不均一な類円形腫瘤像を認める。
(2)　SHG画像：子宮内腔に向かって後壁より突出する輝度が不均一な類円形腫瘤像を認める。特に腫瘤中央部の輝度が低い。
(3)　3DSHG画像：腫瘤像は子宮底部ほぼ中央に位置する。

図4　子宮腔内病変

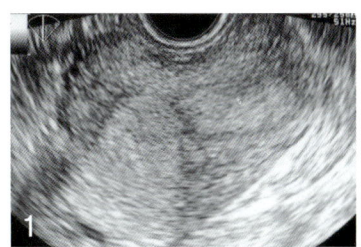

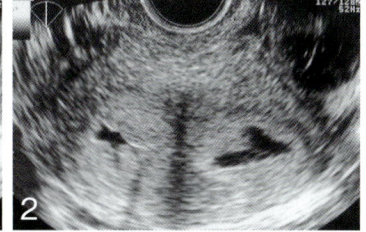

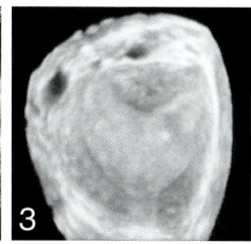

d 子宮奇形（不全中隔子宮）
（1） Bモード画像：子宮環状断面像で高輝度な子宮内膜像を2つ認める。
（2） SHG画像：子宮腔が2つ造影され，中央部が隔壁であることがわかる。
（3） 3DSHG画像：子宮前額断面相当像で子宮内膜が若葉マーク状に観察され，不全中隔子宮である。

e 子宮奇形（不全中隔子宮）
（1） SHG画像：子宮腔が2つ造影され，中央部が隔壁であることがわかる。
（2） 3DSHG画像：子宮腔が子宮体部上1/2の位置で分割しているのがわかる。

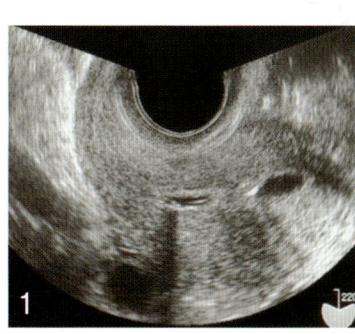

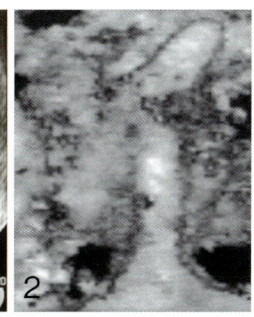

図4 つづき

てSHGに3次元法を組み合わせた3DSHG画像の視覚的説得力は，外科的治療が必要な患者やその家族にinformed consentを行う上でも有用である。しかし，感染症の疑いのある場合には延期し，必要な検査と治療を先行させる（図4）[3,4]。

5）子宮の血流と不妊

子宮動脈の血流indexは排卵により低下するが，不妊症では高値を呈することが示されており，子宮の末梢血管抵抗の上昇は，子宮ならびに子宮内膜の循環障害をきたし，妊孕性に悪影響を及ぼす可能性があると指摘されている。しかし，それに対する明らかに有効な治療法は確立していない。

2. 卵巣の異常

卵巣は女性の中心的内分泌臓器であり，不妊診療においては卵巣の形態的評価や卵胞の継続的観察が必要で，非侵襲的かつリアルタイムに画像情報が得られる超音波検査の意義は高い。

1）卵胞モニタリング

自然排卵周期においては，月経開始後からいくつかの卵胞発育が観察されるようになり，排卵4～5日前からは通常1つの主席卵胞のみが1日1～2 mmの割合で発育し，平均17～21 mmで排卵に至る。一方クロミフェンによる排卵誘発周期では平均22 mmと自然排卵

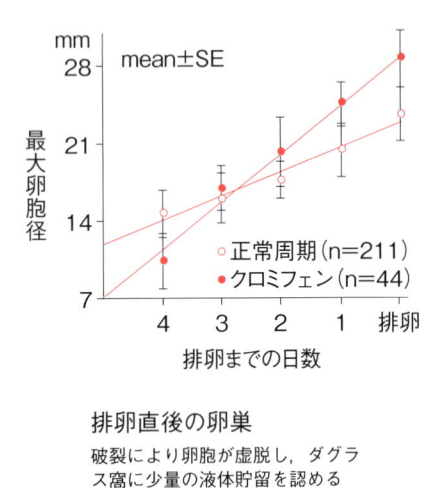

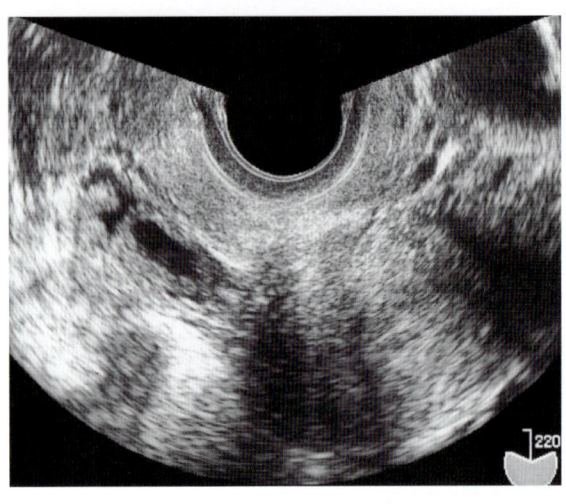

排卵直後の卵巣
破裂により卵胞が虚脱し、ダグラス窩に少量の液体貯留を認める

	自然排卵周期	クロミフェン刺激周期	hMG 刺激周期
卵胞発育（mm/day）	1.2	4.4	
最大卵胞径（mm）	23.4±2.4	28.5±2.7	23.3±5.5

図5 排卵周期における卵胞発育[1]

周期より3 mm程度大きくなって排卵する。またヒト閉経期尿性ゴナドトロピン（human menopausal gonadotropin：hMG）周期でのhCGへの切り替えは、内分泌所見に加えて、少なくとも最大卵胞径が16〜18 mm 以上あれば卵が成熟していると判断して行う。また卵胞の形態は、きれいな円形を呈する場合に良好と判定する。実際の排卵は、卵胞の縮小・変型・消失・壁の肥厚・内部エコーの出現およびダグラス窩の液体貯留などの所見で確認する（図5）。最近では、生殖補助医療の進歩に伴って、良好な卵を発育させると同時に、治療による副作用を予防するために、hMG製剤の成分・投与法・併用薬剤に対するさまざまな工夫がなされているので、各種排卵誘発法に伴う卵胞発育に関する情報については当該の専門書を参照されたい[1,2]。

2）不妊にかかわる卵巣等の疾患

不妊治療を行う際には、以下の病態に注意する。

黄体化非破裂卵胞（LUF）：卵胞の黄体化は認められるが、卵胞壁の破裂と卵の放出を欠く病態である。排卵に関与する各種メディエーターの異常や骨盤内炎症が関与するとされ、画像上は、卵胞虚脱およびダグラス窩への液体貯留を欠く所見で診断する（図6a）。

多嚢胞性卵巣症候群（PCOS）：日本産科婦人科学会の診断基準によると、月経異常/LH基礎分泌値高値、FSH正常範囲/超音波検査で卵巣の多嚢胞状変化を伴う病態であり、近年では生活習慣病の危険因子であるインスリン抵抗性（代償性高インスリン血症）がPCOSの原因と推測されている（図6b）。

卵巣過剰刺激症候群（OHSS）：ゴナドトロピンを用いた排卵誘発の結果、多数の卵胞の

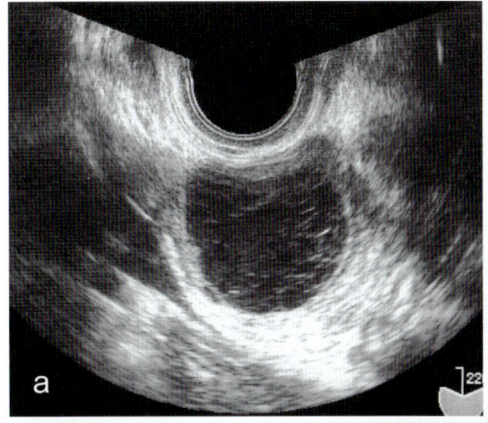

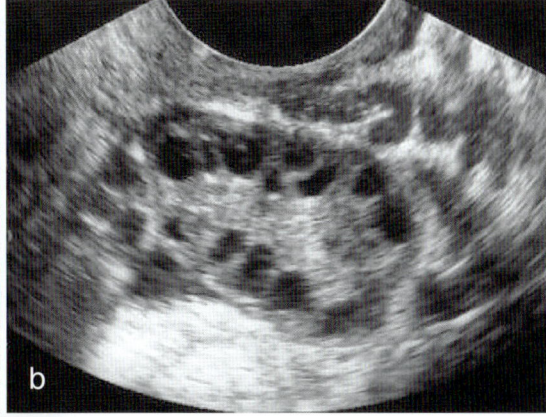

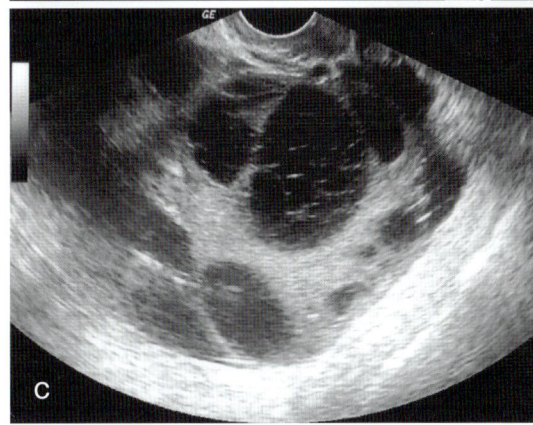

図6　卵巣疾患
a：黄体化非破裂卵胞（LUF）
卵胞が軽度虚脱し，網目状構造をとるが，ダグラス窩には液体貯留を欠き，基礎体温の上昇も緩徐であった。
b：多嚢胞性卵巣症候群（PCOS）
卵巣皮質下に小卵胞がネックレス状に並ぶ，典型的例である。LH軽度上昇，FSH正常範囲で，無排卵であった。
c：卵巣過剰刺激症候群（OHSS）
大小不同の卵胞により卵巣全体が腫大し，腹水が貯留している。hMG-hCG療法後に双胎妊娠に至った例である。

同時発育による高エストロゲン血症が毛細血管透過性を亢進させ，各種の症候が発現する。重症化により多臓器不全に至る例もあり，症例を個別化してプロトコールを作成する，hMG投与量を最少限とする，超音波検査による頻回に卵巣や腹水のチェックを行う，血中エストラジオール値＞3,000 pg/mL，12 mm以上の卵胞が20個以上ある場合にはhCG投与を行わないなどの対策が行われているが，いまだ予知と予防法には課題がある（図6c）。

　子宮内膜症：不妊症例40％以上に子宮内膜症が合併するとされ，これが進行すると発育する卵子の数が減少するなどの排卵障害をはじめ，受精障害をきたす可能性もある。超音波検査をもってすれば内膜症性卵巣囊胞の診断はもとより，骨盤内癒着の診断も可能である。本症の詳細については他章を参照されたい。

3）卵巣の血流と不妊

　卵巣内動脈の血流indexは排卵後に低下するが，黄体機能不全では高値を示すとされており，妊孕性の低い例では卵巣内血管抵抗が高い可能性がある。

3. 卵管の異常

1）卵管留水症と留膿症

　卵管は通常の状態で観察することはほとんど不可能である。しかし，炎症による浮腫が発

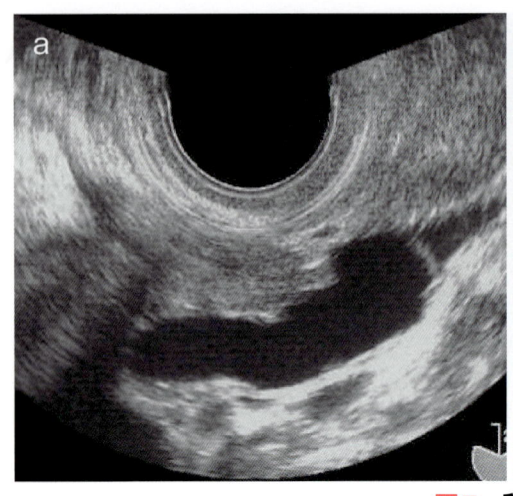

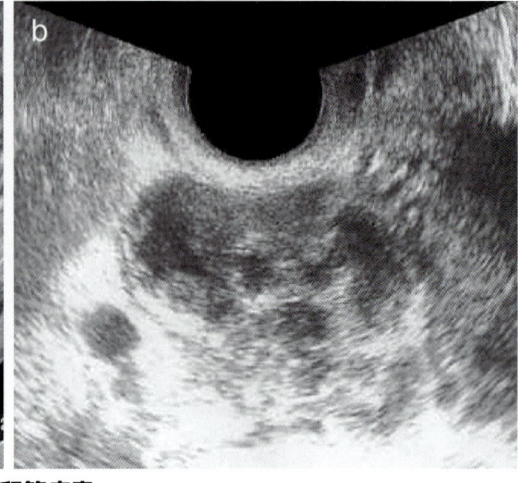

図7 卵管疾患
a：卵管留水症。腸詰め様の不定形な囊胞性腫瘤像を呈するが，内腔は比較的平滑で，時に内腔に向かって堤防状の不連続な隔壁を認める。内部は無エコーである。
b：卵管留水症。腸詰め様の不定形な囊胞性腫瘤像を呈し，活動性炎症により内腔は不定形のことが多く，内部エコーは膿を反映して比較的輝度が高い。プローブの圧迫により圧痛が強い。

生すれば棍棒状の中～高輝度腫瘤像として，また，癒着により閉鎖した卵管腔に浸出液や膿が貯留すれば，腸詰め様の囊胞性腫瘤として観察される（図7）。さらに，卵管の囊胞では不連続な隔壁が存在し囊胞壁の厚さが一定でない，などの所見でその他の付属器囊胞との鑑別を行う。

2）超音波子宮卵管造影

X線子宮卵管造影検査と同様に，子宮経由で卵管内に超音波造影剤を注入しながらドプラ法で卵管疎通性の評価を行う。画像自体は，X線子宮卵管造影検査より劣り，さらに卵管が蛇行した例では1画面に描写しきれないことや，造影剤が腹腔内に達しても両方の卵管が疎通しているか否かは不明なことなど，短所もある。しかし，本検査の所見は，色素通水検査と85%，X線子宮卵管造影検査と75%で一致し，特に被検査者にヨードアレルギーがある場合や，X線撮影装置が設置されていない施設では，臨床の場で有用である（図8a，b）[2,4]。

4．その他

1）侵襲的治療への活用

超音波検査は，内性器への盲目的な外科的処置を安全に行うためのモニターとしても有用である。子宮内容除去術では，遺残物がないことの確認，および鈍匙や胎盤鉗子の位置確認に，子宮鏡手術（transcervical resection：TCR）では，レゼクトスコープのガイドや病変の切除範囲の評価，卵巣囊胞穿刺のガイドなどが活用できる（図9a，b）。

2）避妊とIUD

子宮内避妊具（intrauterine device：IUD）が避妊効果を発揮するには，正しい位置に挿入されている必要があり，脱落・下垂・回転・変型は望まない妊娠を引き起こす。また，長期

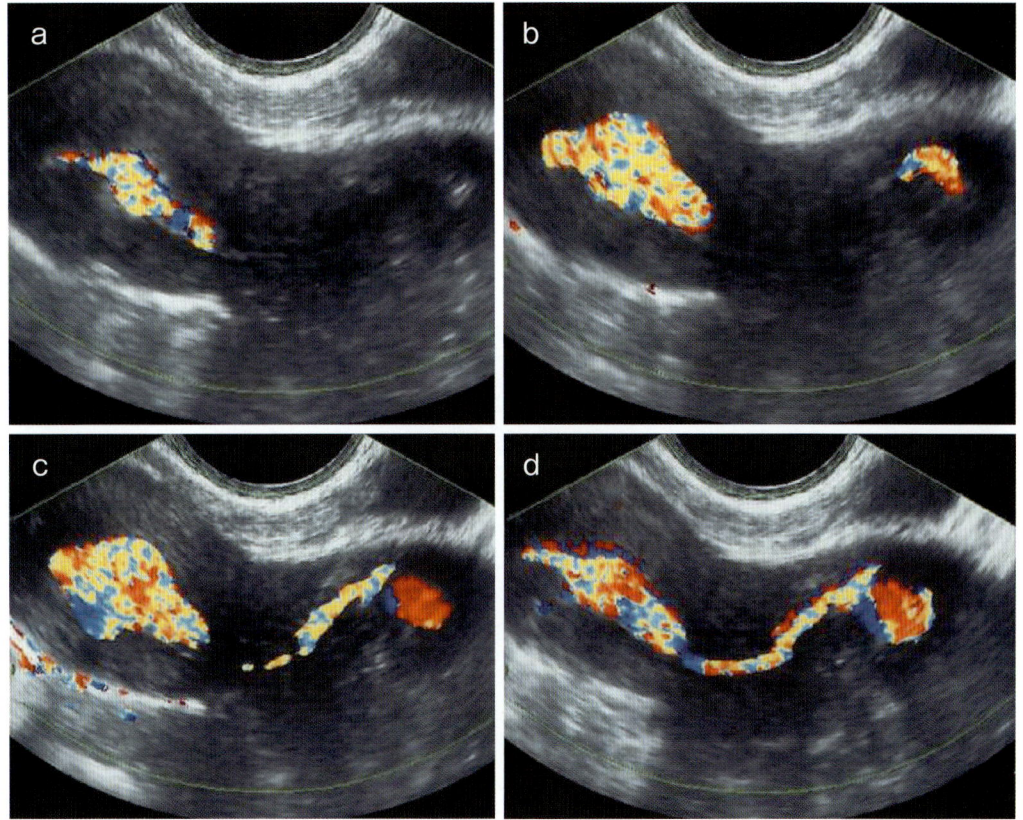

図8　超音波子宮卵管造影

方法　①子宮卵管造影用カテーテルを子宮腔内に留置
　　　②超音波探触子を子宮角部が観察できる位置に挿置
　　　③断層装置をドプラモードに切り替えてドプラ感度と繰り返し周波数を調整
　　　④緩徐に造影剤を注入しながら観察

造影剤が子宮腔と卵管を通過する際にドプラ信号が発生し，カラードプラモードでは，プローブから遠ざかる造影剤が青く，近づく造影剤が赤く造影される。

・疎通性がある場合には，
　　造影剤がほぼ一定の太さと色で描写され，腹腔内に流出した造影剤が乱反射する。
・疎通性がない場合には，
　　卵管間質部閉塞─卵管が全く造影されない。
　　卵管狭部閉塞　─閉塞部でドプラ信号途絶する。
　　膨大部閉塞　　─閉塞部位を中心に造影剤が乱流を起こす。

に留置されていると上行性感染が発生する場合もある。IUDの脱落や位置異常は，腟鏡診におけるガイドストリングの確認により評価されるが，全体の10〜15％は確認が不可能で，時に性交時の違和感を嫌って切断される例もある。また逆にこれが確認できなくても異常があるとは限らない。こうしたことから，IUDの位置異常の診断をはじめ，異物による分泌物の増加や下腹痛を訴える例の原因検索には，超音波検査が有用である。

　IUDのほとんどが樹脂製であり，超音波ビームがほぼ完全に反射するため，典型例では子宮腔内の点または線状高輝度領域として描写され，その後方に音響陰影を伴うことから存在の診断は容易である。我が国では魚骨型，蛇型，円盤型，軍配型などが使用され，それぞれ

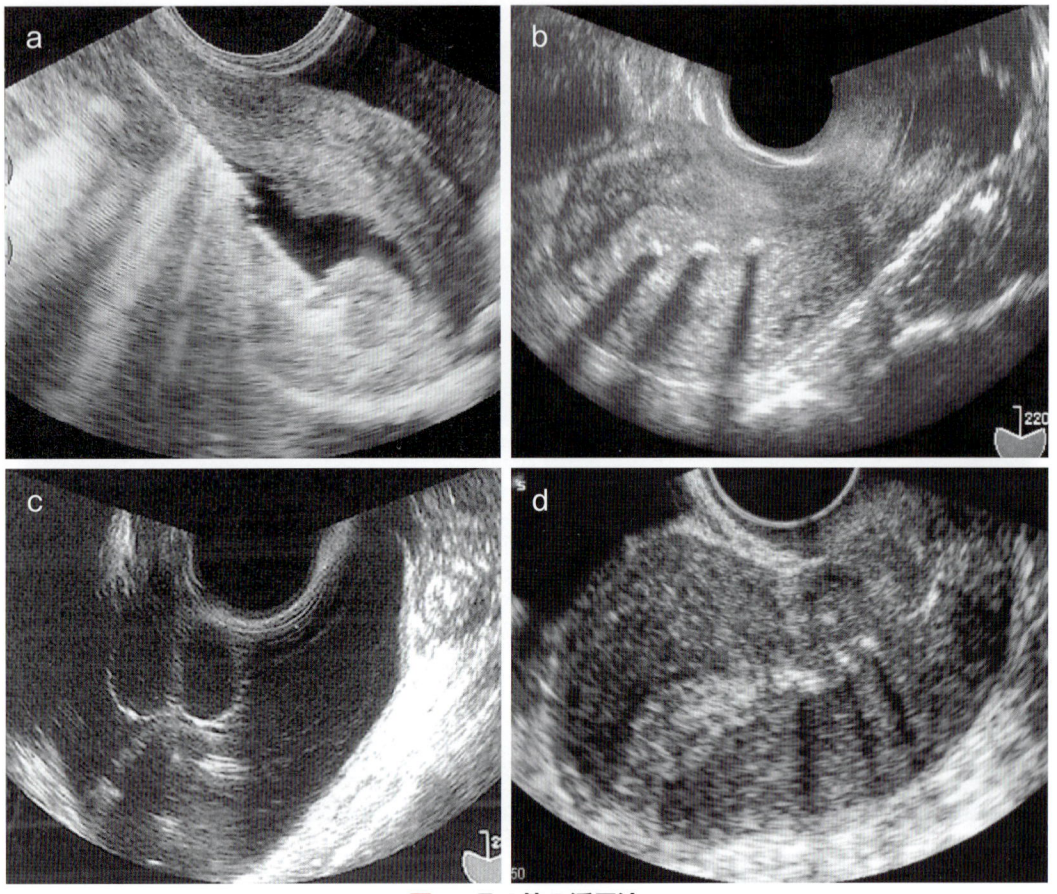

図9 その他の活用法
a・c：侵襲的治療への活用，b・d：避妊とIUD
a：TCR時の硬性鏡挿入／術中モニター
b：正しい位置に留置されている円盤形リング
c：内膜症性嚢胞エタノール洗浄療法時の穿刺針挿入／術中モニター
d：自然下垂し，位置のずれた円盤形リング留置後5年間検診および交換をしていない例

特徴的な画像を呈する．しかし近年では外国人患者も多く，その形態は多様であるため，縦断面像に加えて横断面像でも描写し，全体像を詳細に観察する．また，子宮前額断面相当3次元像で観察すると，子宮腔内での位置関係のさらなる評価が可能となる(図9c)[2～4]．

（藤田保健衛生大学　関谷隆夫）

● 文　献 ●

1) 日本超音波医学会編：新超音波医学 4. 産婦人科，泌尿器科，体表臓器およびその他の医学，医学書院，東京，2000
2) 千葉喜英編著：産婦人科超音波診断アトラス，ベクトル・コア，東京，2004
3) 竹内久彌，馬場一憲編著：マスター3次元超音波，メジカルビュー社，東京，2001
4) 関谷隆夫，石原楷輔：最新超音波診断，永井書店，大阪，2002

23 婦人科

子宮腫瘍の超音波診断

1 はじめに

　女性一生のライフサイクルを内分泌学的にみると，卵巣からのエストロゲン産生量の変化としてとらえることができる．その結果子宮には，少女期，思春期，性成熟期，更年期，老年期といった加齢に伴い，特に性成熟期では月経周期に伴って，形態と機能上の変化が認められる．このような子宮の変化は，超音波診断においても特徴的な形態・構造上の変化としてとらえることができる．一方，子宮にはさまざまな腫瘍が発生するが，臨床的には，単に良性・悪性というだけでなく，腫瘍の存在が妊孕能に影響する可能性もある．子宮はその構造上，子宮体部と頸部に分けられるが，別の見方をすると，漿膜および筋層と内膜というようにも分類できる．子宮の腫瘍は，これらの構成要素からそれぞれ発生する可能性があり，同じ腫瘍でも発生部位が異なると，症状の種類や重症度も異なるため，子宮腫瘍超音波診断においては，腫瘍の有無のみならず，発生部位と大きさを正確に記載する必要がある．
　本章では，子宮腫瘍の超音波診断を行う際に，ぜひとも知っておいたほうがよいと思われることについて解説する．

2 正常子宮

1）月経周期における子宮内膜像の変化
2）月経周期における卵巣所見の変化

　これらの詳細は，第22章「不妊治療における超音波検査の意義」を参照されたい．

3）閉経後女性の子宮所見

　閉経後は卵巣からエストロゲンの分泌がなくなるため，子宮は全体として萎縮し小さくなる．同様に，子宮内膜も萎縮し菲薄化する（図1）．また，時に，子宮内腔がエコーフリースペースとして観察されることがあるが，子宮内腔を覆う子宮内膜に肥厚した部分が認められなければ異常所見ではない（図2）．

3 子宮にできる良性腫瘍

1. 子宮筋腫

　子宮筋腫は，子宮に発生する腫瘍として最も頻度が高いものであり，通常30〜40歳台

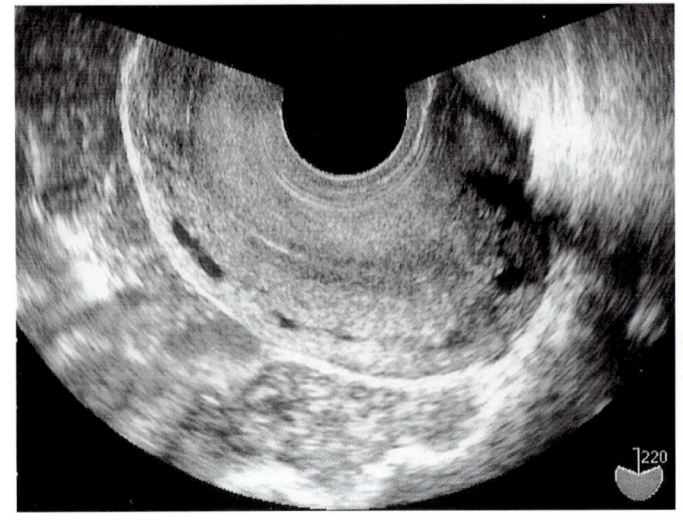

図1 閉経後女性の子宮所見−1
子宮内膜は萎縮し，菲薄化している。本症例の血中卵胞刺激ホルモン（FSH）の値は99.22 mIU/mL，エストラジオール値は10 pg/mL未満であった。

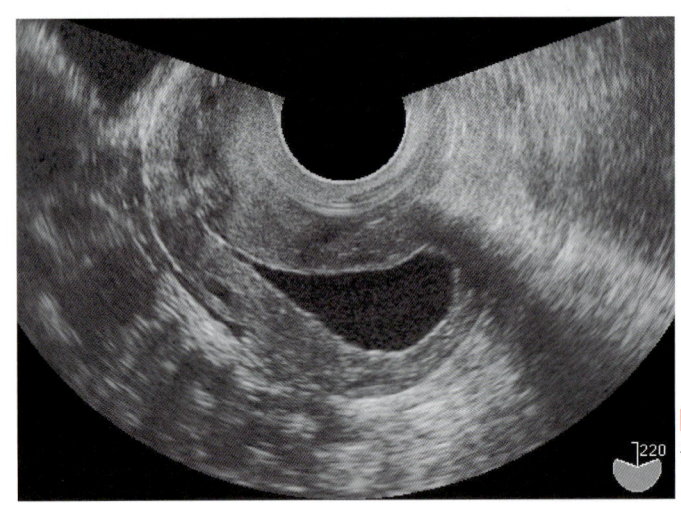

図2 閉経後女性の子宮所見−2
子宮内腔がエコーフリースペースとして認められる。

の女性に多い。

　一般に，子宮筋腫では，種々の大きさの筋腫結節が子宮の種々の場所に多発するために，子宮は全体として増大する。子宮筋腫は子宮筋組織から発生する良性腫瘍である。組織学的には，実質は筋線維，間質は結合織からなる平滑筋腫（leiomyoma）であり，超音波診断上は，子宮筋腫結節は正常子宮筋層に比較すると，低エコー輝度の球形の腫瘤として観察される。子宮筋層に発生した筋腫結節は，その後の発育方向によって，子宮の外側（漿膜下筋腫）（図3），子宮壁内（筋層内筋腫），子宮内腔（粘膜下筋腫）に分類される。このうち，粘膜下筋腫の診断においては，特に筋腫結節と子宮内膜との位置関係が重要であり，診断に際しては，後述するsonohysterograpyを併用するのがよい（図4）。

　近年，子宮筋腫の手術では腹腔鏡下あるいは子宮鏡下の筋腫核出術が選択される場合が多く，筋腫の発生部位とその数の診断はさらに重要である。

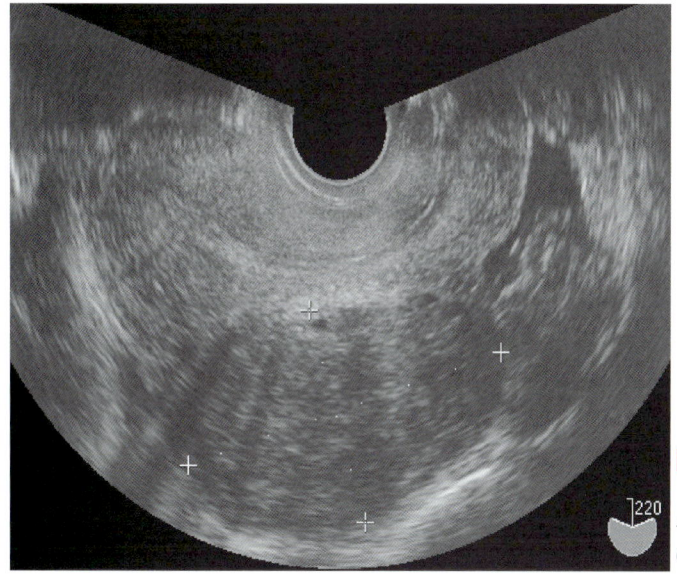

図3 子宮筋腫（漿膜下筋腫）の超音波所見
子宮後壁に、直径67×40 mm大の漿膜下筋腫を認める。

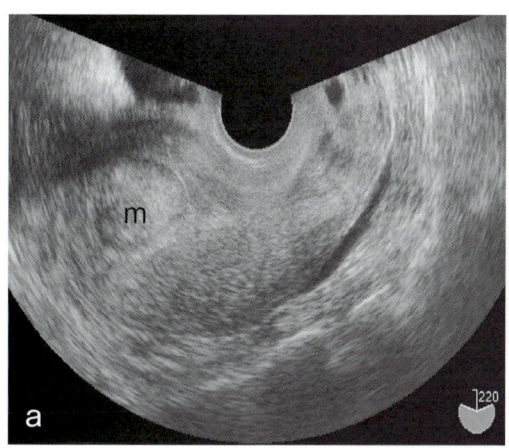

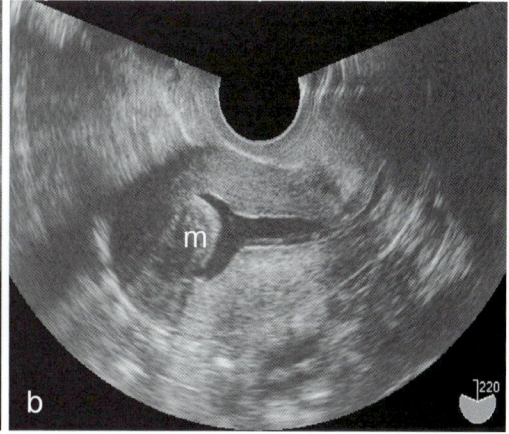

図4 子宮筋腫（粘膜下筋腫）の超音波所見
a：子宮内膜が子宮筋腫結節（m）によって圧排変形していることから、粘膜下筋腫と診断できる。
b：sonohysterographyによる。子宮筋腫結節（m）が子宮内腔に突出している様子が明瞭に観察できる。

2．子宮腺筋症

　子宮腺筋症は、子宮体部に子宮内膜症が発生し、子宮体部がびまん性に腫大したものである。超音波診断上、子宮は腫大するものの、病変と正常筋層との境界は不鮮明で、筋腫結節のようなはっきりとした球形の腫瘤像が認められないことと、肥厚した子宮筋層内に、音響陰影を伴う粗い点状陰影がびまん性に認められることから、子宮筋腫とは鑑別可能である（図5）。

4 子宮内膜病変

1．粘膜下子宮筋腫と子宮内膜ポリープ

　いずれも子宮内腔に突出する良性の病変であり、粘膜下子宮筋腫が子宮筋層内に発生した

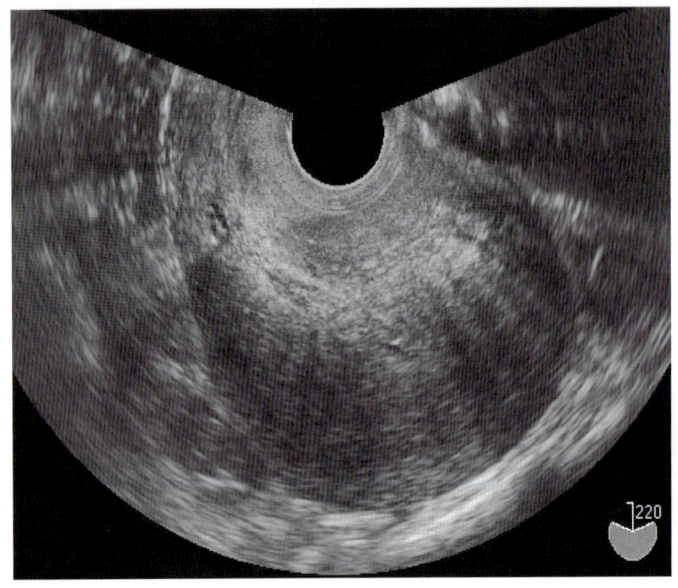

図5　子宮腺筋症
後屈子宮の子宮前壁が後壁に比較して肥厚し，筋層内に音響陰影を伴う荒い点状陰影が認められることから子宮腺筋症と診断できる。

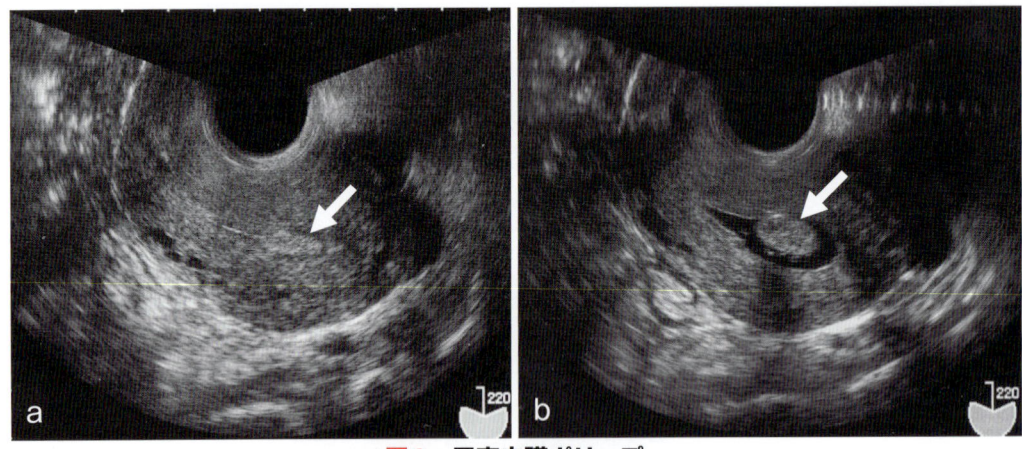

図6　子宮内膜ポリープ
子宮内膜表面から子宮内腔に突出した子宮内膜ポリープが認められる。
a：子宮内膜の一部（矢印）が高輝度の腫瘤像を呈している。　b：sonohysterography

　子宮筋腫が子宮内腔方向に発育したものであるのに対して，子宮内膜ポリープは子宮内膜から発生し，子宮内膜表面から子宮内腔に突出した子宮内膜増殖結節である。超音波画像診断的には，子宮内膜ポリープは，排卵期の子宮内膜内に認められる比較的高輝度の腫瘤像として認められるが，次に述べるsonohysterographyを行うことによってポリープ像が明瞭となる（図6）。

2．sonohysterographyと子宮内膜病変
　子宮内膜病変の存在が疑われる患者に対して，子宮内膜病変をより明瞭に描出するために，子宮腔内に生理食塩水を注入した状態で経腟超音波検査を実施することを

sonohysterography（SHG）という。生理食塩水の注入によって子宮内腔が拡張し無エコーになることによって，子宮内膜病変が高コントラストに描出できる。

実際の手技を以下に示す。
1）20 mL のシリンジに生理食塩水を吸引し，そのシリンジの先端に 8Fr のサフィードチューブを接続し，これを助手に把持させる。
2）クスコ式腟鏡の上下のブレードの継目の脇から*生理食塩水を満たしたサフィードチューブを腟内に誘導し，チューブの先端を摂子で把持しつつ，外子宮口から，チューブの先端が内子宮口を越え子宮腔内に達したと思われるところまで挿入する（*腟鏡が取り出せなくならないように注意する）。
3）腟鏡を取り外した後も，そのままの位置でシリンジを助手に把持・固定してもらい，そのままの状態で経腟超音波検査を行う。
4）子宮内膜が描出されたところで，サフィードチューブの先端が内子宮口を越えた位置まで挿入されていることを確認した後，助手に，生理食塩水をゆっくり子宮腔内に注入するよう指示し，その間に子宮内膜病変の状態（大きさや数，ならびに表面の性状など）を観察する。

5　3 次元超音波と婦人科疾患

1．IUD
通常の超音波経腟走査法では子宮の縦断面像と横断面像しか描出できないが，3 次元超音波では子宮の内腔に平行の断面（いわゆる C 断面）の観察が可能である。

例えば，子宮の内腔に挿入された IUD は，子宮内腔面と平行の位置にあるため，通常の経腟超音波では特徴的な形状の全体像を描出することは困難であり，通常は，子宮の縦断面で認められる音響陰影の状態によって IUD の種類を推定する。ところが，3 次元超音波で子宮内膜面を走査し，子宮内腔との平行断面を描出すると，IUD の形状が子宮内膜面の中に認められる（図 7）。

2．子宮奇形
分泌期の子宮内膜は子宮筋層に比較して高輝度に描出されるため，3 次元超音波で子宮内膜の形態を観察することで，子宮の内腔の形態異常を診断できる。例えば，完全重複子宮のように，子宮内膜が子宮頸部から完全に左右に分かれているものや，中隔子宮のように，子宮内膜が比較的薄い隔壁で左右に分離しているものなどは，3 次元超音波によって分泌期の子宮内膜の形態を観察することによって診断可能となった（図 8）。

3．粘膜下筋腫や子宮内膜ポリープ
粘膜下筋腫や子宮内膜ポリープを観察する際には，3 次元走査あるいは SHG と 3 次元走査を組み合わせることで表面の性状ならびに発生部位や子宮内腔への突出具合などが認識しやすくなる（図 9）。

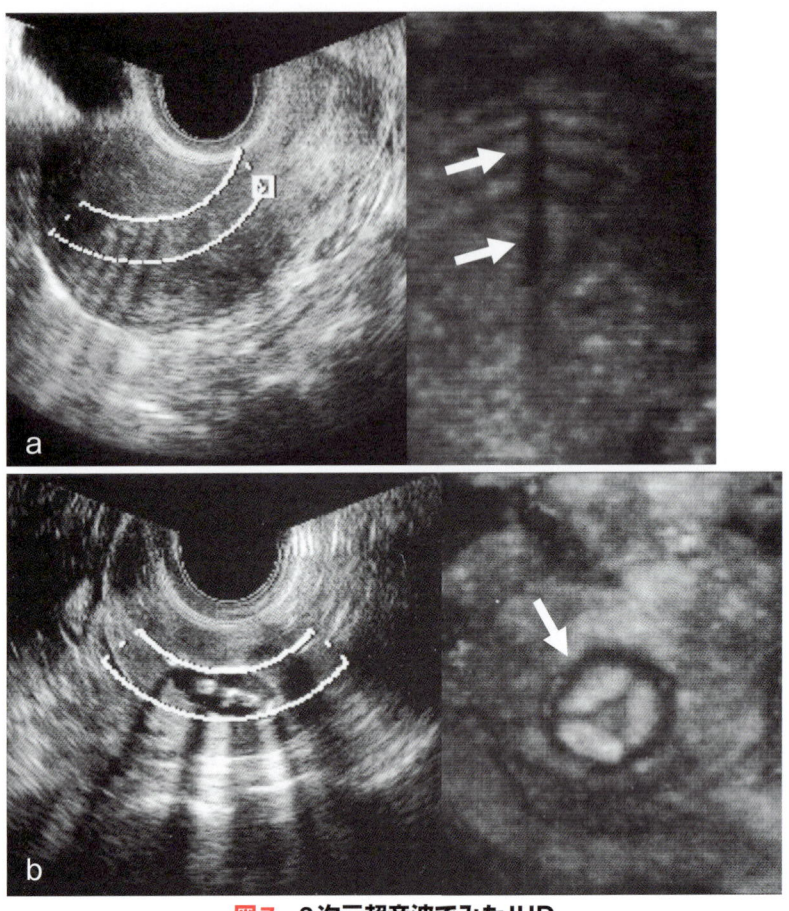

図7　3次元超音波でみたIUD
a：FD-1（矢印），b：優生リング（矢印）

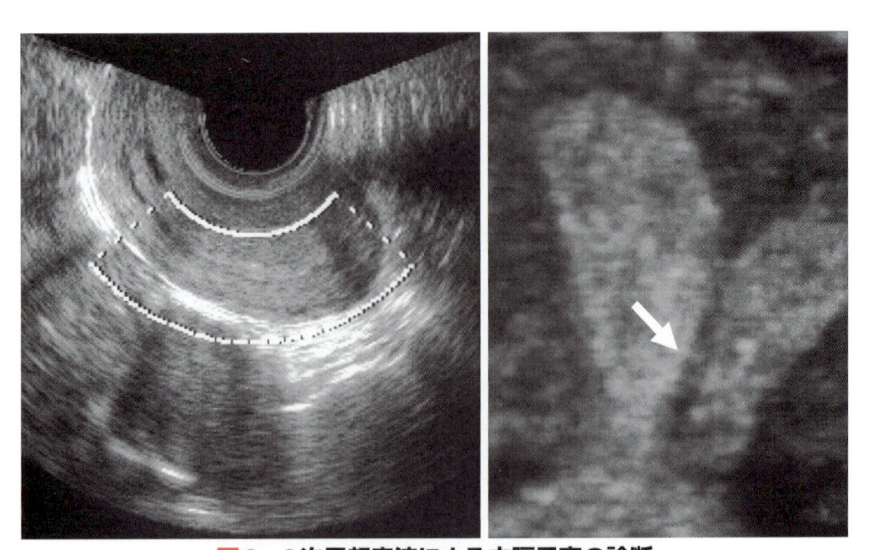

図8　3次元超音波による中隔子宮の診断
子宮内腔を分割する薄い中隔（矢印）があるのがわかる。

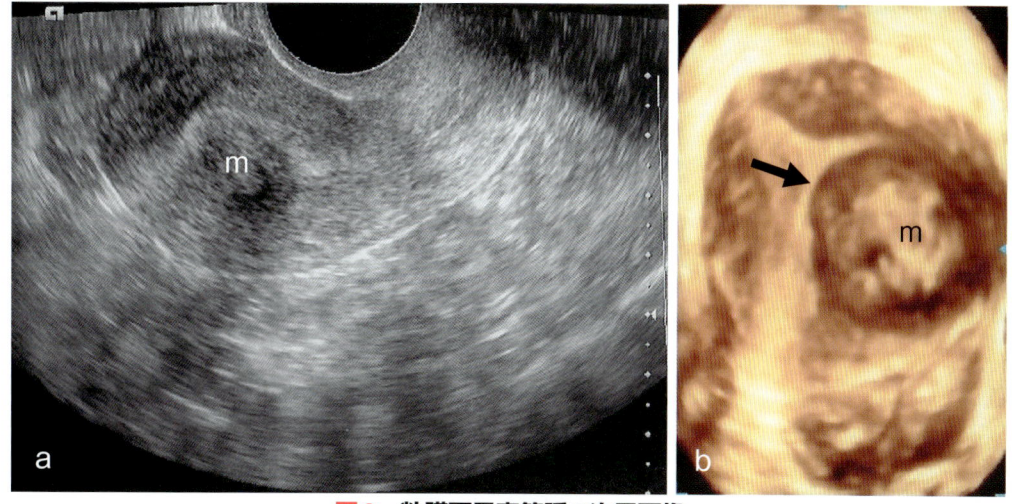

図9　粘膜下子宮筋腫3次元画像
a：経腟超音波画像。筋腫結節(m)の周囲に子宮内膜が認められることから粘膜下筋腫と診断できる。
b：3次元所見。子宮の左筋層から粘膜下に粘膜下筋腫(m)が存在し，子宮内腔を圧排している（矢印）のがよく理解できる。

6 子宮体癌

　子宮に発生する悪性腫瘍には，子宮頸部に発生する子宮頸癌と子宮内膜に発生する子宮体癌がある。子宮頸癌の診断は細胞診と腟拡大鏡診および狙い組織診によるため，超音波診断の役割は少ないが，主に閉経期の女性に発生することの多い子宮体癌は，閉経期では本来萎縮し菲薄化しているはずの子宮内膜が肥厚していることが診断の端緒になる場合もあり，子宮体癌の診断における超音波診断（特に経腟超音波）の役割は大きい。

1. 子宮体癌の超音波所見

　閉経後の患者では，本来，萎縮し菲薄化しているはずの子宮内膜が肥厚していることが子宮体癌の特徴的な超音波所見である。また，正常筋層がどの程度保たれているかによって筋層浸潤の程度もある程度推測できる（図10）。子宮体癌の発生部位によっては，子宮内腔に液体貯留（子宮留膿腫や子宮留血腫など）が認められる場合もある。

2. タモキシフェンと子宮内膜病変

　乳癌の治療薬であるタモキシフェンは，子宮内膜に対してはエストロゲン作用を示すために，タモキシフェンを内服している患者では子宮内膜の増殖・肥厚が認められる場合がある。
　タモキシフェンによる子宮内膜肥厚例では，単に子宮内膜が肥厚するだけではなくて，肥厚した子宮内膜の中に不正形の囊胞像が認められるのが特徴である（図11）。このような例に対しては，積極的に組織診を行う必要がある。

3. 経腟超音波による子宮体癌スクリーニング

　子宮体癌の前癌病変が子宮内膜増殖症であることから，子宮体癌では子宮内膜の肥厚が予

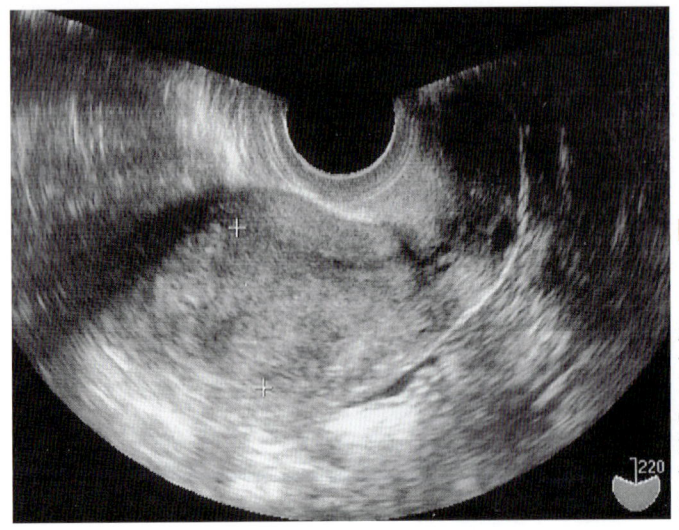

図10 子宮体癌（endometrioid adenocarcinoma）G1, Ib

患者は閉経後であるにもかかわらず，子宮内膜は27.7 mmと肥厚している。肥厚した子宮内膜と正常筋層との境界は不明瞭だが，頸管方向への浸潤所見は認めず，また正常筋層は保たれていることから，Ib期と考えられる。

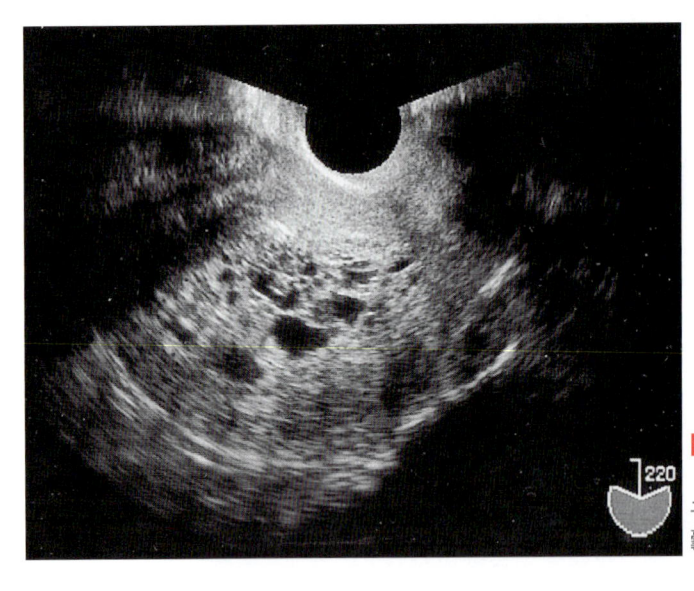

図11 タモキシフェンによる子宮内膜の変化

子宮内膜は肥厚し，内部に不正型の嚢胞像が認められる。

想される。Tsudaら[1]は，541名の閉経後の女性（閉経後出血を認める有症状例166名，無症状例357名）に対し，経腟超音波による子宮内膜の厚さを測定した後，エンドサイト法による子宮内膜細胞診と組織診を実施し，それぞれの結果について比較検討を行った。子宮内膜の厚さのカットオフ値を，閉経後5年未満の場合5 mm以上，閉経後5年以上経過している場合は4 mm以上の場合を子宮内膜肥厚群とした場合の子宮体癌の診断効率（細胞診単独での診断効率）は感度97.4（78.9）％，特異度75.7（95.4）％，陽性的中率23.8（55.6）％，陰性的中率98.4（99.7）％であり，経腟超音波による1次スクリーニングの有用性について報告している。

　一般に，閉経後の女性における子宮内膜の厚さのカットオフ値としては4 mmとするの

が妥当であり，4 mmを超える場合には細胞診だけにとどまらず積極的に組織診を実施すべきであると思われる。

（順天堂大学浦安病院　吉田幸洋）

● 文　献 ●

1) Tsuda H, Kawabata M, Yamamoto K, et al：Prospective study to compare endometrial cytology and transvaginal ultrasonography for identification of endometrial malignancies. Gynecol Oncol 65：383-386, 1997

24 婦人科

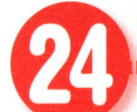

卵巣腫瘍の超音波診断

1 はじめに

　卵巣に発生する腫瘍は他臓器に比較しても多種類であるという特徴があり，病理組織学的な分類も多様である．現在，卵巣腫瘍の分類は，卵巣腫瘍取扱い規約分類のような組織発生母地に基づく分類が広く用いられているが，臨床上，特に画像診断を行う上では，かつて日本産科婦人科学会卵巣腫瘍登録委員会分類として用いられていたような分類法，すなわち，腫瘍の肉眼的性状によって囊胞性と充実性に分け，さらに臨床的な性状によって良性群，中間群，悪性群に分けるという分類法の有用性は高く，後述するエコーパターン分類にも応用されている．その理由は，卵巣に発生する囊胞性腫瘍の多くが良性であるのに対して充実性腫瘍の80％は悪性腫瘍であり，腫瘍割面の性状によって悪性度の判断がある程度可能であるということによる．

　卵巣腫瘍の診断における超音波断層法の有用性については，従来より高く評価されてきた．その理由は，卵巣腫瘍はもともと囊胞性腫瘤を形成する場合が多いということや，充実性腫瘤であっても腹水を伴う場合があるなど，充実性組織と液体とのコントラスト分解能の高い超音波診断の特徴に合致した性質を有するということに加え，腫瘍割面の性状が，悪性度のみならず組織分類までも反映するという卵巣腫瘍の性質による．

　ここでは，卵巣腫瘍の超音波画像診断を行う上でぜひとも知っておいたほうがよいと思われる点について解説するが，重要なことは，超音波診断とMRIあるいはX線CTなどそれぞれのメリット，デメリットを理解し，それぞれの診断法を効率よく補完的に用いることによって診断精度を上げることである．

2 月経周期における卵巣所見の変化

1. 発育卵胞と黄体

　月経周期を有する性成熟期の女性の子宮では子宮内膜の所見に月経周期に応じた変化が認められるが（第22章「不妊治療における超音波検査の意義」を参照），卵巣にも卵胞発育，排卵，黄体形成といった一連の変化が認められる．自然周期（排卵誘発を行わない場合）では，通常発育卵胞は1つで，排卵直前の卵胞径は約2 cmといわれている（図1）．一方，閉経期以後の女性では卵巣は萎縮し，画像診断では卵巣は描出されない場合が多い．

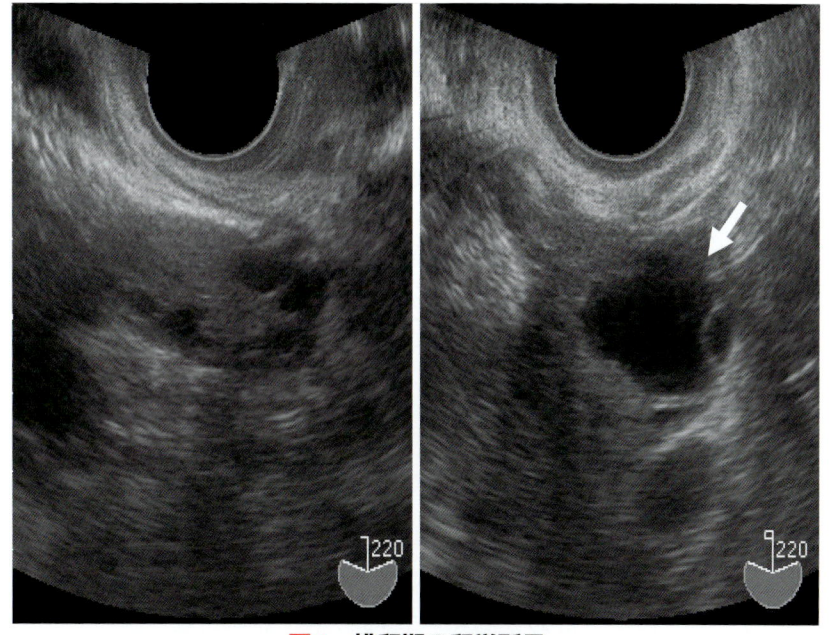

図1 排卵期の卵巣所見
一側の卵巣に直径約2 cm大の発育卵胞（矢印）が認められる。

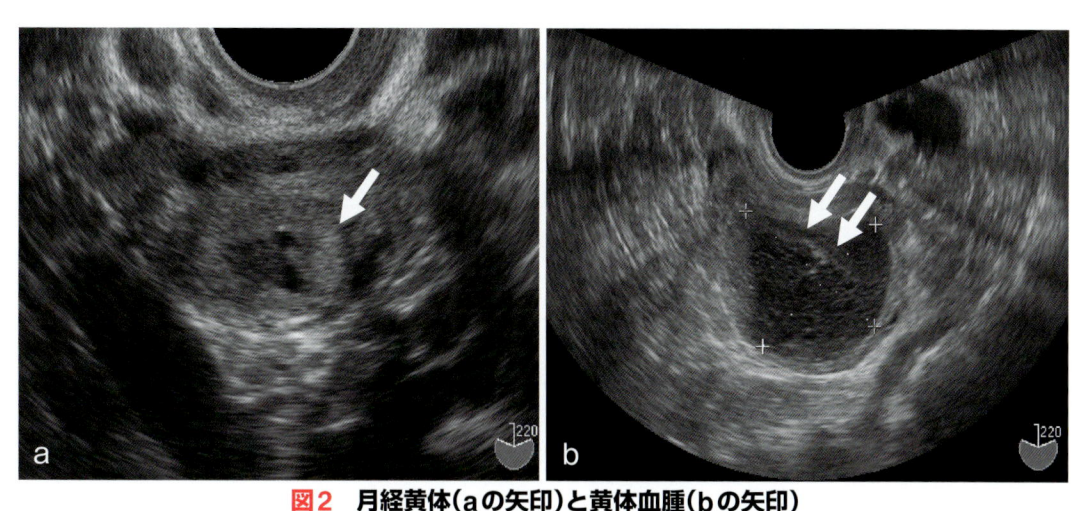

図2 月経黄体（aの矢印）と黄体血腫（bの矢印）
a：卵巣実質内にリング状の構造物が認められる。b：黄体内に出血すると血腫が形成される。通常，黄体血腫は5 cmを超える大きさになることは少ない。

3 機能性卵巣嚢胞

1．黄体血腫と卵巣出血

　排卵後の卵巣に形成される月経黄体は超音波でも認識可能であるが，時に黄体内に出血し血腫を形成すると黄体血腫となり超音波診断上特徴的な所見を呈する（図2）。さらに，出血が黄体内にとどまらず腹腔内に及ぶと卵巣出血となり，出血はダグラス窩から膀胱子宮窩，

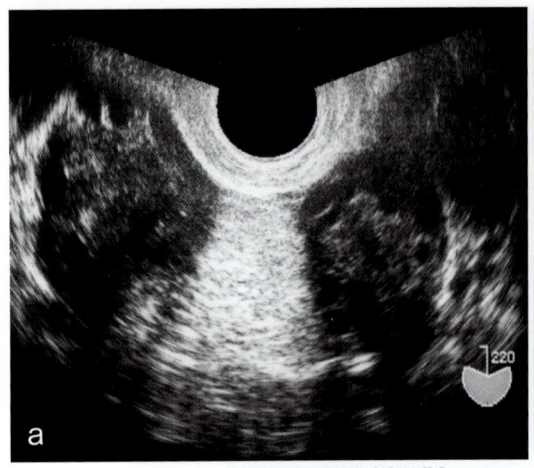

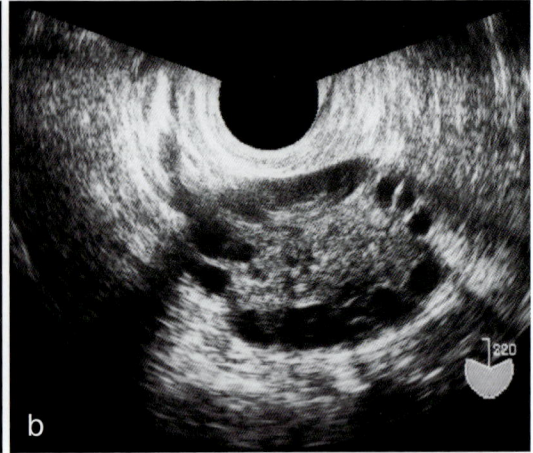

図3 多囊胞性卵巣症候群（polycystic ovary syndrome：PCOS）
a：両側卵巣は球形に腫大。
b：直径5mm程度の卵胞が十数個卵巣皮膜下に並んで認められる（pearl necklace sign）。

さらには上腹部まで及ぶ場合がある。このような例では，子宮外妊娠破裂との鑑別が必要となるが，卵巣出血では妊娠反応は陰性である。

2．多囊胞性卵巣症候群（polycystic ovary syndrome：PCOS）

　PCOSは月経異常，肥満，男性化などを呈する疾患で，排卵障害を合併することから不妊を主訴として来院することも多い。PCOSの診断基準は，2007年に日本産科婦人科学会生殖・内分泌委員会によって改定されたが，今回の改訂では，診断基準の項目に，PCOSと診断するための画像所見として"超音波検査で両側の卵巣に多数の小卵胞がみられ，少なくとも1方の卵巣に2～9mmの小卵胞が10個以上存在するもの"という項目が加えられた。PCOS症例の典型例では，両側卵巣は球形に腫大し，多数の小卵胞が卵巣皮膜下に真珠のネックレス状に並んで認められる（図3）。一方，子宮内膜は持続的なエストロゲン刺激によって，ある程度肥厚しているが，分泌期に認められるような高輝度塊状とは異なった所見を呈する。

3．ルテインシスト

　妊娠初期に認められる機能性囊胞性腫瘍で，画像診断上の特徴は，①片側性であること，②単純性囊胞（simple cyst）であり，充実部分など認めず，囊胞内部は無エコー（echo free）であること，③大きさは5～6cmまでで，それ以上増大することはなく，通常妊娠14週頃までには消失してしまうこと，などがあげられる。

4 卵巣腫瘍のエコーパターン分類からみた卵巣腫瘍（類腫瘍を含む）の診断

1．エコーパターン分類による卵巣腫瘍の診断

　日本超音波医学会超音波診断基準委員会では，卵巣に認められる腫瘍像のエコーパターン分類を作成している（表1）[1]。これは，卵巣に認められる腫瘍像の超音波所見を囊胞性パター

表1 卵巣腫瘍のエコーパターン分類（日本超音波医学会超音波診断基準委員会）

パターン			追記が望ましい項目	解説
Ⅰ型		嚢胞性パターン （内部エコーなし）	隔壁の有無 　（2房性～多房性）	1～数個の嚢胞性パターン 隔壁の有無は問わない 隔壁がある場合は薄く平滑 内部は無エコー
Ⅱ型		嚢胞性パターン （内部エコーあり）	隔壁の有無 　（2房性～多房性） 内部エコーの状態 　（点状・線状） 　（一部～全部）	隔壁の有無は問わない 隔壁がある場合は薄く平滑 内部全体または部分的に点状エコーまたは線状エコーを有する
Ⅲ型		混合パターン	嚢胞性部分： 　隔壁の有無，内部エコーの状態 充実性部分： 　均質性：均質・不均質 　辺縁・輪郭	中心充実エコーないし偏在する辺縁・平滑な充実エコーを有する 後方エコーの減弱（音響陰影）を有することもある
Ⅳ型		混合パターン （嚢胞性優位）	嚢胞性部分： 　隔壁の有無，内部エコーの状態 充実性部分： 　均質性：均質・不均質 　辺縁・輪郭	辺縁・輪郭が粗雑で不整形の（腫瘤壁より隆起した）充実エコーまたは厚く不均一な隔壁を有する
Ⅴ型		混合パターン （充実性優位）	嚢胞性部分： 　隔壁の有無，内部エコーの状態 充実性部分： 　均質性：均質・不均質 　辺縁・輪郭	腫瘤内部は充実エコーが優位であるが，一部に嚢胞エコーを認める 充実性部分のエコー強度が不均一な場合と均一な場合がある
Ⅵ型		充実性パターン	内部の均質性： 　均質・不均質 　辺縁・輪郭	腫瘤全体が充実性エコーで満たされる 内部エコー強度が均一な場合と不均一な場合がある
分類不能			上記すべての項目	Ⅰ～Ⅵ型に分類が困難

注　1）隔壁全体または一部が厚い場合には，充実性部分とみなし，Ⅳ型に入れる．
　　2）記載は医用超音波用語による．
　　3）エコーパターン（型）ごとに悪性腫瘍・境界悪性腫瘍である可能性は異なる．
　　　Ⅰ型・Ⅱ型・Ⅲ型では3％以下であり，Ⅳ型は約50％，Ⅴ型は約70％，Ⅵ型は約30％である．

ンを呈するものと充実性パターンを呈するもの，および嚢胞部分と充実部分の混在した混合パターンを呈するものに大きく分類し，嚢胞性パターンの腫瘍については，隔壁の有無や内部エコーの状態などによってさらに分類する一方，混合性パターンの腫瘍では，充実部分の均質性や辺縁・輪郭の性状などについてさらに分類し，全部で6型としたものである．

　このエコーパターン分類におけるⅠ型は漿液性嚢胞腺腫や粘液性嚢胞腺腫など良性の上皮性卵巣腫瘍をイメージしたものであり（図4）．Ⅱ型は卵巣チョコレート嚢胞を（図5），Ⅲ型

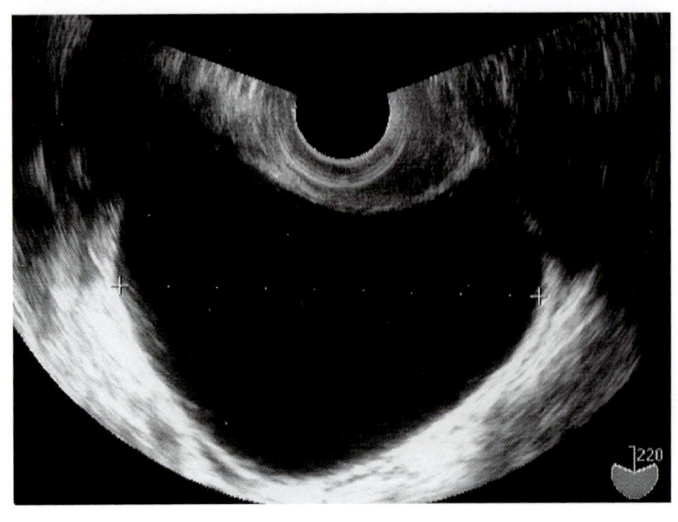

図4 漿液性囊胞腺腫
直径8.5 cm大の単純性囊胞像であり，内容はエコーフリーで，充実性部分も認めない（エコーパターン分類：Ⅰ型）。

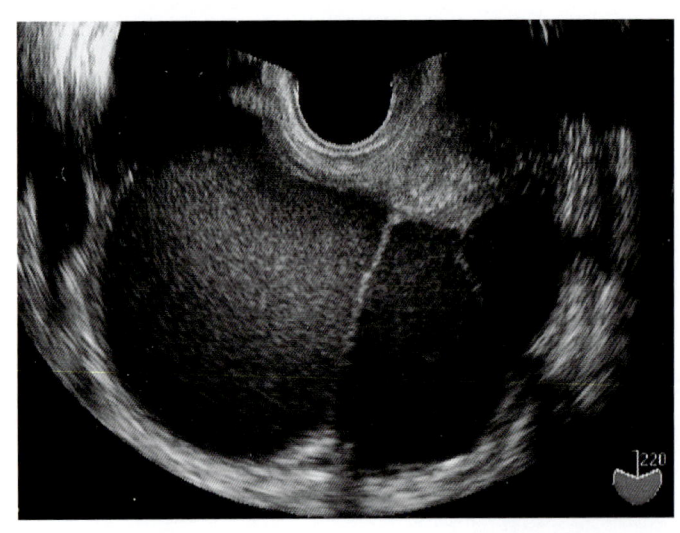

図5 子宮内膜症性囊胞（卵巣チョコレート囊胞）
囊胞の内部エコーはスリガラス状。比較的均一で充実性部分は認めない（エコーパターン分類：Ⅱ型）。

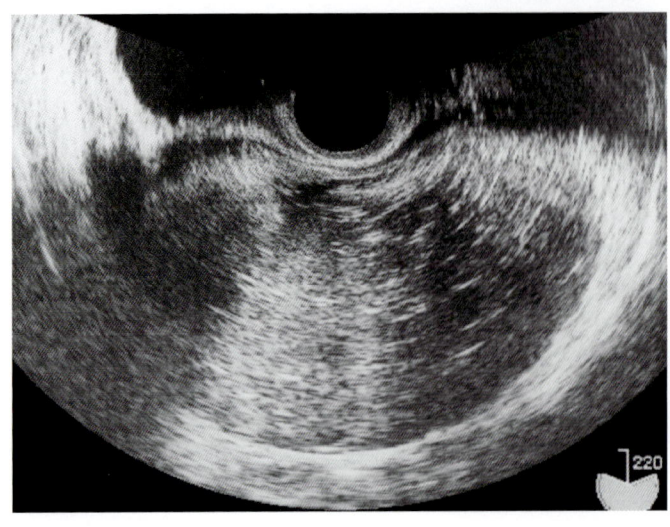

図6 成熟型奇形腫（皮様囊胞腫，デルモイドシスト）
周囲の腸管との境界が不明瞭であり，全体像（正確な大きさ）がとらえにくい。囊胞の内部に認められる高輝度短線状エコーが特徴的である（エコーパターン分類：Ⅲ型）。

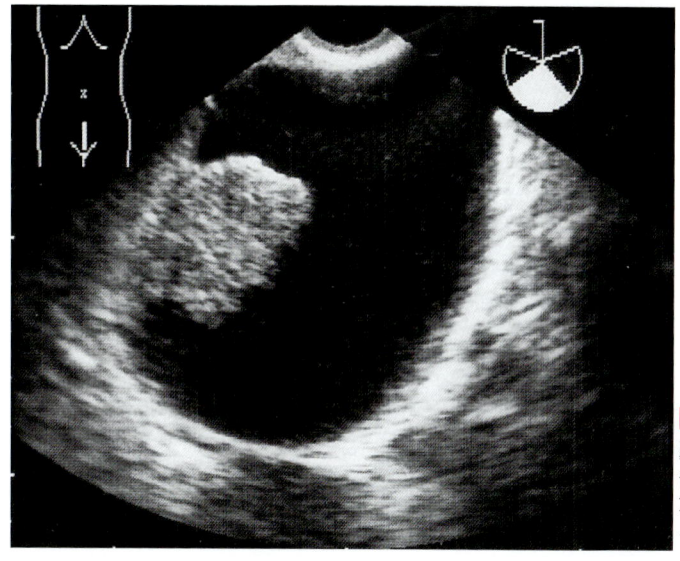

図7 明細胞腺癌
嚢胞性腫瘍の内部に突出する充実性部分を認める。充実性部分の表面は不規則であり，悪性を疑う（エコーパターン分類：Ⅳ型）。

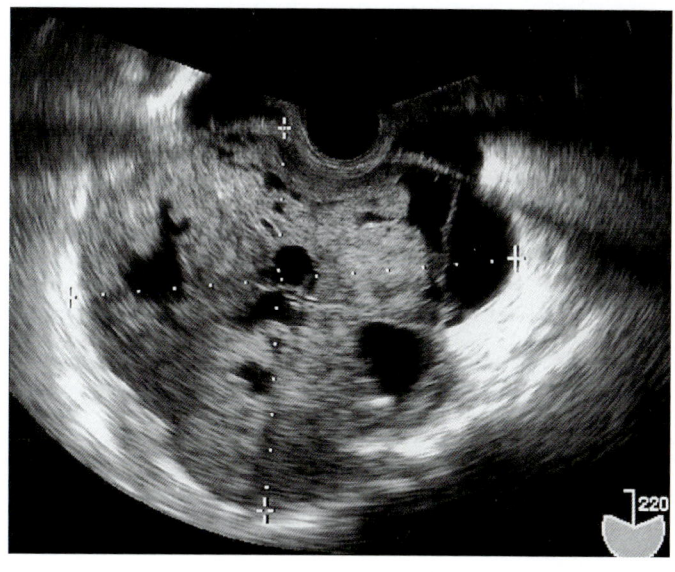

図8 明細胞腺癌
充実性，一部嚢胞性の不整形をした腫瘍であり，悪性を疑わせるパターンである（エコーパターン分類：Ⅴ型）。

は皮様嚢胞腫をイメージしたものとなっている（図6）。一方，卵巣の悪性腫瘍は必ず充実部分を認めることから，Ⅳ型（図7），Ⅴ型（図8）の混合パターンは悪性卵巣腫瘍（上皮性卵巣癌）をイメージしたものとなっている。また，Ⅵ型の充実性パターンでは，線維腫や莢膜細胞腫などの良性腫瘍の場合と，未分化胚細胞腫など悪性腫瘍の場合がある（図9）。

　卵巣腫瘍の画像診断のうち良性・悪性の診断に関しては，このエコーパターン分類によってかなり正確に診断できるようになったということができる。ただし，超音波診断上Ⅳ型に分類される腫瘍のなかには，子宮内膜症性嚢胞内の凝血塊が内壁に付着した場合や子宮内膜症性嚢胞が，妊娠中に脱落膜様の変化を起こした場合など，必ずしも卵巣癌ではないこともある。エコーパターン分類以外での卵巣腫瘍における良性・悪性の診断ということに関して

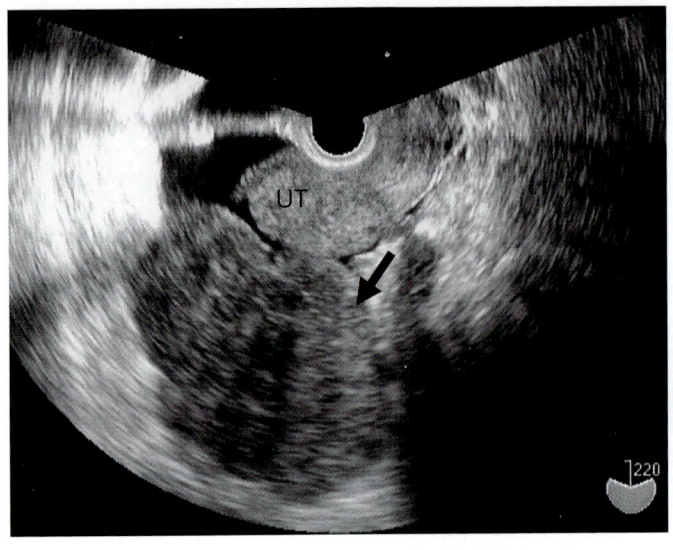

図9 未分化胚細胞腫
子宮(UT)の後方に不整形で充実性の腫瘍を認める(矢印)。
腹水も認める(エコーパターン分類：Ⅵ型)。

いえば，卵巣腫瘍が両側性であって腹水を伴うような場合は悪性である可能性が高い。また，以下に述べるカラードプラ法やパルスドプラ法による血流の評価などが良性・悪性腫瘍の鑑別に有用とされている。

5 血流情報と卵巣癌の診断

1. カラードプラ法による

悪性卵巣腫瘍の診断においては充実性部分の存在以外に，充実性部分における血流の評価が重要である。一般に，卵巣腫瘍に関するX線CTやMRIなどによる画像診断についていえば，造影剤による充実性部分における造影効果の有無が卵巣癌かどうかを鑑別する上で重要な所見となるが，同様のことは超音波診断についてもいえる。つまり，充実性部分における動脈性血流の存在は悪性腫瘍を示唆する重要な所見である[2]（図10a）。

2. 血流index

動脈血流の有無だけでなく，パルスドプラ法による動脈血流存在部位における血流波形解析で，拡張期血流の多い（低インピーダンス），動脈血流の存在が卵巣癌を示唆する重要所見であるとされており，Kurjakらは$RI \leq 0.42$をその基準としている[3]（図10b）。

6 おわりに

婦人科腫瘍に対する超音波診断の基本事項について述べた。近年の，超音波診断装置におけるハードウエアの進歩は目覚ましく，カラードプラ法やパルスドプラ法の機能はもちろんのこと，3次元表示機能が備わった診断装置も普及しつつある。今後は，MRIやX線CTといった他の画像診断法はもとより，超音波診断だけをとっても，これらの機能を駆使した総合的な画像診断法によって精度の高い診断が求められるものと思われる。

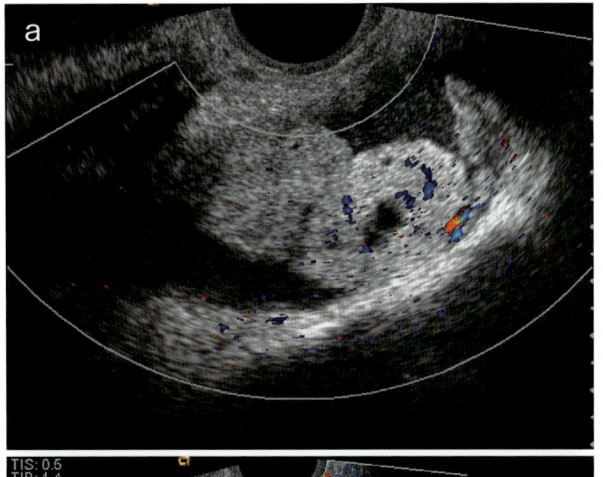

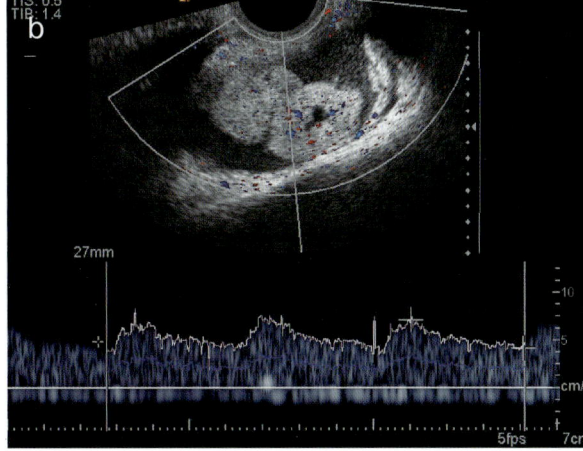

図10 明細胞癌
a：卵巣囊腫内部の充実性部分に動脈血流を認める。
b：パルスドプラ法により低インピーダンス（≦0.42）の動脈血流が認められる。

（順天堂大学浦安病院　吉田幸洋）

文献

1) 日本超音波医学会用語診断基準委員会（委員長：岡井　崇）：卵巣腫瘍のエコーパタン分類の公示について．超音波医学 27：912–914，2000
2) 崔　華，竹内久彌：超音波断層法ならびに超音波カラードプラ法による卵巣悪性腫瘍の診断．J Med Ultrasonics 28：J109–J119，2001
3) Kurjak A, Kupesic S, Sparac V, et al：Three-dimensional ultrasonographic and power Doppler characterization of ovarian lesions． Ultrasound Obstet Gynecol 16：365-371，2000

25 婦人科

婦人科領域以外の下腹部腫瘍

1 はじめに

　下腹部に腫瘤が見つかった場合，婦人科腫瘍として産婦人科に紹介される場合が多いが，その中には婦人科領域以外の腫瘍もある．術中に初めてそれが判明した場合，その場で他科の協力が得られないと試験開腹だけに終わってしまうこともあるため，常に婦人科領域以外の腫瘍の可能性も考えながら検査することが大切である．

2 婦人科腫瘍か否かの鑑別のポイント

　鑑別のポイントを**表**に示す．重要なのは1～3の3つであり，多くの場合はこの3つをチェックすることで婦人科腫瘍か否かを判断できる．しかし，卵巣が萎縮して正常卵巣が確認困難な高齢者や血流に乏しい腫瘍では，4～6も重要である．

1．腫瘍とは別に卵巣が確認できるか？

　腫瘍以外に卵巣が確認できれば，卵巣腫瘍は否定される．

　図1の嚢腫は壁の一部から内部に隆起した充実部分を認め，卵巣癌が疑われる．しかし，この症例では，この嚢腫とは別に両側の正常大の卵巣が確認できたため外科に紹介された．外科での術後診断は腸間膜から発生した粘液性腺癌であった．

2．子宮と連続しているか？

　充実性腫瘍の場合，腫瘍とは別に卵巣が確認できれば，子宮筋腫などの子宮の腫瘍が疑われる．しかし，子宮の腫瘍と判断する前に，子宮との連続性を確認する必要がある．

　子宮自体がそれほど大きくない場合は，経腟プローブで子宮を押して子宮を動かしたときに，子宮と腫瘍がずれるように移動すれば子宮と連続していない，すなわち子宮の腫瘍が否定さ

表　婦人科領域以外の腫瘍の鑑別のポイント

1．腫瘍とは別に卵巣が確認できるか？
2．子宮と連続しているか？
3．血流はどこにつながっているか？
4．直腸の背側に注意
5．偽嚢胞に注意
6．膀胱は確認できるか？

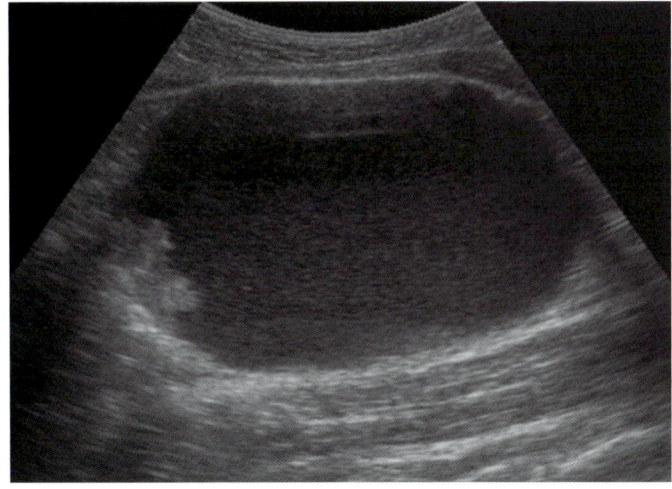

図1 腸間膜から発生した粘液性腺癌（20歳台）
この断層像だけからでは，卵巣癌と診断されてしまう。しかし，この腫瘍とは別に，両側の正常大の卵巣が確認されたため，卵巣癌は否定された。

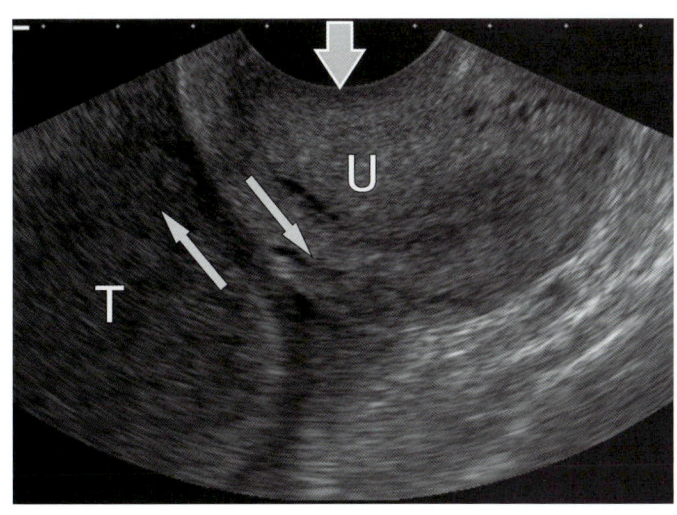

図2 経腟法による子宮との連続性の確認（60歳台）
経腟プローブ先端で子宮（U）を押すように動かす（太矢印方向）と，子宮と充実性腫瘍（T）が反対方向にずれて動く（細矢印）ことにより，腫瘍は子宮の腫瘍ではないと判断された。図6と同じ症例。

れる（図2）。ただし，茎の長い有茎性の子宮筋腫では，子宮本体と筋腫がずれるように移動することがあるため，子宮と腫瘍の間に茎の部分がないかを慎重にチェックする必要がある（図3）。

3. 血流はどこにつながっているか？

　腫瘍とは別に卵巣が確認できず，子宮との連続性も認めない場合，卵巣腫瘍と判断されやすいが，正常大の卵巣が大きな腫瘍や腸管の陰に隠れて見つからないだけの可能性も否定できない。特に高齢者では卵巣そのものが萎縮しているため，正常な卵巣が存在していても確認できないことが少なくない。このような場合，腫瘍の血流がどことつながっているかを確認することが診断上有用な場合がある（図4〜6）。

4. 直腸の背側に注意

　直腸と仙骨の間にある腫瘍は，経腹法でも経腟法でもダグラス窩にある腫瘍のように見え

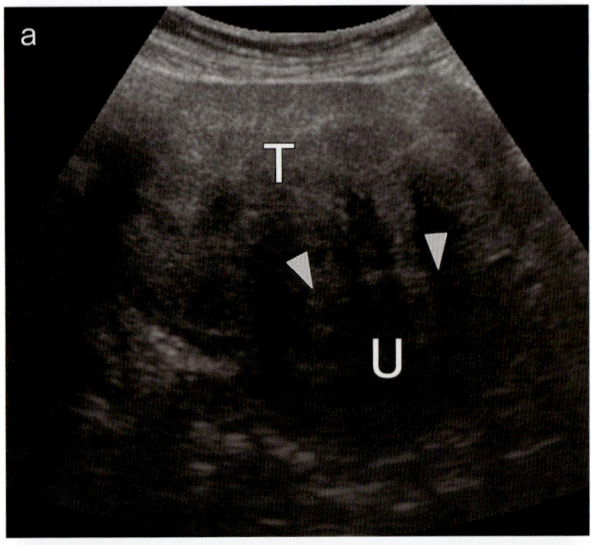

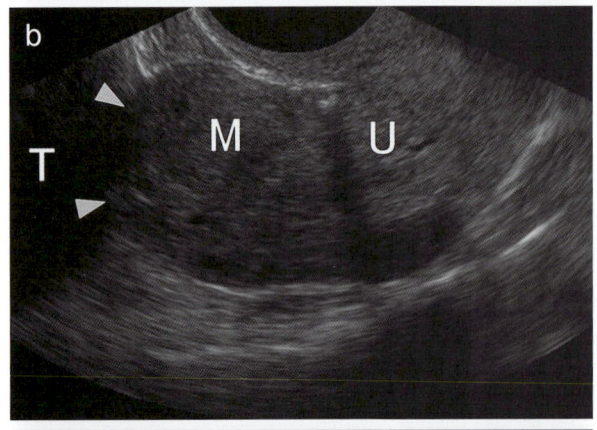

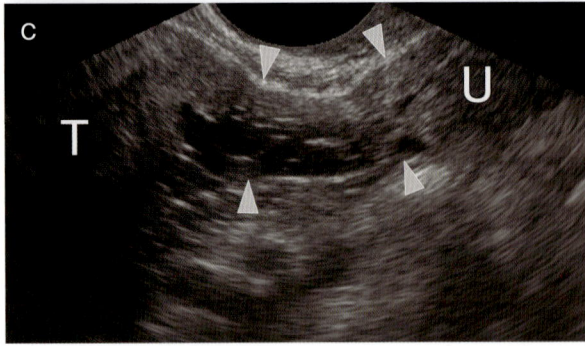

図3 有茎性の子宮筋腫（60歳台）

a：経腹法では，子宮（U）の腹側に充実性の腫瘍（T）を認める。子宮と腫瘍の間には境界（▲）を認める。

b：経腟法で観察する際，経腟プローブで腫瘍部分を押すと，腫瘍が子宮底部側に移動した。子宮内に2～3 cmの子宮筋腫（M）を認め，子宮を経腟プローブで押すと，子宮と腫瘍の境界（▲）部分で子宮と腫瘍は別方向に移動した。

c：さらに腫瘍と子宮の間を分け入るよう経腟プローブ先端を押し込みながら検索すると，子宮と腫瘍を結ぶ長さ2 cm以上の茎（▲）が見つかり，有茎性子宮筋腫と診断した。

る（図7a）。内診をせずに超音波診断だけに頼っていると，このような腫瘍を腹腔内腫瘍と見誤ってしまう危険性が高い。子宮の背側に可動性の悪い腫瘍を認めた場合は，直腸診を行って腫瘍が直腸の腹側か背側かを確認する必要がある。疑わしい場合は，経直腸法による超音波検査（図7b）やMRI検査を行う。

　胎児や新生児の仙尾部奇形腫は有名であるが，まれに成人で発見されることもあり，超音波検査では卵巣の皮様嚢胞腫と間違えられやすい。

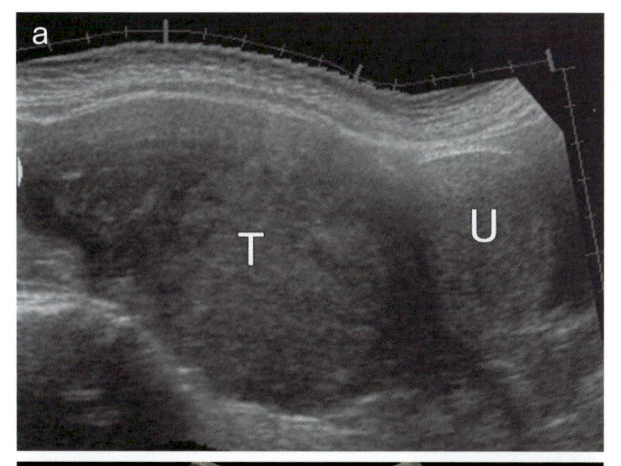

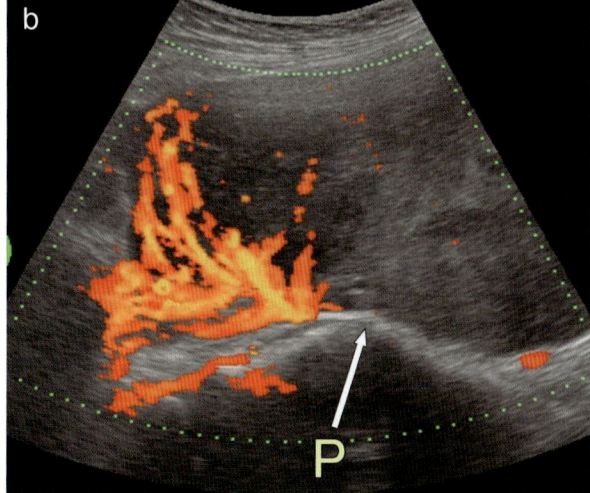

図4 回腸の悪性腫瘍(30歳台)
経腹法による正中矢状断面。
a：腫瘍(T)は，子宮(U)の後壁側の子宮筋腫のように見える。しかし，経腟法で子宮との連続性が否定された。
b：超音波パワードプラ法で血流を観察すると，腫瘍の血流の出入りは仙骨岬角(P)よりも頭側の正中部分に集中しており，消化管腫瘍が疑われ外科に紹介となった。術後診断は，回腸の悪性腫瘍であった。

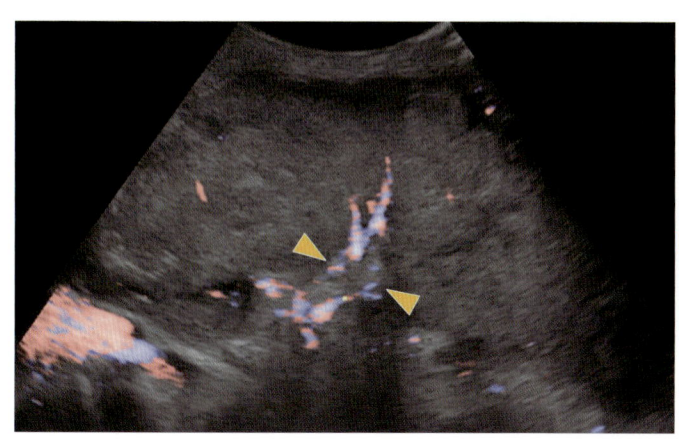

図5 S状結腸癌(50歳台)
経腹法による正中矢状断面。体の正中部分から血流が出入りしており，その部分(▲)を中心に腫瘍が発育しているように見える。消化管腫瘍が疑われ外科に紹介となった。術後診断は，S状結腸癌であった。

25 ● 婦人科領域以外の下腹部腫瘍　237

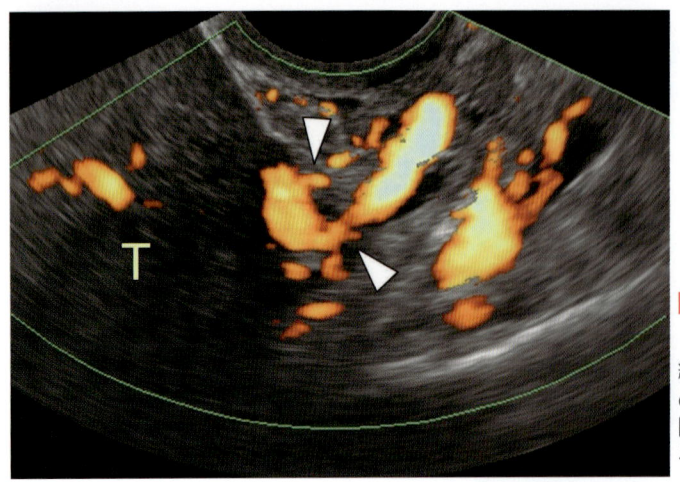

図6 S状結腸から発生したと推察される肉腫(60歳台)
経腟法で腫瘍(T)と腸管の間に血流を認める(▲)。外科に紹介となり，術後診断はS状結腸から発生したと推察される肉腫であった。図2と同じ症例。

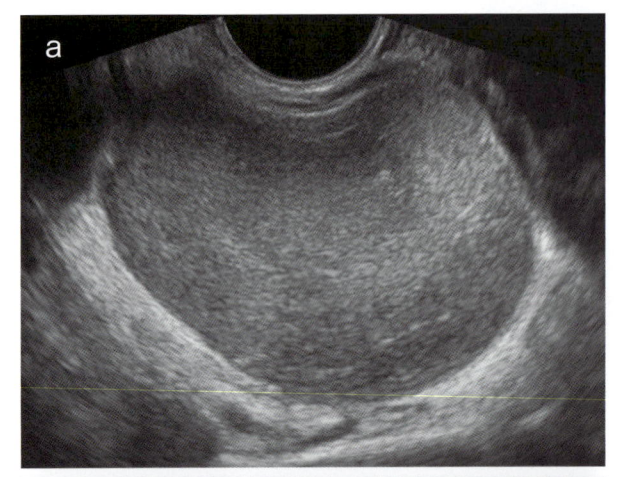

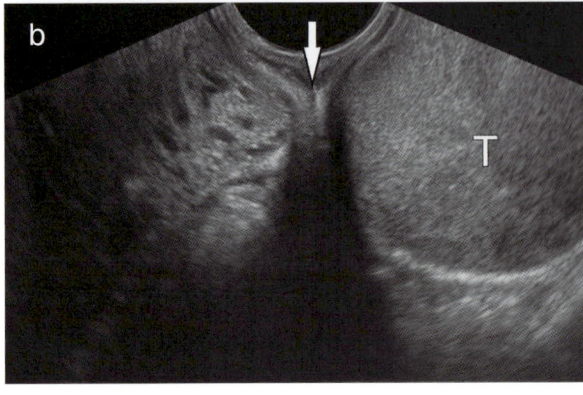

図7 直腸と仙骨の間の腫瘍(20歳台)
a：経腟法では，4〜6 cmの腹腔内の充実性腫瘍のように見える。
b：経腟プローブを直腸内に挿入してゆっくり押し進めていくと，プローブは直腸内腔(矢印)を進んでいき，腫瘍(T)は直腸の背側にあることがわかる。自覚症状がなく手術を希望しなかったため病理で確認できていないが，腫瘍は仙骨前類表皮囊胞と推定される。

5．偽囊胞に注意

　腹部手術や骨盤腹膜炎の既往がある症例では，腸などの癒着により生じた閉じられた空間内に腹水がたまって，偽囊胞ができることがある。単胞性の囊腫に見えることもあるが(**図8**)，膜様の癒着のために多胞性の囊腫に見える場合もある(**図9**)。

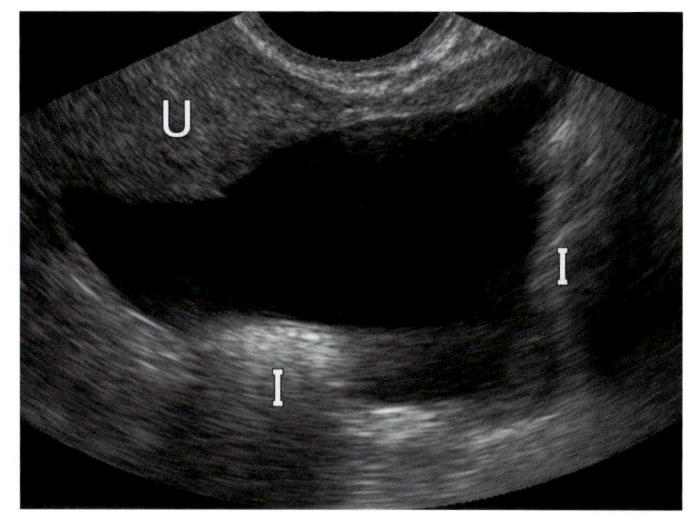

図8 偽嚢胞（30歳台）
開腹手術の既往がある症例。単胞性の嚢腫のように見えるが，嚢腫壁が不明瞭である。また，輪郭が子宮（U）や腸管（I）に沿って不整な形をしている。

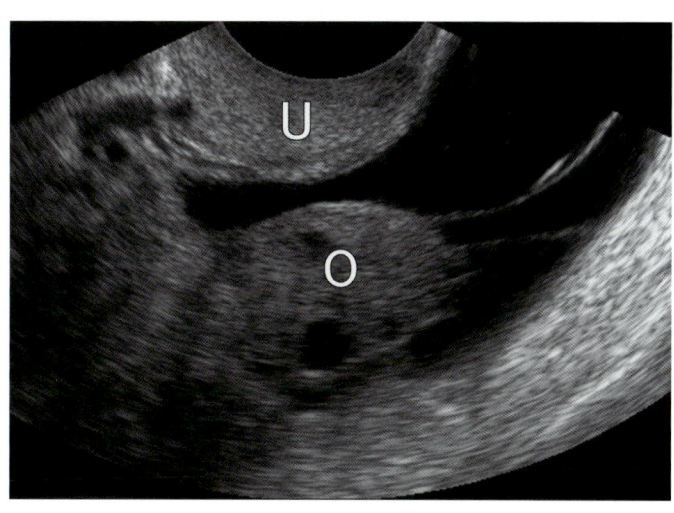

図9 偽嚢胞（30歳台）
開腹手術の既往がある症例。多胞性の嚢腫の中に充実部分（O）があるように見える。しかし，充実部分（O）に見えるのは正常卵巣であり，多胞性に見えるのは膜様の癒着のためである。Uは子宮。

　偽嚢胞は通常の嚢腫と異なり円形や楕円形ではなく，輪郭が子宮，腸管，後腹壁に沿って不整な形をしており，嚢腫壁がはっきり確認できない。偽嚢胞そのものは腹水の貯留であるため内部に充実部分を認めないが，卵巣や卵管周囲の偽嚢胞では，卵巣や卵管が卵巣嚢腫の充実部分のように見えてしまうことがある（図9）。

6．膀胱は確認できるか？

　脳梗塞や精神疾患のある症例では，尿意の欠如や排尿障害のため膀胱内に大量の尿が貯留して，巨大卵巣嚢腫のように見えてしまうことがある。超音波検査直前に本人が排尿したと言っても残尿が大量のために常に嚢腫が存在しているように見える。

　内部に充実部分のない巨大な嚢腫を認めた場合は，必ず嚢腫とは別に膀胱があるかどうかの確認を行う。疑わしい場合は導尿して嚢腫が消失するかどうかを確かめる。

（埼玉医科大学総合医療センター　馬場一憲）

26 婦人科

婦人科領域における3次元超音波の意義

1 はじめに

　婦人科領域では，超音波断層法と超音波ドプラ法で診断が完了することが多い．しかし，3次元超音波では，超音波断層法では得ることができない断面や血流の3次元像を得ることができることなどから，婦人科領域においても有用なケースがある[1,2]．

2 子　宮

1．子宮内腔の形状（子宮の前額断面）

　経腟超音波断層法は子宮内腔の詳細な情報が得られることから診断能力の高い検査法であるが，子宮の前額断面を得ることが難しい．3次元超音波では3次元走査後に任意の断面を表示することが可能であり，子宮の前額断面（図1）を表示することができる．

1）子宮内腔の描出

　子宮の前額断面を描出すると，子宮内膜によって子宮内腔の形状を知ることができる．しかし，子宮の屈曲が強い場合は，1つの断面では内腔の一部が断面から外れて内腔が欠損し

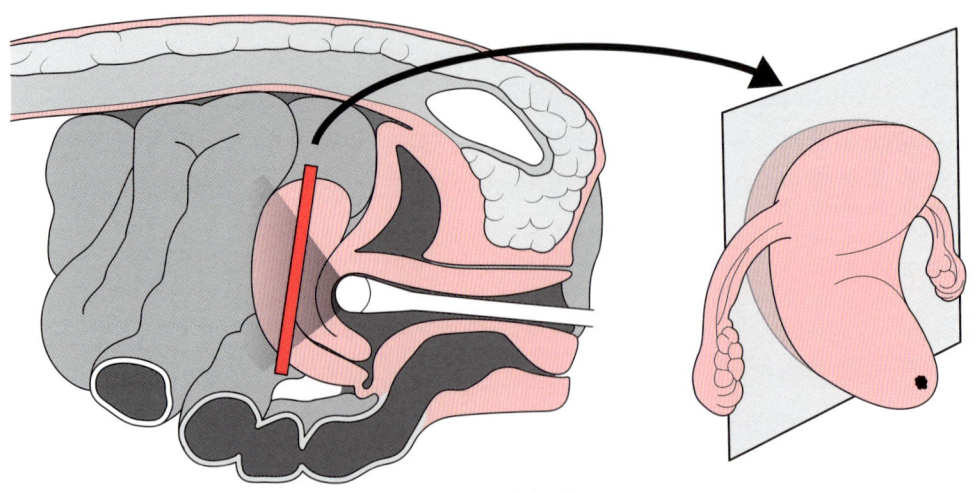

図1　子宮の前額断面
経腟法では，子宮の前額断面はプローブ表面と平行に近い断面となるため，通常の超音波断層法では得ることができない．

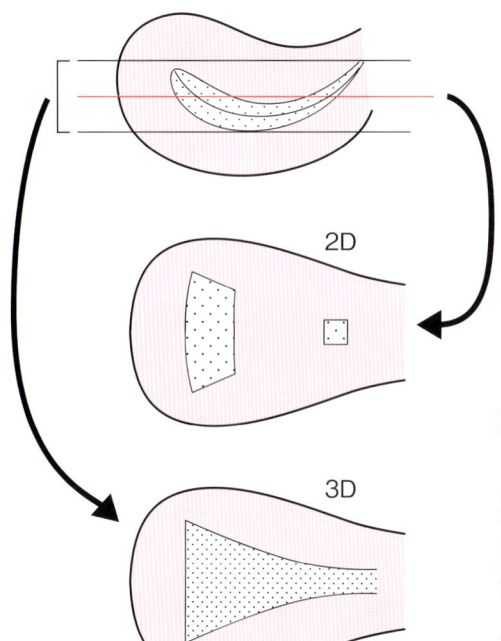

図2　子宮の前額断面と前額断面に相当する3次元像

上の図(子宮縦断面)のように子宮が強く屈曲している場合，1枚の断面で子宮の前額断面を表示すると断面から外れる部分が生じ内腔全体が描出できない(2D)．厚み方向の情報を加えた前額断面に相当する3次元像では，内腔全体が描出されるとともに，子宮内膜と筋層の明暗の差(コントラスト)が大きくなり子宮内腔が明瞭となる(3D)．

た像になってしまったり，子宮内膜と子宮筋層との輝度の差(コントラスト)がつきにくかったりすることがある(図2)．

　このような場合，厚みのある3次元像として子宮内膜を描出するようにすると子宮内膜，すなわち子宮内腔が明瞭に描出できる(図2, 3)．分泌期の子宮内膜は筋層よりも白く描出される(hyperechoic)ため，関心領域(ROI)を子宮内膜に合わせて子宮内膜の表面表示をしたり，子宮内膜の厚み方向で最大の明るさや平均の明るさを表示したり，厚い断面として表示したりすることによって，子宮の前額断面に相当する3次元像を得ることができる(図3)．

2) 子宮の前額断面の有用性

子宮の先天性形態異常：上記のような方法で，子宮の前額断面に相当する3次元像を描出すると，子宮の内腔の形状と外表の形状を同時に知ることができ，子宮の先天性形態異常の診断が容易になる(図4)．

子宮内腔の異常：子宮内腔の部分的な癒着[1]や子宮筋腫による内腔の変形(第23章「子宮腫瘍の超音波診断」参照)の部位や程度の診断に役立つ．

異所性妊娠：妊娠初期に子宮の前額断面に相当する3次元像を描出すると，子宮内腔(子宮内膜)と胎囊の位置関係が把握しやすくなり，間質部妊娠などの異所性妊娠の診断精度が上がる(図5)．

子宮内異物：通常の超音波断層法では子宮内避妊器具の存在はわかっても形状(種類)が区別しにくいが，子宮の前額断面に相当する3次元像では明瞭に描出される(図6)．

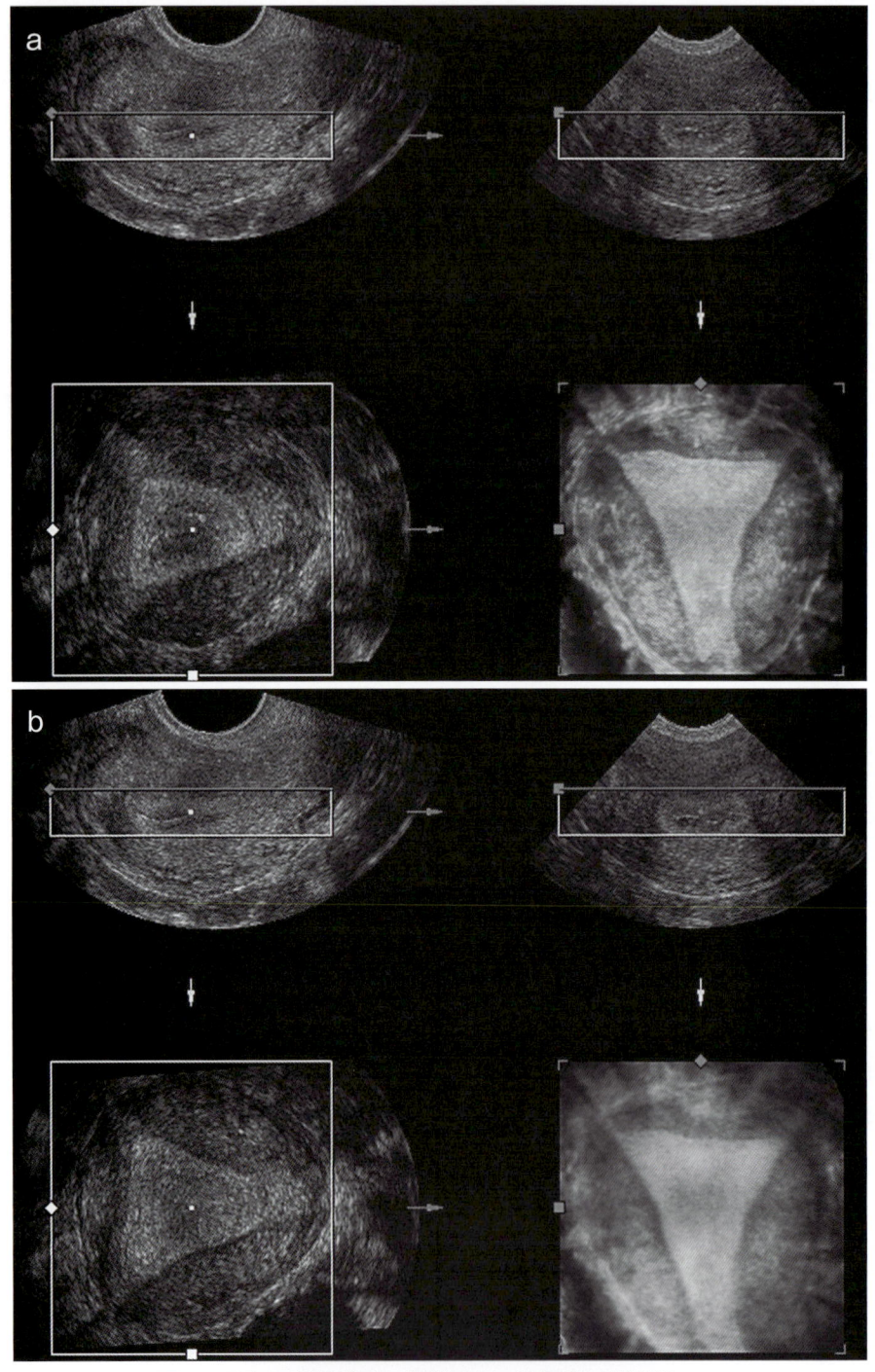

図3　子宮の前額断面に相当する3次元像の描出法－1

a：左上の縦断像と右上の横断像で，ROI（関心領域）を子宮内膜の部分に設定し，胎児の体表を表示する方法と同じように3次元像を構築する（surface mode）と，子宮内膜の表面像が右下のように描出される。

b：子宮内膜部分を囲むようにROIを設定し，上下方向の平均の明るさ（X-ray mode），または最大の明るさ（max mode）で3次元像を構築すると，右下のように子宮の前額断面に相当する3次元像が得られる。

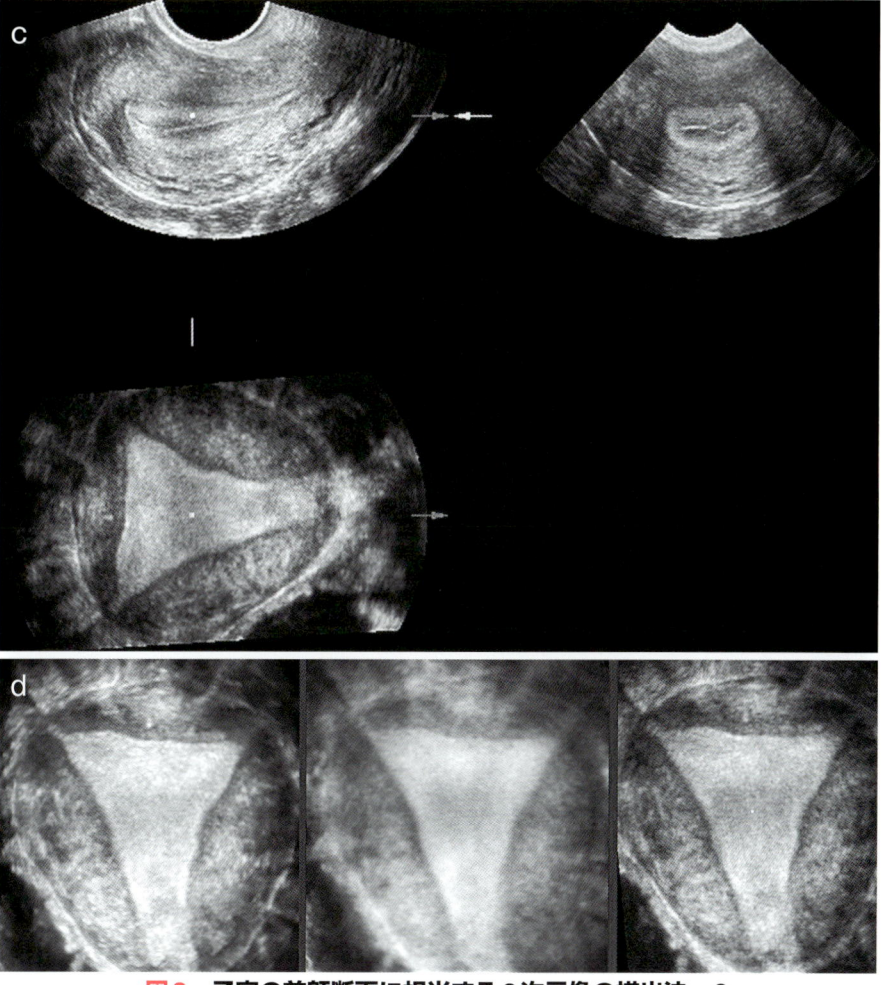

図3　子宮の前額断面に相当する3次元像の描出法−2
c：直交3断面表示であるが，それぞれの断層像は厚み（2 mm）を持った断面であり，左下が子宮の前額断面に相当する。
d：比較のため，左から，a，b，cのそれぞれの方法によって得られた子宮の前額断面に相当する3次元像を並べたもの。いずれの方法でも，子宮内腔および子宮外表の輪郭が描出されている。

胚移植：体外受精した胚を子宮内に移植するとき，子宮内に挿入したカテーテルを経腹的にとらえることができ，子宮内腔でのカテーテル先端部位，すなわち移植部位を確認することができる[3]。妊娠が成立した症例では，約80%が移植した部位に着床するというデータもある[4]。

2. 子宮腫瘍

子宮内腔に生理食塩水を注入するsonohysterographyを応用すると，子宮内腔に突出した子宮筋腫や子宮内膜ポリープなどを3次元的に評価することが容易になる（**図7**）。

超音波ドプラ法で血流をとらえると，血流の3次元像から腫瘍への血流分布の様子を知ることができる（**図8**）。

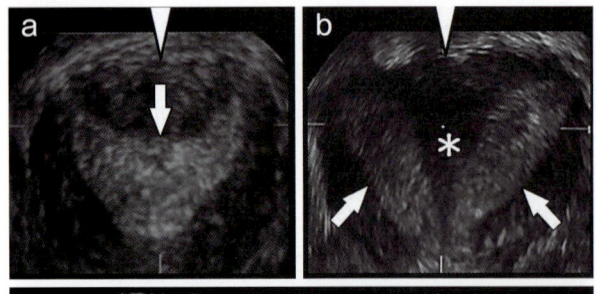

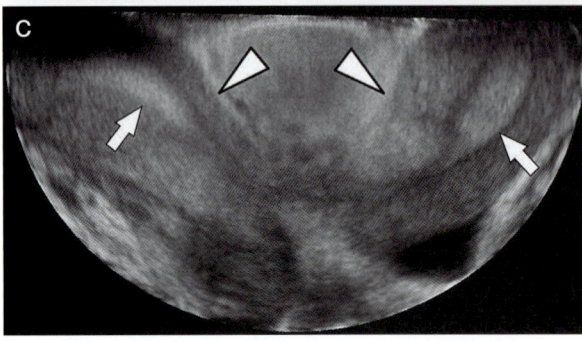

図4 子宮の先天性形態異常
いずれも子宮の前額断面に相当する3次元像。a：弓状子宮。子宮底部の外表(三角)は正常だが，内腔(矢印)が底部で凹んでいる。b：中隔子宮。子宮底部の外表(三角)は凹んでいないが，内腔(矢印)が中隔(＊)によって左右に分かれている。c：双角子宮。内腔(矢印)が左右に分かれているだけでなく，子宮の外表(三角)も完全に左右に分かれている。

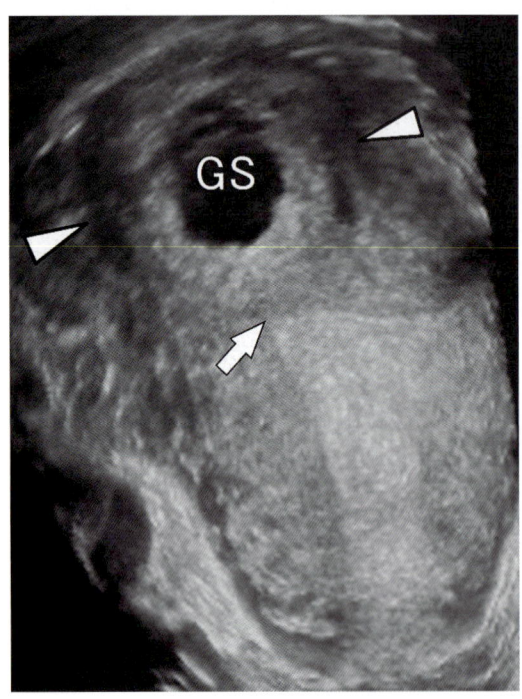

図5 間質部妊娠
子宮の前額断面に相当する3次元像で観察すると，子宮内膜の卵管角部(矢印)の外側に胎嚢(GS)があり，その部分の外表(三角)が外側に大きく膨隆していることがわかる。

　3次元超音波では，腫瘍の輪郭を診断装置に入力すれば(図9)，その輪郭で囲まれた部分の体積が自動計算される機能がある。この機能を用いれば，例えば子宮筋腫の薬物療法における治療効果(大きさの変化)を超音波断層法で判断するよりも正確に診断することができる。

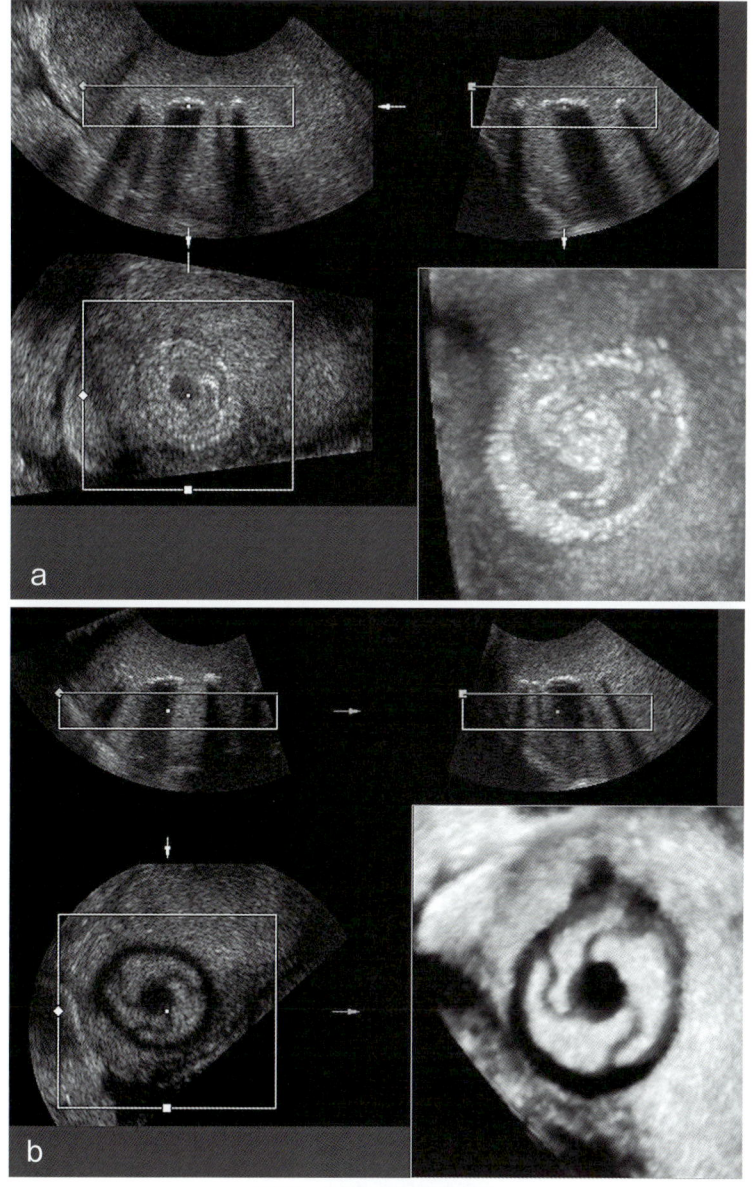

図6 子宮内避妊器具

a：子宮縦断像（左上）と横断像（右上）で子宮内避妊器具（IUD）を取り囲むようにROIを設定し，一番明るい部分だけで子宮の前額断面に相当する3次元像を作る（max mode）と，IUDの形状が明瞭に描出される（右下の3次元像は拡大して元の表示画像に合成したもの）。この症例では，IUDが長期間挿入されたままだったため，一部破損している。

b：ROIをIUDの下にある音響陰影部分に設定して，平均値（X-ray mode）や最小値（min mode）で3次元像を構築しても，IUDの形状を明瞭に描出することができる（右下の3次元像は拡大して元の表示画像に合成したもの）。

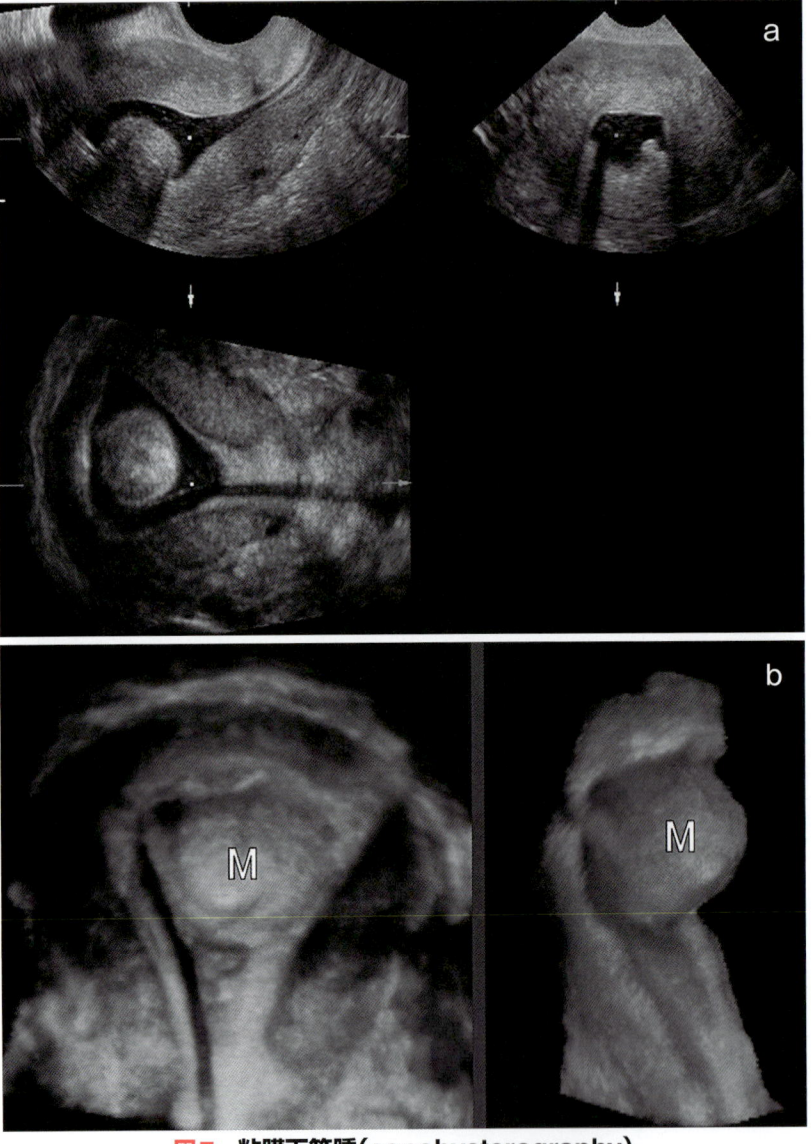

図7 粘膜下筋腫(sonohysterography)
a：直交3断面で各断面を平行移動しながら観察すると，粘膜下筋腫の子宮内腔での位置や部位を明確に把握できる。左上は子宮縦断面，右上は横断面，左下は前額断面。
b：子宮後壁から発生した粘膜下筋腫の3次元像。左は，子宮前壁を切除して観察した粘膜下筋腫(M)。右は，さらに子宮側壁も切除して斜め横から観察した子宮筋腫(M)。

3 卵巣・卵管・その他の腫瘍

　卵巣腫瘍の悪性・良性の診断は，超音波断層法および超音波ドプラ法で行われることが多く，現状では3次元超音波の必要性は低いと考えられている。しかし，3次元超音波には下記のような応用がある。

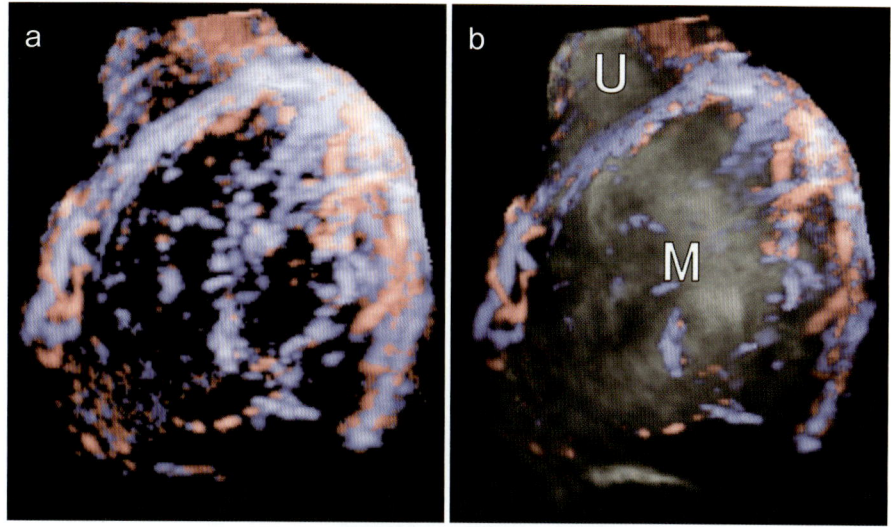

図8 子宮筋腫と血流の3次元像
a：血流だけの3次元像。
b：子宮(U)と筋腫(M)の3次元像と組み合わせて表示した3次元像。

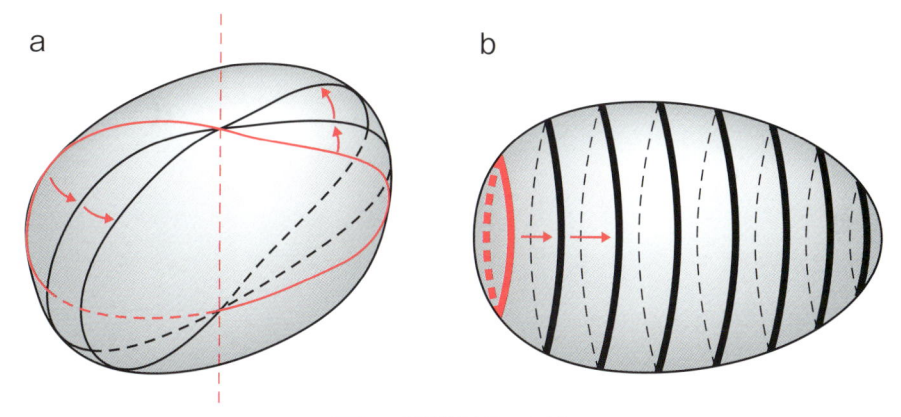

図9 体積計測の方法
計測したい腫瘍や嚢腫の輪郭を診断装置に入力する必要があるが，これには2つの方法が実用化されている。
a：断面を少しずつ回転させて輪郭を入力する方法（図10参照）。
b：平行な断面で輪郭を入力する方法。

1. 腫瘍の体積計測

卵巣腫瘍や卵巣嚢腫の体積計測（図10）から，大きさの経時的変化を正確にとらえることができる。

2. 卵管水腫の診断

3次元像により，卵管水腫の嚢胞部分の連続性が明瞭に表示され，卵巣嚢腫と卵管水腫の区別がつきやすくなる（図11）。

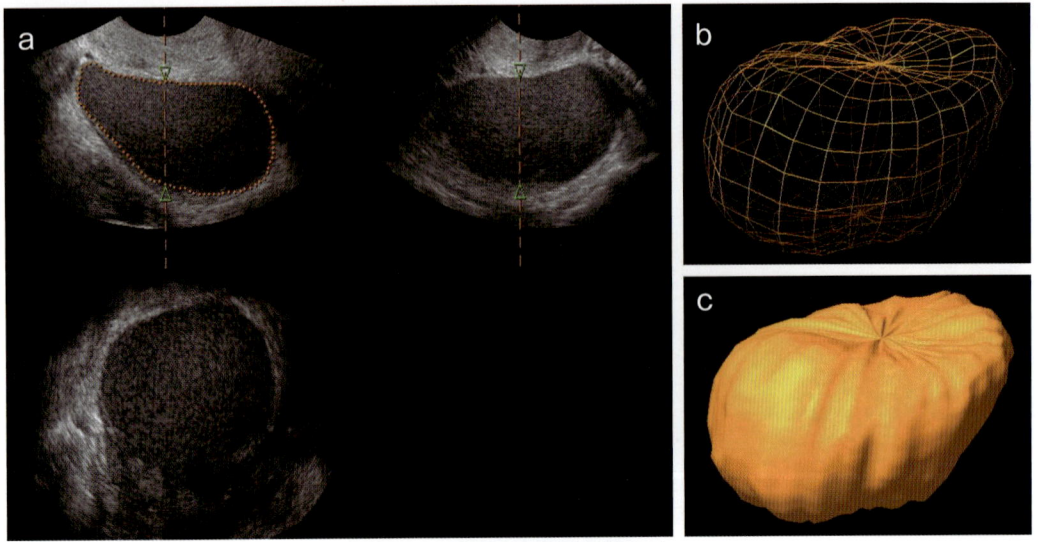

図10　卵巣嚢腫の体積計測

aの直交3断面の1つ（この例では左上の断面）で，卵巣嚢腫の輪郭をなぞって診断装置に入力する。断層像を少しずつ回転させながら輪郭の入力を繰り返していくと（図9a参照），bのように卵巣嚢腫の3次元的な輪郭が得られ，それに面を張り付けるとcのような卵巣嚢腫の3次元像が得られる。この面に囲まれた部分の体積として嚢腫の体積が自動計算される。

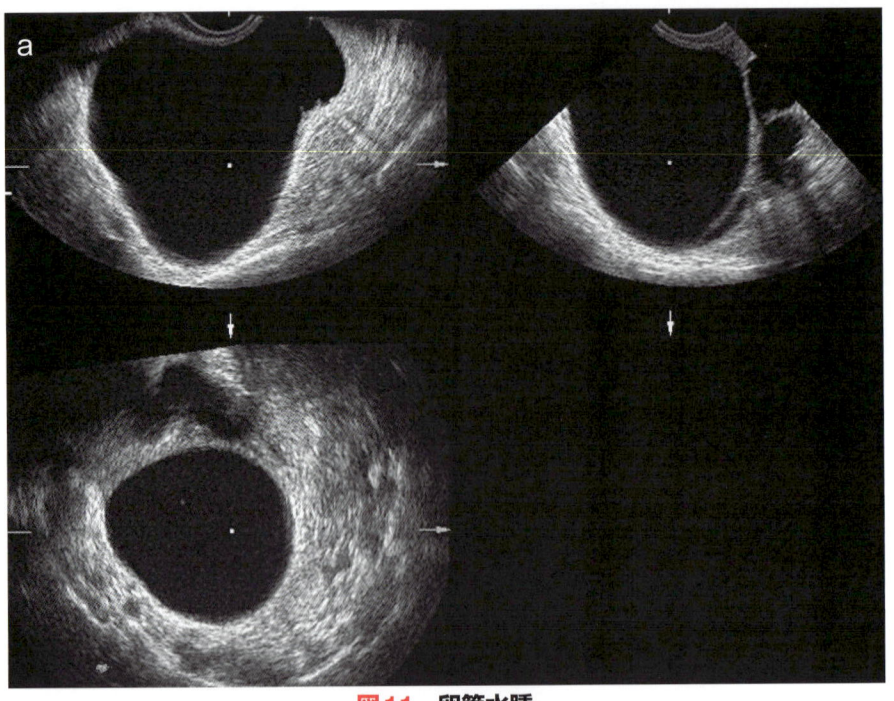

図11　卵管水腫

a：直交3断面で見ると，漿液性卵巣嚢腫のようにみえる。

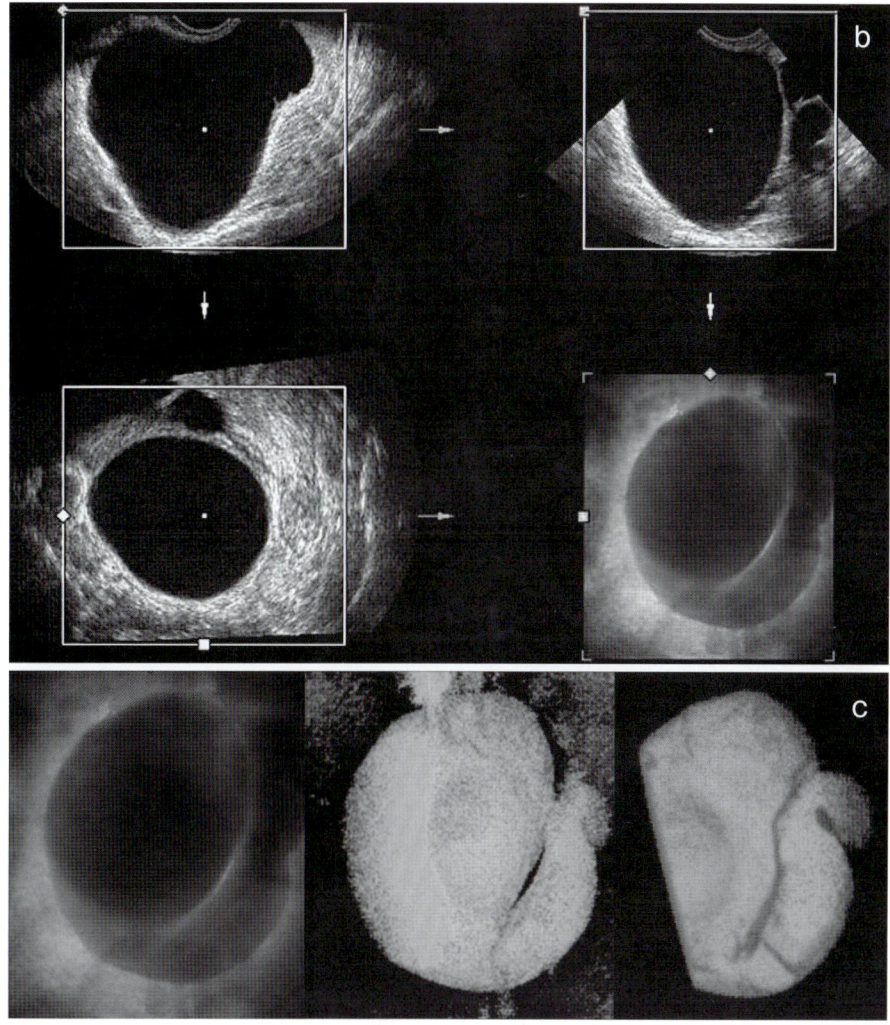

図11 つづき

b：嚢胞部分全体をROIで囲み，平均値（X-ray mode）や最小値（min mode）で3次元像（右下）を構築すると，大きな嚢胞部分の下側から右上方につながる構造物が見えてくる。

c：左はbの右下の3次元像，中央は白黒を反転して嚢胞部分を表面表示（inversion mode）したもの。右はさらに周囲の不要部分を削除して少し回転させた像で，拡張した卵管の走行が明瞭に描出されている。左側が直線的に切れているように見えるのは，卵管水腫が大きすぎて3次元走査範囲から一部外れてしまっていたため。

3. 黄体の数の確認

　黄体は多くの血管に取り囲まれているが，血流の3次元像では，その様子が一層明瞭になる（**図12**）。逆に血流の3次元像から黄体の存在や数を正確に知ることができる。

4. 腫瘍の発生部位の診断

　血流の3次元像から腫瘍がどこから血流を受けているかを知ることができ，卵巣腫瘍と婦人科以外の腫瘍の鑑別に役立つことがある（**図13**）。

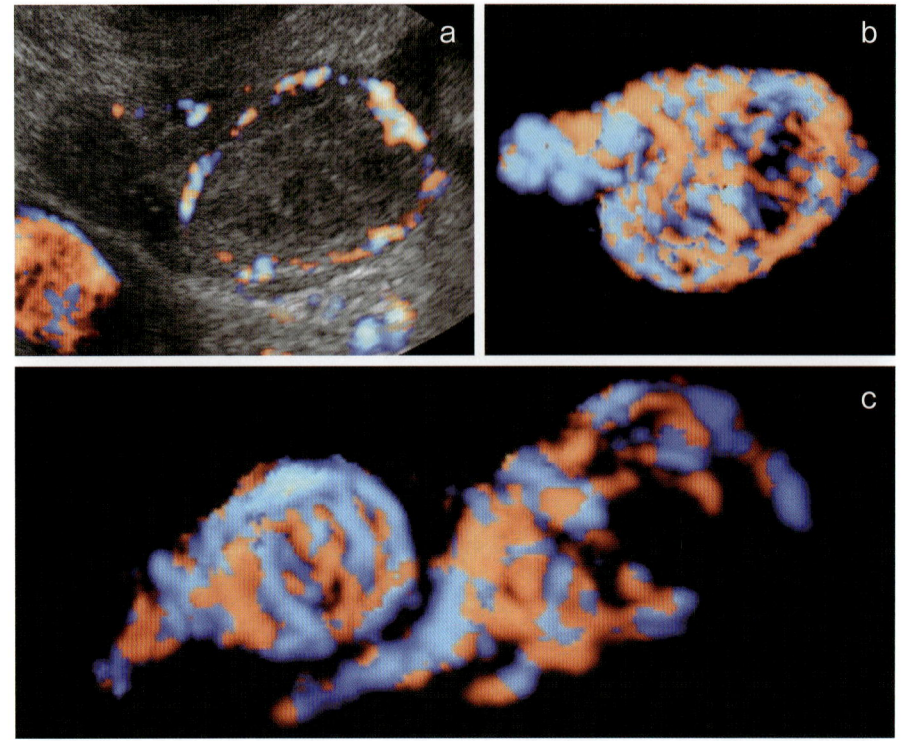

図12 黄体を取り囲む血流
a：黄体を取り囲む血流の断層像。
b：同じ黄体周囲の血流の3次元像。
c：排卵誘発剤使用後の片方の卵巣内の血流の3次元像で，黄体が2つあることがわかる。

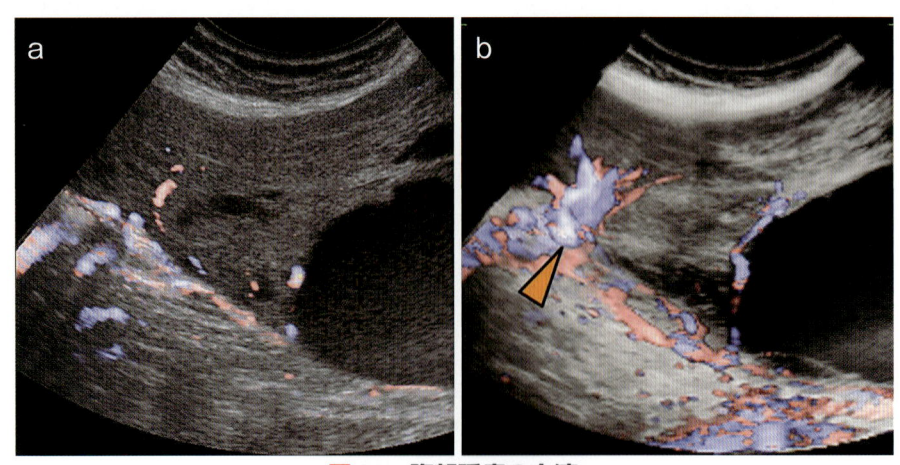

図13 腹部腫瘍の血流
腹部全体を占める大きな腫瘍の矢状断面。aは断層像で，腫瘍内部の一部に血流が写っているだけであり血流がどこからきているかはわからない。bの3次元像では，腫瘍への血流の流入・流出部（▲）が腹部中央の背側であることが明瞭となる。腸間膜から発生したと考えられる血管腫であった。

4 おわりに

　婦人科領域では胎児体表の3次元像のような派手さは少なく，3次元超音波に対する注目度も産科領域ほど高くはない．しかし，3次元超音波には数多くの機能があり，超音波断層法では得られない重要な情報も得ることができるため，何に使うか，どう使うか，どの表示法が最適であるかを考えながら使いこなしていくことで，精度の高い診断を行うことができるようになる．

（埼玉医科大学総合医療センター　馬場一憲）

文献

1) 馬場一憲，井尾裕子：産婦人科3次元超音波，メジカルビュー社，東京，2000
2) Baba K : Application of 3D ultrasound in gynecology. Donald School J Ultrasound Obstet Gynecol 1 : 80–88, 2007
3) Baba K, Ishihara O, Hayashi N, et al : Three-dimensional ultrasound in embryo transfer. Ultrasound Obstet Gynecol 16 : 372–373, 2000
4) Baba K, Ishihara O, Hayashi N, et al : Where does the embryo implant after embryo transfer in humans? Fertil Steril 73 : 123–125, 2000

27 婦人科救急疾患における超音波診断

1 はじめに

　婦人科領域の救急疾患は，**表1**に示すように妊娠に直接関係したものと関係しないものに大別される。なお，前置胎盤や常位胎盤早期剥離などの産科領域の救急疾患については，第15章「羊水・臍帯・胎盤の超音波診断」に記載されている。

2 妊娠に関係した救急疾患診断のポイント

　妊娠初期に診断すべき異常妊娠（卵管妊娠，間質部妊娠，頸管妊娠，流産，胞状奇胎）については，第4章「妊娠初期に超音波でチェックすべきこと」に詳しく述べられているので，ここでは，主として正しい診断に至るためのコツに重点をおいて概説する。

表1　婦人科領域の主な救急疾患

妊娠に直接関係したもの		・子宮外妊娠
		・流産（切迫流産を含む）
		・胞状奇胎
妊娠に直接関係しないもの	腹痛が主症状	・月経困難症
		・卵巣腫瘍茎捻転
		・卵巣腫瘍破裂
		・出血性黄体嚢胞（黄体血腫）
		・卵巣出血
		・筋腫分娩（分娩経過中）
		・子宮筋腫の変性
		・子宮留血腫
	性器出血が主症状	・機能性子宮出血
		・筋腫分娩（分娩後）
		・悪性子宮腫瘍
		・外傷（腟・外陰）
	強い炎症所見	・付属器炎
		・骨盤腹膜炎
		・子宮内感染
	その他	・腟内異物

1. 妊娠反応陽性にもかかわらず子宮内に胎嚢が見えない場合は子宮外妊娠を疑う

　子宮外妊娠は，診断が遅れると破裂によって生命にかかわるほどの大量出血（**図1**）を起こす危険性があるため，妊娠とわかった場合は，まず子宮外妊娠でないことを確認することが重要である。

　最近の妊娠判定試薬（感度25 mIU/mL）は，妊娠4週0日頃には陽性に出る。経腟法で子宮内に胎嚢が見え始めるのは妊娠4週中頃であるため，正常な妊娠であっても，妊娠反応が陽性にもかかわらず胎嚢が見えないという時期が数日間存在することになる。

　妊娠のごく初期のために胎嚢が見えないのか，子宮外妊娠で子宮内に胎嚢が見えないのかを区別するためには，尿中（可能なら血中）hCGの定量を行う。妊娠のごく初期であれば低値であるが，尿中hCGが1,000 mIU/mL以上あるにもかかわらず胎嚢が見えない場合は子宮外妊娠が疑われる（出血が多ければ，すでに流産してしまっている可能性もある）。特に，尿中hCGが3,000 mIU/mL以上あるにもかかわらず胎嚢が見えない場合は，子宮外妊娠が強く疑われる

2. 子宮内腔の胎嚢・胎児心拍動確認時の注意点

　妊娠初期の子宮内腔を観察する場合は，排尿後に経腟プローブを押しつけてチェックする。**図2**に示すように，膀胱に尿がたまった状態では前傾前屈子宮の体部は腟から離れてしまい，経腟法では明瞭な画像が得られにくい。そのため，子宮内腔の小さな胎嚢が見逃されて子宮外妊娠が疑われてしまったり，胎児や胎児心拍動が確認できずに流産と間違われてしまったりする危険性がある。

　排尿後に，経腟プローブ先端を子宮体部にできるだけ近づけるよう腟円蓋に押しつけながら観察すると，子宮体部内が明瞭に観察できるようになり，子宮内腔の小さな胎嚢，胎児，

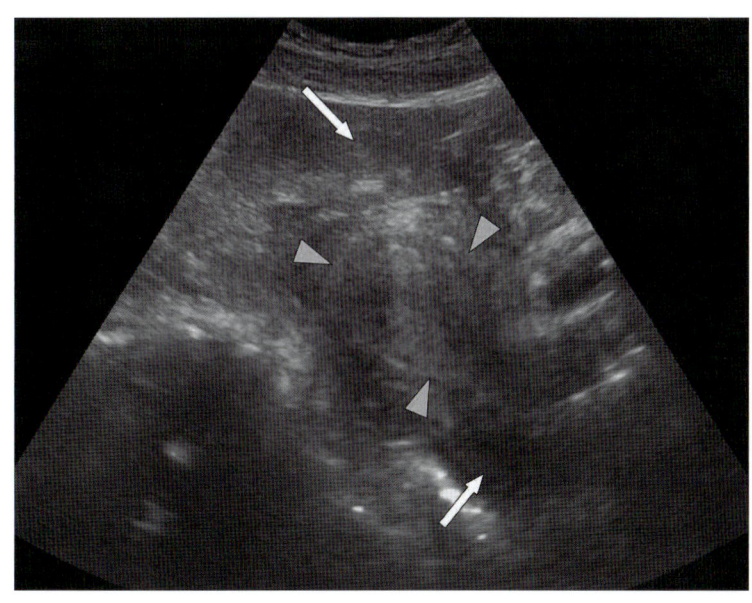

図1　卵管妊娠破裂による腹腔内大量出血
経腹法による下腹部縦断像。子宮（▲）の周囲に大量の血液（矢印）が貯留しているが，一部は凝血している。ショック状態で救急搬送されてきた症例である。

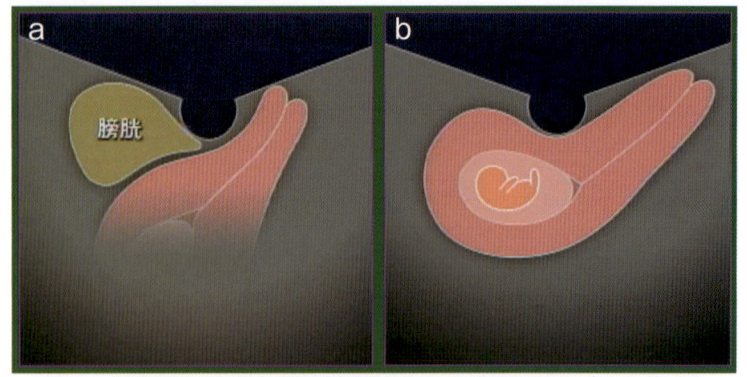

図2　経腟法で子宮内腔を観察するコツ（参考DVD[1]）より改変）
aのように膀胱に尿がたまった状態では，子宮体部が経腟超音波プローブ先端から離れた位置になるため，子宮体部内が明瞭に描出されない。
bのように，膀胱が空の状態で，プローブ先端を子宮体部に近づけるように腟円蓋に押し付けると，子宮体部内の小さな胎嚢や小さな胎児が明瞭に観察できる。

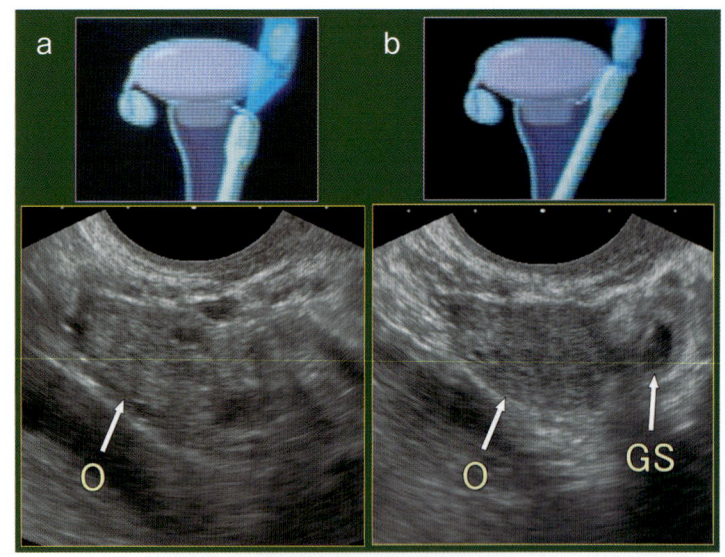

図3　経腟法で卵管内の胎嚢を見つけるコツ（参考ビデオ[2]）より改変）
aのようにプローブの押し込み方が足りないと，卵巣しか確認できない。
bのように，腟円蓋を押し込むようにプローブ先端を卵巣に近づけると，卵巣（O）の脇に胎嚢（GS）を含む卵管が見えてくる。

胎児心拍動も確認しやすくなる。

3．卵管妊娠は経腟プローブを十分卵巣に近づけてチェックする

　子宮外妊娠を疑った場合は，頻度の高い卵管妊娠を疑って卵巣の近くに胎嚢がないかをチェックする。その際，経腟プローブの先端を腟円蓋に押し込むようにして十分卵巣に近づけないと卵管内の胎嚢を見逃しやすい。**図3b**のようにプローブ先端で卵巣を押すようにすると，腸管の間から胎嚢を内包した卵管が見えてくることがある。**図4**は，卵管妊娠症例の卵管の縦断面と横断面を示す。

254　婦人科

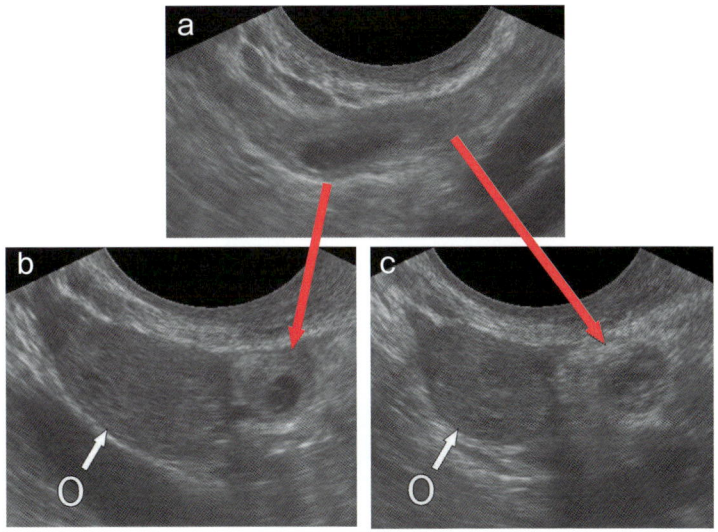

図4　経腟法での卵管妊娠の見え方
卵管妊娠では，b，cのように卵巣（○）の脇に腫大した卵管を認めることが多い。aは卵管の縦断像で，卵管内で細長く引き伸ばされた胎嚢（卵黄嚢を含む）が確認できる。bでは，胎嚢と卵黄嚢が確認できる。

4．子宮内の異所性妊娠（間質部・頸管・瘢痕部）に注意

子宮内に胎嚢を認めても，子宮内膜内にない場合は，間質部妊娠や頸管妊娠を疑う必要がある（第4章「妊娠初期に超音波でチェックすべきこと」参照）。最近では，帝王切開術の頻度が高くなったため，帝王切開創部（瘢痕部）妊娠（図5，6）も増えてきている。

頸管妊娠や帝王切開創部妊娠は，不用意に流産手術を行うと術中大量出血を起こす危険性が高い。

3　妊娠に関係しない救急疾患診断のポイント

妊娠に関係しない救急疾患には，超音波検査だけでは診断が困難なものも少なくない。ここでは，重要な疾患や間違えやすい疾患を中心に概説する。

1．卵巣腫瘍の茎捻転

下腹部痛があり，その痛みの部位に圧痛を伴う卵巣腫瘍がある場合は卵巣腫瘍の茎捻転が疑われる。しかし，すべての種類の卵巣腫瘍で茎捻転の可能性があり，超音波検査では卵巣腫瘍の存在は診断できても，それが茎捻転を起こしているか否かを診断することは難しい。

超音波ドプラ法で卵巣内の血流を観察すると，茎捻転が非常に強く血流が完全に途絶えている場合は卵巣内血流を認めないが，茎捻転の多くで動脈性の血流を認めるため，卵巣内に血流を認めても茎捻転を否定できない。茎の部分の動脈と静脈のらせん状の走行は茎捻転を強く疑う所見であるが，このような血管走行を確認できる場合は少なく，診断は超音波検査だけでなく臨床所見や理学的所見などから総合的に行う。

鑑別診断で重要なものに，卵巣腫瘍の破裂と出血性黄体嚢胞（黄体血腫）がある。

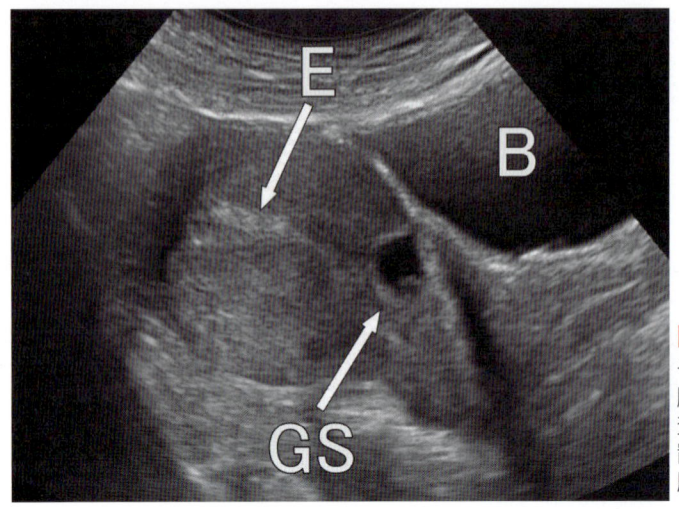

図5　帝王切開創部妊娠（経腹法）
子宮縦断像。妊娠初期の経腹法では，膀胱(B)に尿が十分たまった状態で検査を行う。子宮内膜(E)よりも下の位置で，帝王切開創部に一致した場所に胎嚢(GS)を認める。

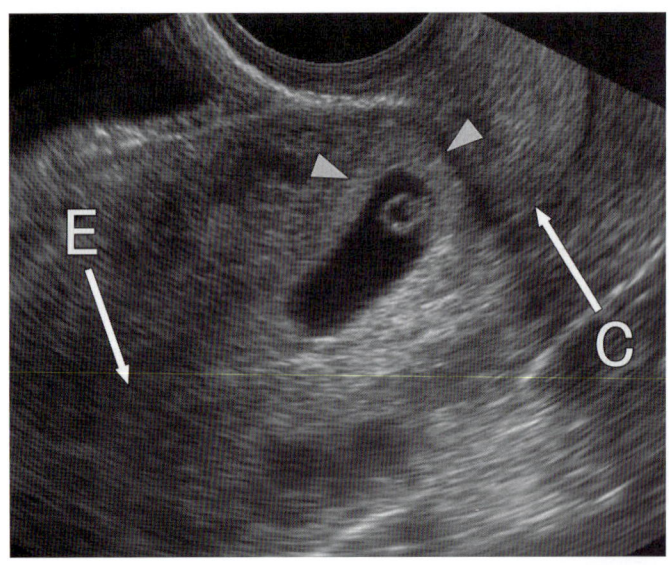

図6　帝王切開創部妊娠（経腟法）
子宮縦断像。頸管(C)と内膜(E)の間で，胎嚢を囲む絨毛(▲)が子宮筋層内（帝王切開創部）にくさび状に入り込んでいる。

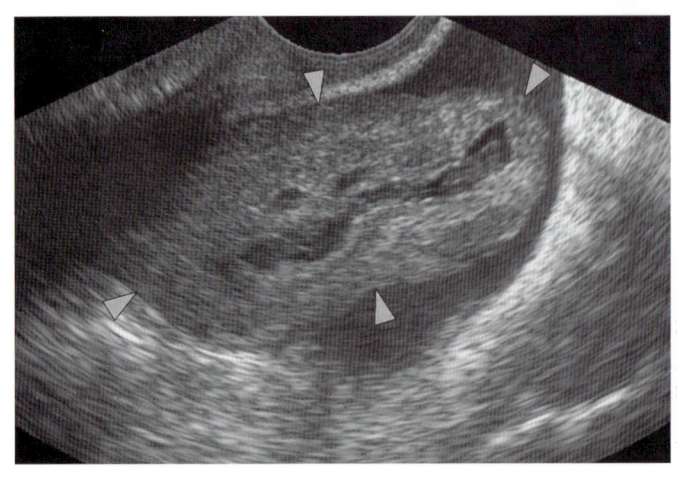

図7　卵巣腫瘍の破裂（経腟法）
破裂した卵巣癌(▲)の周囲に内容液が貯留しており，卵巣腫瘍はしなびた風船のように内部にわずかな液体貯留像を認める。性交中に突然発症した下腹部痛のため来院した。

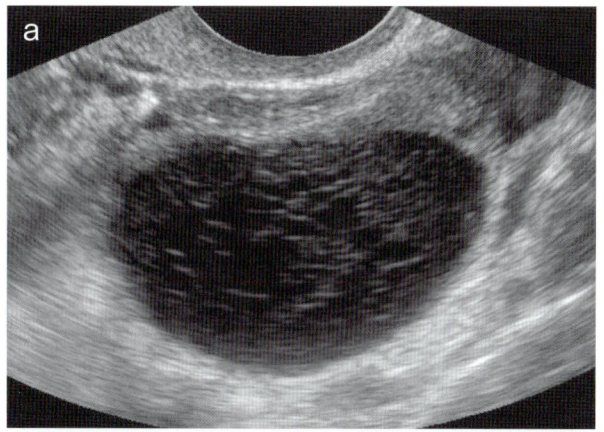

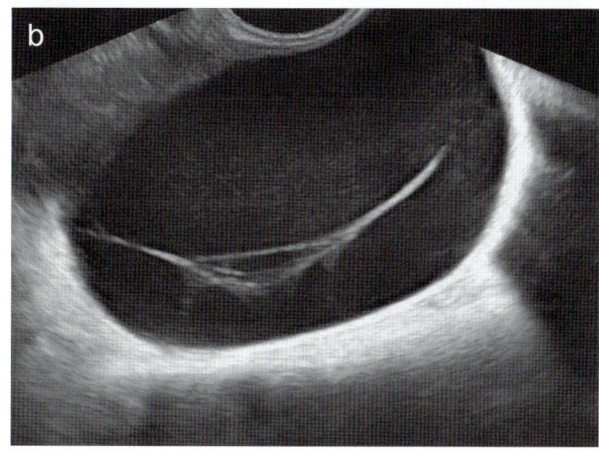

図8　出血性黄体嚢胞（黄体血腫）
経腟法では内部に弱い反射像を認めるが，見え方は時期（血液の性状）によってさまざまである．aはレース状に，bは隔壁状に見えるがいずれも出血性黄体嚢胞であり，嚢胞は数週間で消失する．

2．卵巣腫瘍の破裂

　卵巣腫瘍が破裂すると痛みを生じる（図7）．痛みの程度や持続時間は破裂した卵巣腫瘍によって大きく異なる．ルテイン嚢胞や漿液性卵巣嚢腫のように内容液が水のような液体の場合，痛みは弱く30分～2時間で治まってしまうことが多い．

　子宮内膜症性卵巣嚢胞や皮様嚢胞腫では表面に小さな穴が開いて，内容物が腹腔内に少し流出しただけでも強く持続する痛みを生じることが多い．このような場合，流出した内容液が少ないために腹腔内の液体貯留は少なく嚢腫もしっかりした形を保っている（図7のようにしぼんだようには見えない）ことが多く，超音波像だけからは術前に茎捻転と鑑別することが困難なことも少なくない．

3．出血性黄体嚢胞（黄体血腫）

　圧痛を伴う卵巣嚢腫を認めた場合，茎捻転や破裂を疑って手術を決定する前に出血性黄体嚢胞（第24章「卵巣腫瘍の超音波診断」参照）の可能性を考慮する必要がある．

　出血性黄体嚢胞は排卵後にできる黄体内に出血してできる嚢胞で，一般的には4～5cm，時には8cm程度まで大きくなることもある．嚢胞内の血液の性状が変化するに従い，内部の弱い反射像が日々変化していくため，観察する時期によって多彩な内部像を示す（図

8)．痛みを伴わずに健診などで偶然見つかることも多いが，下腹部痛を伴い卵巣嚢腫の茎捻転と間違われることもある（図9）．真の卵巣嚢腫と異なり，症状が強くない場合は経過観察していくうちに数週間で自然消失する．

4. 卵巣出血

　黄体はやわらかく血流に富むため，出血性黄体嚢胞のように内部に出血するだけでなく，卵巣外，すなわち腹腔内に出血する場合もある．腹腔内に出血すると，突然激しい下腹部痛を訴えることが多い．

　経腟法では腹腔内に液体貯留（血液貯留）を認め，痛みのある側の卵巣に黄体が確認される．

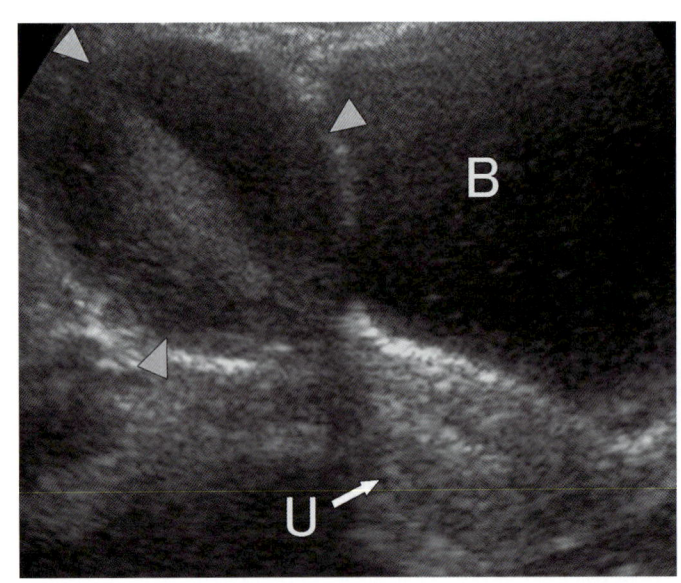

図9　出血性黄体嚢胞（黄体血腫）
12歳の女児の経腹法による超音波像．下腹部痛を訴えて最初に受診した病院では，5〜6 cmの皮様嚢胞腫の茎捻転と診断され手術を勧められた．子宮（U）内の内膜は筋層より白く（hyperechoic），分泌期であることがわかる．嚢腫（▲）内の反射像は皮様嚢胞腫にしては弱く，出血性黄体嚢胞と考えられたために経過観察したところ，1週間後に月経がはじまり，2週間後の再検査で嚢腫は消失していた．Bは膀胱．

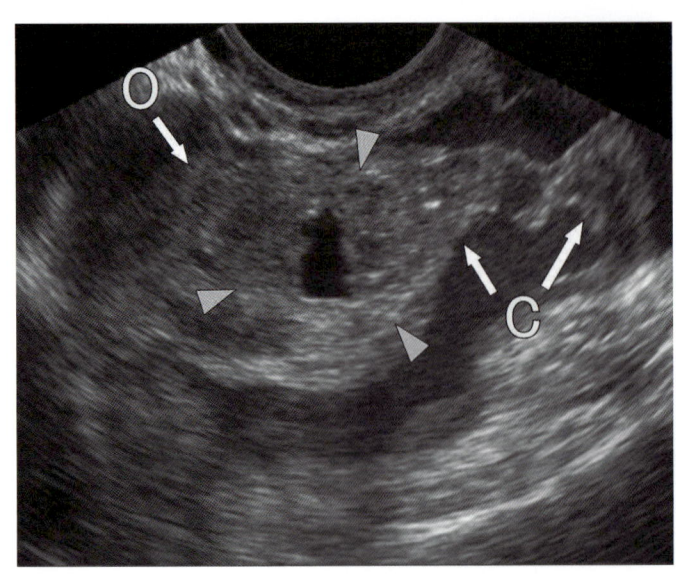

図10　卵巣出血（経腟法）
下腹部に液体（血液）貯留を認め，内部に揺れ動く凝血塊（C）を認める．凝血塊は卵巣（O）の黄体部分（▲）に付着しており，黄体からの出血が推定される．突然発症した下腹部痛のために来院した．

その黄体部分に付着するように凝血塊を認める場合は出血部位が黄体と推定できる（図10）。卵巣出血は，**表2**のような特徴がある。貧血が極端に進まなければ手術を要することは少ないが，時には止血のための手術が必要になることもある。

5. 筋腫分娩

筋腫分娩は，筋腫が頸管を開きながら下りてくるときに痛みを訴え，頸管を通過してしまうと痛みが治まり出血だけが持続することが多い。腟鏡診で診断がつく場合も多いが，発生部位の確認に超音波ドプラ法を併用した超音波検査が有用である（図11）。

表2　卵巣出血の特徴

・生殖年齢全体で起こりうる
・突然の下腹部痛で発症することが多い
・嘔気，嘔吐を伴うこともある（腹膜刺激症状）
・ショックになることもある
・血液検査（WBC，CRP）では，炎症所見に乏しい
・発症時期は，黄体期（排卵後数日以降）
・安静のみで自然治癒の症例も多い

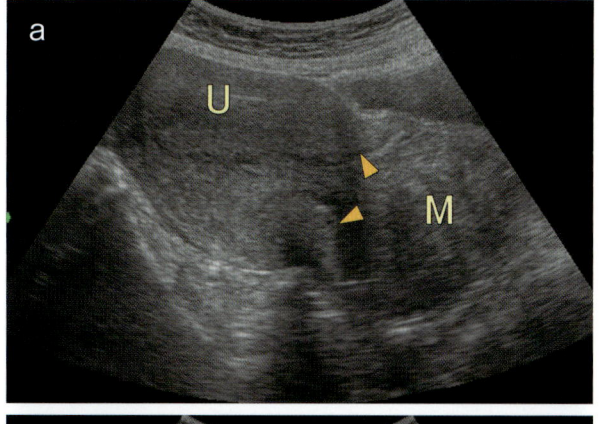

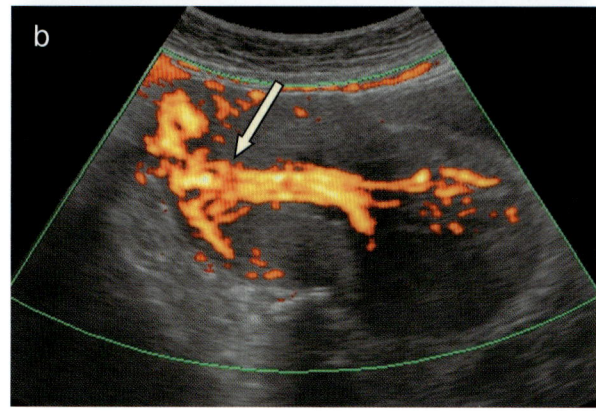

図11　筋腫分娩（経腹法）
aでは，拡張した頸管（▲）から筋腫核（M）が脱出しているのがわかる。筋腫の茎は子宮（U）体部の深い部分に続いているように見える。
パワードプラ法を用いると，bのように筋腫の発生部位は，内腔の一番奥（矢印）ということが明瞭になる。

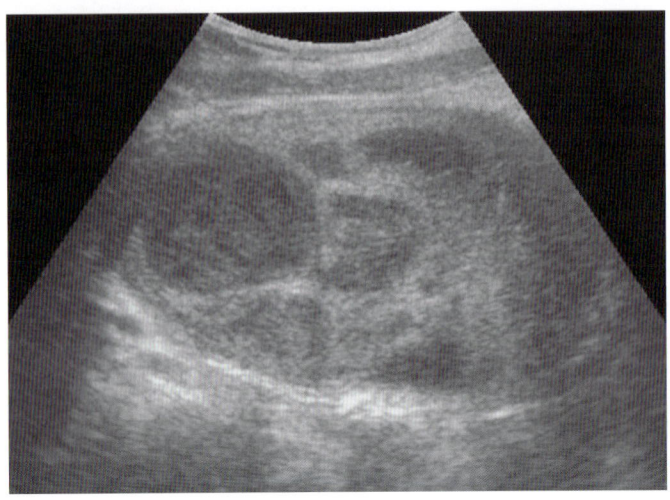

図12 卵巣膿瘍（経腹法）
多房性の囊腫で，各囊胞の内部の反射像は子宮内膜症性卵巣囊胞と同じように見える。臨床所見，血液検査所見は，強い炎症があることを示していた。

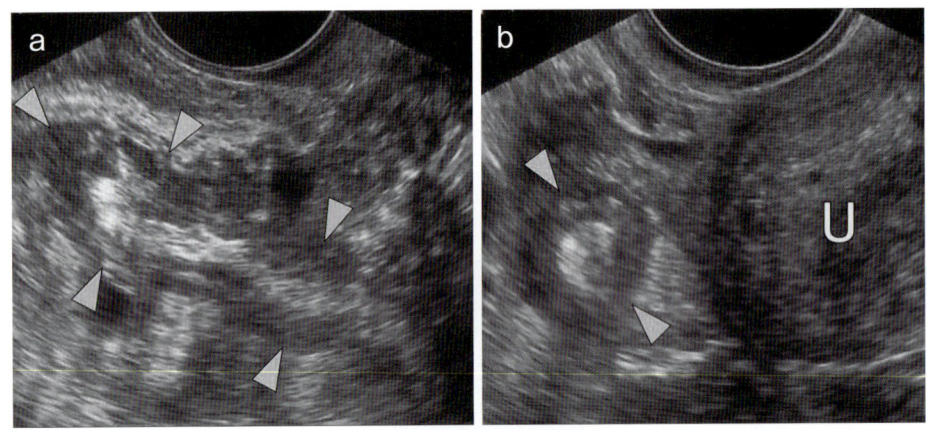

図13 虫垂炎（経腟法）
a：白く描出された内腔を取り囲む壁が異常に肥厚した虫垂（▲）の縦断像で，左上が末端である。
b：子宮（U）右側にある同じ虫垂（▲）の横断像である。

6. 付属器炎

　付属器炎の診断は，臨床所見，血液検査所見などを総合して診断する。卵巣内に膿が貯留した卵巣膿瘍（子宮内膜症性卵巣囊胞が感染を起こすケースが多い）は，超音波像だけでは子宮内膜症性卵巣囊胞か膿瘍なのかの判別は困難である（図12）。痛みの場所が右下腹部であれば虫垂炎を鑑別しなければならないが，虫垂炎では右の付属器領域に腫大した虫垂を認める場合もある（図13）。

4　婦人科救急疾患診断のポイント

　超音波検査，特に経腟超音波は婦人科救急疾患の診断に必要不可欠な検査法である。しかし，上述のようにすべての婦人科救急疾患が超音波検査だけで診断できるのではない。超音

波検査だけに固執するのではなく，臨床経過，臨床所見，血液などの検体検査をはじめ，必要に応じて造影を含めたCTやMRI検査によって総合的に診断する。

（埼玉医科大学総合医療センター　馬場一憲）

● 文　献 ●

1)　馬場一憲：(DVD) 経腟プローブの基本操作と臨床応用，協和企画，東京，2004
2)　馬場一憲，木下勝之：(ビデオ) 正しい超音波診断のために─経腟プローブ篇─，メジカルビュー社，東京，1990

index

あ
アーチファクト ... 16,31
悪性卵巣腫瘍 ... 231
鞍上部くも膜嚢胞 ... 98

い
異形性多嚢腎 ... 131
異骨症 ... 138
異所性妊娠 ... 41,241
痛みの評価 ... 199
一絨毛膜一羊膜双胎 ... 183
一絨毛膜二羊膜双胎 ... 183

う
渦巻き状消化管像 ... 127
右側大動脈弓 ... 121

え
エイリアシング ... 175
腋下リンパ管腫 ... 108
エコーパターン分類 ... 228
エプスタイン病 ... 116
エリプス法 ... 82

お
横隔膜ヘルニア ... 123,164
黄体 ... 249
黄体化非破裂卵胞 ... 212
黄体血腫 ... 227
折り返し現象 ... 175
音響陰影 ... 16

か
回腸閉鎖 ... 126
カウンセリング ... 71
下顎低形成 ... 103
拡張期血流 ... 177
顎裂診断 ... 163
過少捻転 ... 144
画像表示法 ... 198
滑脳症 ... 96
可動性の評価 ... 199
過捻転 ... 144

下部尿路閉鎖 ... 131
カラードプラ法 ... 19
加齢 ... 202
ガレン大静脈瘤 ... 98
関心領域 ... 31
完全大血管転位症 ... 119
顔面異常 ... 163

き
キアリⅡ型奇形 ... 92
偽嚢胞 ... 238
胸腔―羊水腔シャント術 ... 191
供血児 ... 184
巨大児 ... 87
巨大嚢胞性胎便性腹膜炎 ... 127
筋腫分娩 ... 259

く
空腸閉鎖 ... 126
偶発合併症 ... 46
グレーティングローブ ... 18
クロール漏出性下痢症 ... 126

け
頸管長計測 ... 153,158
頸管の計測部位 ... 156
経腟走査法 ... 197
経腟法 ... 15
経直腸走査法 ... 197
経腹走査法 ... 197
経腹法 ... 15
頸部嚢胞性ヒグローマ ... 105
頸部ヒグローマ ... 54
稽留流産 ... 45
ゲイン ... 13
血液型不適合妊娠 ... 193
月経黄体 ... 227
血流 ... 19
血流 index ... 232
血流計測 ... 174
血流速度計算法 ... 174
血流波形 ... 23
血流評価 ... 23

こ

後頸部浮腫	59
合指症	170
口唇（口蓋）裂	104,163
後頭蓋窩異常	91
告知	59
骨系統疾患	138
骨軟骨異形成症	138
骨描出法	162
混合型内膜像	207
コントラスト	11

さ

最高血流速度	25
臍帯下垂	146
臍帯巻絡	145
臍帯静脈のゆらぎ波形	179
臍帯動脈血流	177
臍帯捻転度	144
臍帯付着部	46,144
臍帯ヘルニア	53,55,128
最大羊水深度	143
臍帯卵膜付着	145
サイドローブ	18
左心低形成症候群	118
サンプリング幅	175

し

閾値	31
子宮	200
子宮外妊娠	253
子宮奇形	209,221
子宮筋腫	208,217
子宮腔内病変	209
子宮腫瘍	217
子宮腺筋症	209,219
子宮体癌	223
子宮体癌スクリーニング	223
子宮動脈血流波形	181
子宮内異物	241
子宮内膜蠕動運動	207
子宮内膜像	207
子宮内膜増殖症	210
子宮内膜ポリープ	210,220
子宮粘膜下筋腫	210
子宮の前額断面	240
四腔断面	114,117
四肢異常	169
児頭大横径	81
十二指腸閉鎖	126
周波数	15
受血児	184
受精	49
出血性黄体嚢胞	255
腫瘍の鑑別	234
腫瘍の体積計測	247
常位胎盤早期剝離	152
漿液性嚢胞腺腫	229
消化管閉鎖	125
小腸軸捻転	127
小腸閉鎖	126
焦点	13
小頭症	164
小脳虫部低形成	93
上皮性卵巣癌	231
漿膜下筋腫	218
食道閉鎖	126
シルビウス裂	96
心拡大	116
神経管閉鎖不全	90
神経遊走	96

す

水腎症	130,165
推定児体重	81
水頭症	55,94

せ

正常胎児像	48
脊髄髄膜瘤	90,171
脊椎側彎	172
センターライン	116
前置胎盤	149
先天性心疾患	111
先天性（肺）嚢胞性腺腫様奇形	123,164
先天性白内障	163
前腕拇指異常	170

そ

造影超音波検査	201

総心横径 116
双胎間輸血症候群 184

た

胎芽 49
胎児鏡下レーザー手術 190
胎児胸腔内占拠病変 123
胎児胸水 122,191
胎児計測法 81
胎児頸部異常 103
胎児心スクリーニング 111
胎児心臓 111
胎児診断 162
胎児水腫 105
胎児スクリーニング法 74
胎児体重推定式 81
胎児胎盤循環不全 177
胎児体表の3次元像 31
胎児中枢神経系異常 88
胎児治療 189
胎児の顔の異常 101
胎児発育遅延 82
胎児発育評価 81
胎児腹部嚢胞性疾患 137
胎児輸血 193
胎児卵巣嚢腫 133
大腿骨長 81
胎嚢 41
大脳間裂嚢胞 96
大脳・脳梁形成異常 91
胎便性腹膜炎 126
ダウン症 59
ダグラス窩 201
多指症 169
多重反射 16
多胎妊娠 45,182
多断面診断法 162
多嚢胞腎 131
多嚢胞性卵巣症候群 212,228
ダブルバスケットカテーテル 191
タモキシフェン 223
単一臍帯動脈 146
ダンディーウォーカー奇形 92
単鼻孔 104

ち

着床 49
中心静脈系の負荷上昇 178
中大脳動脈血流速度 178
中頭蓋窩くも膜嚢胞 96
超音波検査士 205
超音波子宮卵管造影 214
超音波専門医制度 204
超音波造影剤 201
超音波断層法の原理 10
超音波ドプラ血流計測 174
超音波ドプラ法 19
直交3断面表示 27

て

帝王切開創部（瘢痕部）妊娠 255

と

頭蓋骨異常 93
頭蓋骨早期癒合症 163
頭殿長計測 46
透明帯 59

な

内臓逆位・錯位 115
内反足 171
軟骨形成不全症 138

に

二絨毛膜二羊膜双胎 183
尿道閉鎖 54
任意断面 27
妊娠週数 45
妊娠初期の胎児異常 52
妊娠中期のソフトマーカー 66
妊婦健診 52

ね

粘膜下筋腫 218,221

の

脳室拡大 94
脳室評価法 95
脳の基本3断面 88
嚢胞性病変 96

脳梁欠損 91

は

肺動脈閉鎖 118
肺分画症 125
排卵期の卵巣所見 227
発育評価 82
バナナサイン 92
パルス繰り返し周波数 19,175
パルスドプラ法 23
パルボB19感染症 193
パワードプラ法 19

ひ

ヒグローマ 103
鼻骨診断 163
皮様嚢胞腫 231
表面構築法 162
ヒルシュスプルング病 126

ふ

ファロー四徴症 119
フィルター 175
フォーカス 13
副腎嚢胞 135
腹部横断面走査 197
腹部周囲長 81
腹部前額断面走査 197
腹部矢状断面走査 197
腹壁破裂 128
婦人科救急疾患 252
不全中隔子宮 211
不全流産 45
付属器炎 260
不妊治療 206
ブライトネス 11
プラス成分 21
フレームレート 11
プローブの選択 197

へ

閉経 217

ほ

胞状奇胎 45

拇指内転 170
ポンプ児 187

ま

マイナス成分 21
膜性 182
膜性診断 45

み

未分化胚細胞腫 231

む

無顎症 104,164
無心体双胎 187,191
無頭蓋冠 53
無脳症 53

め

免疫性胎児水腫 193

ゆ

癒着胎盤 150

よ

羊水過多 143
羊水ポケット 143
羊水量の不均衡 184
陽性的中率の算出 69

ら

ラジオ波凝固術 192
卵黄嚢 49,50
卵管 213
卵管水腫の診断 247
卵管妊娠 253,254
卵管留水症 213
卵性 182
卵巣 201,211
卵巣過剰刺激症候群 212
卵巣出血 258
卵巣腫瘍 226,255
卵巣チョコレート嚢胞 229
卵巣嚢腫茎捻転 134
卵胞モニタリング 211

265

り

留膿症	213
両大血管右室起始	120
リンパ管腫	105

る

ルテインシスト	228

れ

レーザー手術	190
裂手症	170
裂足症	170
レモンサイン	92

A

abdominal circumference	81
AC	81
achondroplasia	138
acoustic window	199
AFI	143
aliasing	175
amniotic fluid index	143
amniotic fluid pocket	143
AOCC	91
AP	143
artifact	16
asymmetrical	83
atrial width の測定	94

B

bi-parietal diameter	81
BPD	81
brain-sparing effect	178
brightness	11
Bモード	10

C

cardiac axis	115
CCAM	123, 165
CHD	112
Chiari II	92
choroid plexus cyst	68, 76
clear zone	150
coiling index	144

congenital cystic adenomatoid malformation	165
congenital cystic adenomatoid malformation of lung	123
congenital heart disease	112
contrast	11
CTAR	116

D

Dandy-Walker malformation	92
daughter cyst	134
DD 双胎	183
depth	12
donor	184
double-bubble sign	126
dysostosis	138

E

EFW	81

F

femur length	81
fetoscopic laser photocoagulation	190
FGR	82
five chamber view	114
FL	81
FLP	190
focus	13
frame rate	11
funneling	153

G

gain	13
gestational sac	41
giant cystic meconium peritonitis	127
grating lobe	18
GS	41

H

HLHS	118
hyperechoic bowel	67

I

intracardiac echogenic focus	68
IUD	221

K

keyhole sign 133

L

likelihood ratio 69
limb body wall complex...................... 141
low-cut filter 175
LR 69
LUF 212

M

maximum vertical pocket 143
MCA 流速 178
MCDK 131
MD 双胎 183
migration 96
MM 双胎 183
multi-bubble sign 126
multicystic dysplastic kidney.............. 131
MVP 143
M モード 11

N

NT 58
NT 計測断面 62
NT 測定 60
nuchal translucency 58

O

OHSS 212
osteochondrodysplasia...................... 138
osteogenesis imperfecta.................... 139

P

PCOS 212
PI（値）... 25,176
Pierre Robin 症候群 164
placental lacunae 152
polycystic kidney 131
polycystic ovary syndrome................. 228
PRF 19,175
pseudo GS 41
pulsatility index 25,176
pulse repetition frequency................... 19
P 点 115

Q

Quintero 分類 185

R

recipient 184
region of interest 31
resistance index 25,176
RFA 192
RI（値）... 25,176
ROI 31

S

SHG 202
side lobe.. 18
simple TGA.. 119
sono-HSG 202
sonohysterography 202,209,220,243
sonohysterosalpingography 202
sponge like 像..................................... 152
symmetrical 83

T

TCD 116
thickened nuchal fold........................... 67
three vessel trachea view.................. 114
three vessel view 114
threshold 31
TOF.. 119
tomographic 診断法 162
TRAP 187
TTTS 184,190
twin reversed arterial perfusion sequence
.... 187

W

whirlpool sign 127
white ring 41

その他

3D 血流描出法 162
3 次元像 30
3 次元超音波 27,240
3 次元超音波プローブ 27
3 次元データセット 27

基礎から学ぶ 産婦人科超音波診断

定価（本体 6,600 円＋税）
消費税変更の場合，上記定価は税率の差額分変更になります．

2010 年 3 月 1 日	第 1 版第 1 刷発行
2010 年 10 月 20 日	第 1 版第 2 刷発行
2012 年 3 月 5 日	第 1 版第 3 刷発行
2014 年 7 月 10 日	第 1 版第 4 刷発行
2017 年 7 月 20 日	第 1 版第 5 刷発行

編 集　馬場 一憲
発行者　蒲原 一夫
発行所　株式会社 東京医学社　www.tokyo-igakusha.co.jp
　　　　〒101-0051　東京都千代田区神田神保町 2-40-5 東久ビル 3 階
　　　　編集部　　TEL 03-3237-9114　　FAX 03-3237-9115
　　　　販売部　　TEL 03-3265-3551　　FAX 03-3265-2750
　　　　郵便振替口座　00150-7-105704
　　　　Printed in Japan ⓒ Kazunori Baba

印刷・製本／三報社印刷
乱丁，落丁などがございましたら，お取り替えいたします．
URL：http://www.tokyo-igakusha.co.jp　　E-mail：hanbai@tokyo-igakusha.co.jp
正誤表を作成した場合はホームページに掲載します．

・本誌に掲載する著作物の複製権・翻訳権・上映権・譲渡権・公衆送信権（送信可能化権を含む）は（株）東京医学社が保有します．

・JCOPY〈（社）出版者著作権管理機構 委託出版物〉
本書の無断複製は著作権法上での例外を除き禁じられています．複製される場合は，そのつど事前に，一般社団法人出版者著作権管理機構（電話 03-3513-6969, FAX 03-3513-6979, e-mail: info@jcopy.or.jp）の許諾を得てください．

ISBN978-4-88563-193-1　C3047 ¥6600E